Echte Bullen fressen Gras –

Vegane Ernährung in Sport und Rehabilitation

Vera Bausch
Marco Congia

Autoren

Vera Bausch
info@new-food.de

Marco Congia
marco.congia@gmx.net

Hinweis

Die medizinische Entwicklung schreitet permanent fort. Neue Erkenntnisse, was Medikation und Behandlung angeht, sind die Folge. Autor und Verlag haben alle Texte mit großer Sorgfalt erarbeitet, um alle Angaben dem Wissensstand zum Zeitpunkt der Veröffentlichung anzupassen. Dennoch ist der Leser aufgefordert, Dosierungen und Kontraindikationen aller verwendeten Präparate und medizinischen Behandlungsverfahren anhand etwaiger Beipackzettel und Bedienungsanleitungen eigenverantwortlich zu prüfen, um eventuelle Abweichungen festzustellen.

ISBN

ISBN 978-3-7905-1073-7

Urheber- und Nutzungsrechte

Druck

Sommer media GmbH & Co. KG, Feuchtwangen

Bibliografische Information

Die Deutsche Nationalbibliothek verzeichnet diese Publikation in der Deutschen Nationalbibliografie; detaillierte bibliografische Daten sind im Internet über http://dnb.d-nb.de abrufbar.

DIE AUTOREN

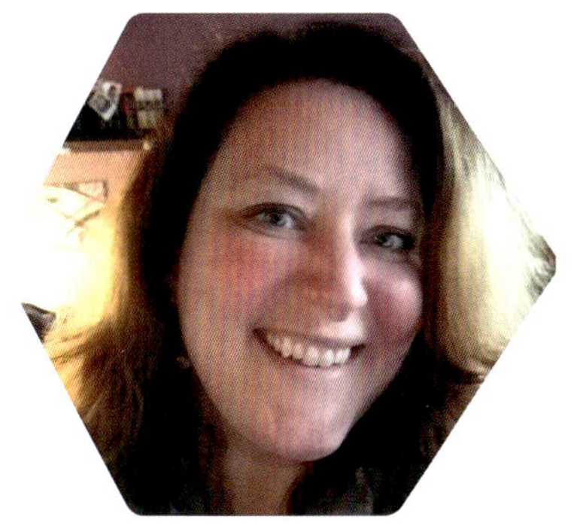

Vera Bausch

Vera Bausch, geboren am 18.02.1977, arbeitet seit 2012 als selbstständige Ernährungs- und Haushaltswissenschaftlerin in Erkelenz. Nach einer Ausbildung zur Arzthelferin studierte die Autorin Ökotrophologie an der Fachhochschule in Mönchengladbach. Seit 2013 liegt der Schwerpunkt der Autorin in dem Verfassen von Büchern und wissenschaftlichen Texten.

Marco Congia

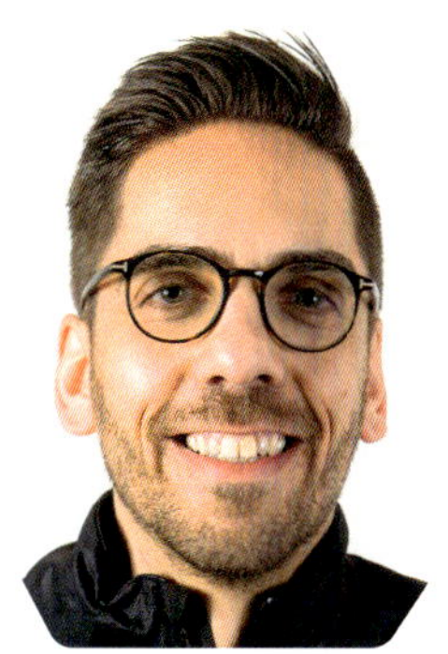

Marco Congia ist als Physiotherapeut, Osteopath, Sportphysiotherapeut und Heilpraktiker im Bereich Physiotherapie tätig. Sein umfangreiches fachliches und praktisches Know-how vermittelt er seit vielen Jahren als Gründer und Dozent von Dynamic Flossing und Viszerale Therapie sowie als Dozent für das Faszien-Distorsions-Modell. Er ist Autor der Bücher „Die Schambeinentzündung", „Dynamic Flossing" und „Faszien: Behandlungsoptionen und Ernährung". Außerdem ist er Verfasser zahlreicher Artikel in Zeitschriften für Physiotherapeuten, Trainermagazinen und weiteren medizinischen Fachmagazinen. Marco Congia führt eine Praxis für Physiotherapie in Bad Driburg und in Paderborn. Deren Schwerpunkt ist die Arbeit mit nationalen und internationalen Sportlern.

„Der Weg zur Gesundheit
führt durch die Küche,
nicht durch die Apotheke."

Sebastian Kneipp

ECHTE BULLEN FRESSEN GRAS – VEGANE ERNÄHRUNG IN SPORT UND REHABILITATION

Vera Bausch
Marco Congia

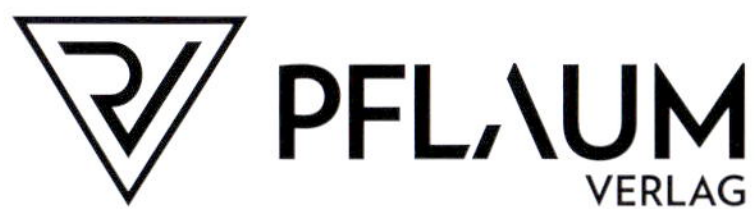

INHALT

1 Warum wir kein Fleisch und keine tierischen Produkte essen sollten

Vegane Ernährung – voll versorgt?

Ab Seite 28

2

Immunologische und gesundheitliche Aspekte einer veganen Ernährung

Einfluss von Fleisch und tierischen Produkten

Richtig Essen
Ab Seite 92

5

6 Supplementierung & Nahrungsergänzung

7 Kritische Betrachtung von Soja

8 Ernährungspläne
Ab Seite 122

9 Supplementierung & Nahrungsergänzung
Ab Seite 172

10 Anhang
Ab Seite 184

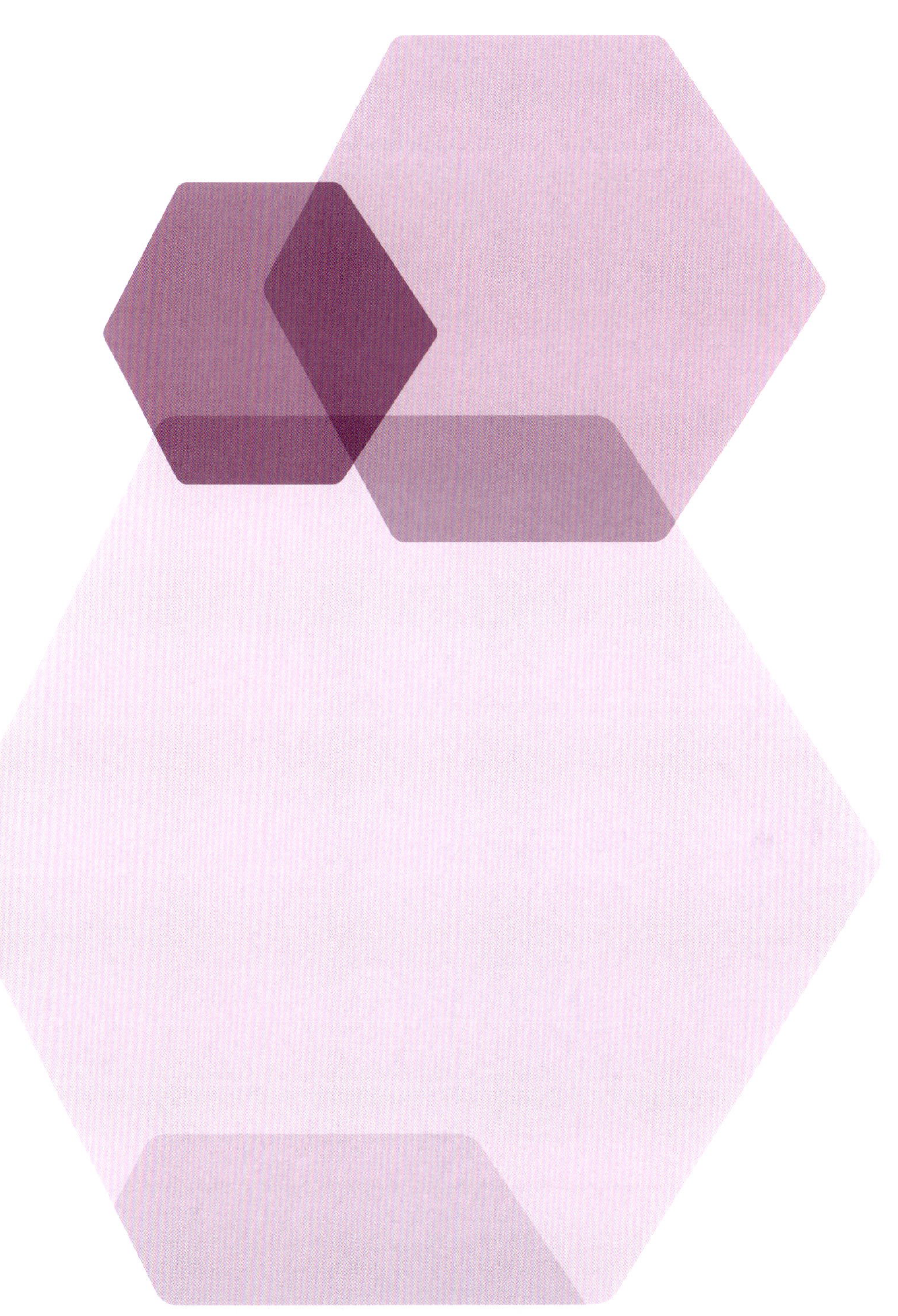

VORWORT DER AUTOREN

Seit Beginn der Industrialisierung (mit Ausnahme der Kriege und Nachkriegszeiten) haben sich die Ernährungsgewohnheiten sowie das Ausmaß der körperlichen Aktivitäten in den Industrieländern gravierend verändert. Anstatt vorwiegend unverarbeitete, pflanzliche Nahrungsmittel mit einem hohen Ballaststoffanteil zu konsumieren, rückt vermehrt eine fett- und proteinreiche Ernährung in den Vordergrund. Diese schnelle Nahrungsänderung stellt allerdings ein Risiko für die Gesundheit dar und könnte erst - wenn überhaupt - im Laufe vieler tausend Generationen durch Anpassung abgefangen werden [27].

Kritisch kann betrachtet werden, dass der Verbrauch an tierischen Nahrungsmitteln weltweit ansteigen wird, auch wenn sich zunehmend vegetarische und vegane Ernährungsformen durchsetzen können. Der übermäßige Verzehr von Fleisch und tierischen Produkten führt verstärkt zu auffallenden Gesundheitsproblemen in der Überflussgesellschaft. Um jedoch diesem Trend entgegentreten zu können, bedarf es nachhaltiger, fairer und ethisch verantwortlicher Handlungsmethoden. Landläufige Vorstellungen gehen davon aus, dass langfristig Fleisch nur in geringeren Mengen konsumiert werden sollte, während aber auch im wissenschaftlichen Bereich ein gänzlicher Verzicht auf Fleisch und dessen Produkte gefordert wird. So besteht bereits schon seit Jahrzehnten der Diskurs darüber, ob Menschen nun Fleisch- oder Pflanzenfresser sind. Diese Frage konnte bislang allerdings nicht eindeutig beantwortet werden. Es liegt jedoch die Vermutung nahe, dass Menschen eher zum reinen Pflanzenfresser tendieren. Begründet werden kann diese Annahme damit, dass das menschliche Gebiss von seiner Anlage her eher ein Pflanzenköstler ist. Denn bis zur Erfindung von primitiven Werkzeugen und Waffen hatte der Mensch lediglich seine Hände zum Nahrungserwerb zur Verfügung. Infolgedessen war ihm das Töten von Tieren wohl kaum möglich. Innerhalb dieses Zeitraums konnte der Mensch sehr gut nur durch die Aufnahme von Pflanzen, Samen und Früchten leben [103]. Überdies deuten vorhandene Abnutzungsspuren auf Mahlzähnen beim Australopithecus auf ein intensives Kauen von pflanzlicher Kost hin. Darüber hinaus sind der Schluckmechanismus (gegenüber dem Schlingen der Nahrung beim Fleischfresser), Schweißdrüsen sowie das Vorkommen eines stärkeabbauenden Enzyms im Speichel zentrale Merkmale von Pflanzenfressern, die beim Fleischfresser fehlen [50].

Vergleicht man zudem den Verdauungstrakt von Mensch und Tier, dann können Rückschlüsse auf eine gemischte - jedoch überwiegend pflanzliche Ernährung - gezogen werden. Während Raubtiere einen kurzen und glatten Darm haben, um das Fleisch schnell zu verdauen, haben Pflanzenfresser einen wesentlich längeren Darm, um komplexe Kohlenhydratverbindungen zu verarbeiten. Bei Menschen stellt der Dünndarm den größten Teil des Verdauungstraktes dar und der Dickdarm besitzt bestimmte Muskelfasern, die sogenannten Tänien und Haustren, die zeitweise Gärkammern zum Abbau unverdaulicher Nahrungsbestandteile bilden können. Insbesondere Tänien sind typische Merkmale von Pflanzenfressern und Allesfressern mit überwiegend pflanzlicher Kost [51]. Ein weiterer Beweis, der dem Homo sapiens eine vegane Vergangenheit zuspricht, ist, dass der Mensch nicht dazu in der Lage ist, Vitamin C zu synthetisieren. Denn eine pflanzliche Kost versorgt den Organismus ausreichend mit diesem Vitamin, sodass die Fähigkeit zur Synthese, wie bei Fleischfressern, nicht notwendig war [27]. Auch ist der menschliche Organismus nicht darauf ausgerichtet, Milch zu verwerten. Eine Milchunverträglichkeit, die sogenannte Laktoseintoleranz, ist auf vielen Kontinenten etwas ganz Normales. Das liegt daran, dass die Kuhmilch ursprünglich für Kälber gedacht ist und unser Organismus keineswegs auf Milch angewiesen ist. Diese Gesichtspunkte lassen die Schlussfolgerung zu, dass eine „artgerechte" menschliche Ernährung pflanzenbetont ist.

Vegane Ernährung wird heutzutage aber auch im Sport und der Rehabilitation kontrovers diskutiert. Insbesondere im Leistungssport kann davon ausgegangen werden, dass eine vegane Ernährungsweise als schwierig erachtet wird, so die Stimmen vieler Experten. Dennoch wird eine rein pflanzliche Ernährung immer beliebter und erfreut sich auch im sportlichen Bereich einer hohen Aufmerksamkeit. Da zu dieser Thematik jedoch noch eine große Unsicherheit besteht, soll dieses Buch dazu beitragen, Klarheit in dieses Themenfeld zu bringen. Es verfolgt daher das Ziel, wichtige Hintergrundinformationen zu liefern, um eine vegane Ernährung in Sport und Rehabilitation ins rechte Licht zu rücken, mit Vorurteilen aufzuräumen sowie auch Kritik an dieser Ernährungsform zuzulassen. Dabei geht es nicht grundsätzlich um die Frage, ob eine rein pflanzliche Ernährung mit Leistungssport verbunden werden kann, sondern vielmehr um das Wie.

Herzliche Grüße

Vera Bausch und Marco Congia

DANKSAGUNG

Wir möchten uns bei unseren Familien für die jederzeitige Unterstützung bedanken.

Ich selbst (Marco Congia) möchte mich bei jenen Menschen bedanken, die meine Arbeit und mich in den letzten Jahren geprägt und mir geholfen haben, mich weiterzuentwickeln. Insbesondere bei meiner Frau Nadine, ohne deren Kraft und Stärke das alles nicht möglich wäre. Bei meinen Kindern, die mir ihre Welt mit ihren Augen sehen und entdecken lassen.

Mein Dank gilt Angelika Strunk, Eric Hebgen und Frank Römer, die mir die Welt der Osteopathie gezeigt haben. Ich hoffe, dass wir uns weiterhin gegen so manche Regeln und Dogmen durchsetzen werden.

Außerdem möchten wir uns bei der Lektorin sowie bei Christian Wittmann und dem Pflaum Verlag für die Unterstützung bei diesem Projekt und die professionelle Zusammenarbeit bedanken.

Alexandra Keleman gilt unser besonderer Dank, sie stand mir zu jeder Zeit mit Rat und Tat zur Seite.

EINLEITUNG – WAS BEDEUTET VEGAN?

Vegan zu sein, liegt voll im Trend. Die vegane Entwicklung hat in den vergangenen Jahren eine beeindruckende Entwicklung vollzogen. Der Veganismus ist eine aus dem Vegetarismus hervorgegangene Ernährungs- und Lebensweise. Diese fleischlosen Bewegungen stellen kein ausschließlich modernes Phänomen dar, sondern begleiten die Menschen schon seit mehreren Jahrhunderten. Große Religionen, wie der Hinduismus und der Buddhismus, empfehlen eine vegetarische Lebensweise. Die aufgezeichnete Geschichte der vegetarischen Ernährung begann im 6. Jahrhundert v. Chr. durch Anhänger der orphischen Mysterien. Der griechische Philosoph Pythagoras gilt als der Vater des ethischen Vegetarismus. Der pythagoreischen Lebensweise folgte bis ins 19. Jahrhundert eine Reihe wichtiger Persönlichkeiten und beeinflusste die vegetarische Ernährung. In Europa verschwand die vegetarische Ernährung im Mittelalter mehr oder weniger. In der Renaissance und im Zeitalter der Aufklärung praktizierten verschiedene Persönlichkeiten den Vegetarismus. Die erste vegetarische Gesellschaft wurde 1847 in England ins Leben gerufen und die „International Vegetarian Society" wurde 1908 gegründet. Daraufhin formte sich die erste vegane Gesellschaft im Jahr 1944. Zu den prominenten Vegetariern in dieser Zeit gehörten Sylvester Graham, John Harvey Kellogg und Maximilian Bircher-Benner [59]. Durch den Apotheker und Heilpraktiker Theodor Hahn (1824-1883) wurde in Deutschland das Prinzip des Vegetarismus verbreitet. Hieraus entwickelte sich in der Folge eine neue Form: der Veganismus [83].

Ein Paradigmenwechsel erfolgte um die Wende des 21. Jahrhunderts. Die früheren Vorurteile, dass Vegetarismus zu Unterernährung führt, wurden durch wissenschaftliche Beweise ersetzt, die zeigen, dass vegetarische Ernährung das Risiko der meisten gegenwärtigen Krankheiten reduziert. Heute hat die vegetarische Ernährung eine wachsende internationale Anhängerschaft und wird zunehmend akzeptiert [61]. Obwohl ein veganer Speiseplan sehr vielfältig gestaltet werden kann, kursiert das Vorurteil, dass Veganer sich praktisch nur von Grünzeug ernähren, was dazu führt, dass sie dünn, ungesund und klapprig sind. Dabei existiert keine fest definierte und typisch vegane Kost, denn jeder Mensch hat andere Bedürfnisse und ist für den individuellen Bedarf an Nährstoffen in der aktuell bestehenden Lebenssituation verantwortlich.

Doch was kann genau unter einer veganen Lebensweise verstanden werden?

Von einer veganen Ernährung kann dann gesprochen werden, wenn nur pflanzliche Lebensmittel verzehrt werden. Dabei werden auch alle Lebensmittel tierischen Ursprungs, wie Eier, Milch sowie Honig und deren Produkte abgelehnt. Um eine ausreichende Zufuhr aller notwendigen Nährstoffe zu gewährleisten, müssen die Lebensmittel sorgfältig ausgewählt werden, damit es zu keiner Mangelernährung kommt. In diesem Zusammenhang stellen insbesondere Eisen, Jod, Kalzium und die

Vitamine B6, B12 und D kritische Nährstoffe dar [16]. Trotz dieser Annahme, dass Veganer ein erhöhtes Nährstoffrisiko aufweisen, konnte durch wissenschaftliche Untersuchungen in den letzten Jahren deutlich gezeigt werden, dass einige dieser Nährstoffmängel bei einer veganen Ernährungsweise nicht häufiger vorkommen als bei einer nichtveganen Ernährung[1] [61].

Auch wenn dies anfänglich sehr kompliziert erscheint, so ist vegan zu sein, nicht unmöglich, denn immerhin leben rund acht Millionen Menschen in Deutschland vegetarisch und 1,3 Millionen ernähren sich vegan [82]. Eine Studie des Robert Koch-Instituts konnte zeigen, dass insbesondere in der Altersgruppe der 18- bis 29-Jährigen sowie der 60- bis 69-Jährigen der Anteil an Veganern sehr hoch ist [90]. Die Hauptgründe für diesen veganen Trend stellen die Gesundheit sowie ethische, ökologische und soziale Aspekte dar. Die Zukunft der veganen Ernährung ist vielversprechend, denn eine nachhaltige Ernährung ist entscheidend für das individuelle Wohlbefinden. Immer mehr Menschen wollen, dass Tiere keinesfalls leiden; sie wollen zudem Krankheiten vermeiden und für kommende Generationen eine lebenswerte Zukunft sichern [62]. Die Entscheidung für eine vegane Ernährung fällt aus vielerlei Gründen nicht immer leicht. Demzufolge sollen die Argumente im anschließenden Kapitel Sie in Ihren Überlegungen unterstützen.

1 Eine genauere Betrachtung der Nährstoffe erfolgt im Kapitel „Vegane Ernährung – voll versorgt?“

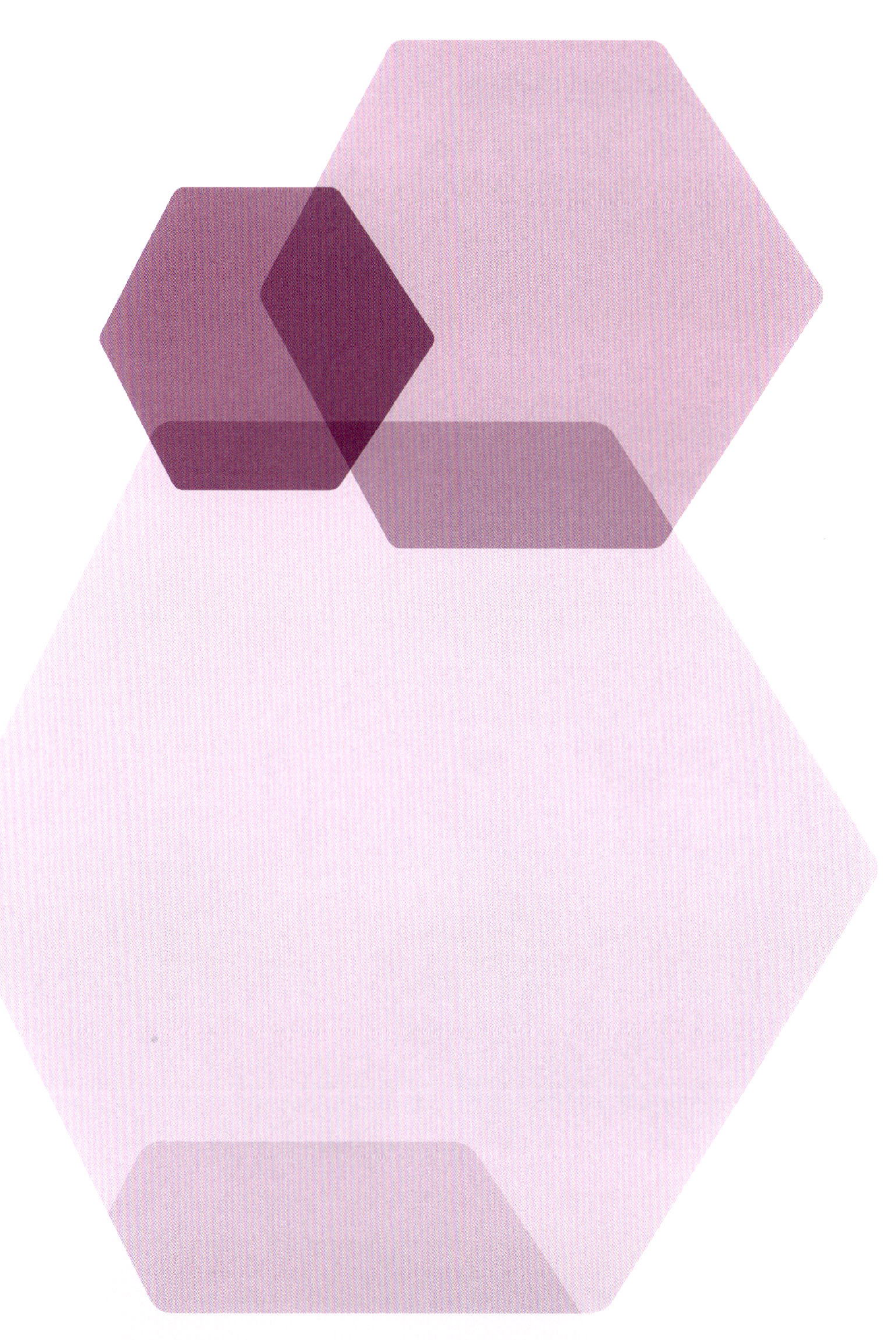

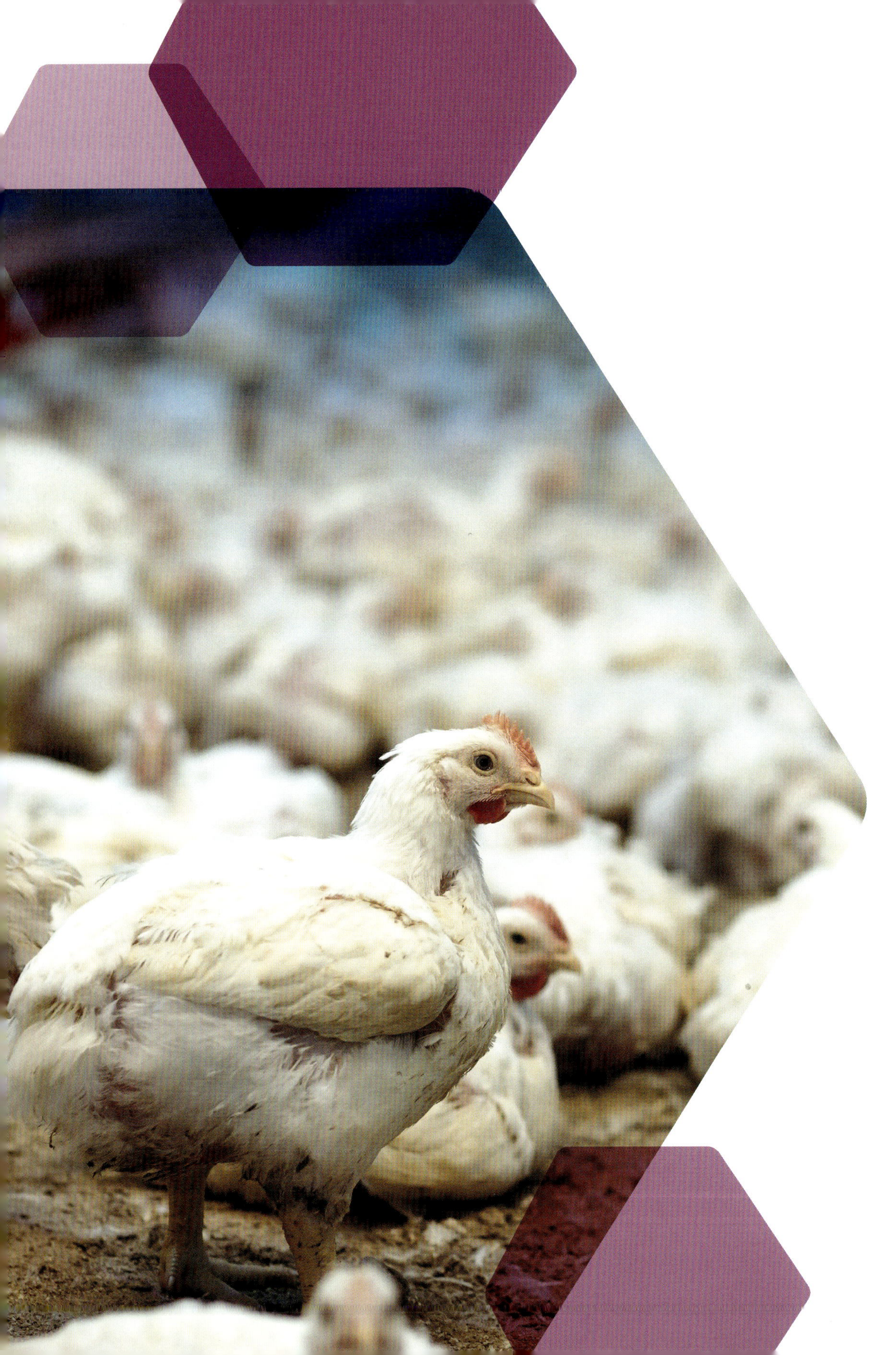

Warum wir kein Fleisch und keine tierischen Produkte essen sollten

1

1.1 MASSENTIERHALTUNG UND TIERISCHES LEID

Es kann davon ausgegangen werden, dass der Wunsch nach Fleisch aufgrund des steigenden Wohlstandes auf der Welt kontinuierlich wächst und infolgedessen der Verzehr von Fleisch einen festen Bestandteil der Nahrungskultur darstellt. Der hohe Fleischkonsum birgt nicht nur gesundheitliche Risiken, sondern forciert auch den Ausbau der Massentierhaltung. Der Verzehr von Fleisch hat nichts Idyllisches, auch wenn uns viele Werbebotschaften vom Gegenteil überzeugen wollen: Denn wenn wir Fleisch essen, stecken wir uns ein Stück totes Tier in den Mund.

Mittlerweile haben wir Menschen eine sehr abstrakte Sicht auf Fleisch. Bei seiner Betrachtung erkennen wir nicht, dass es sich hierbei einmal um ein lebendes und fühlendes Individuum gehandelt hat, welches einen eigenen Charakter und Vorlieben aufwies. Uns fehlt die natürliche Beziehung zwischen Tier und Fleisch. Tiere, und somit die Massentierhaltung, werden für uns zunehmend zu abstrakten Objekten. Der Aspekt der Massentierhaltung wird systematisch aus unserem Gedächtnis gestrichen. Das liegt unter Umständen daran, dass Allesesser (Omnivoren) sich in ihrem Verhalten nur deshalb bestätigt fühlen, weil es auch so viele Gleichgesinnte gibt, die jegliche Verantwortung von sich weisen. In der Psychologie wird dieses Phänomen als „veritables Massenerlebnis“ bezeichnet und bedeutet, dass sich der Mensch erst dann im Einverständnis mit der Welt fühlt, wenn er das tut, was alle anderen tun; auch wenn es noch so falsch ist [38]. Damit möchten wir nicht grundsätzlich allen Omnivoren unterstellen, dass sie sich keine Gedanken über die Tierhaltung an sich und das Leiden der Tiere machen. Vielmehr geht es darum, dass es einem in dieser Welt leicht gemacht wird, Tierleiden zu akzeptieren, da es schließlich (fast) alle tun.

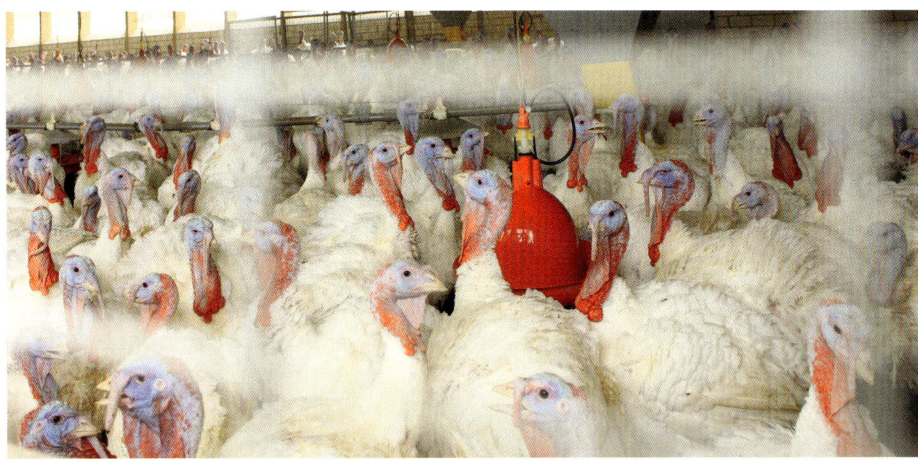

Abbildung 1: Der Wunsch nach Fleisch provoziert eine Massentierhaltung

Infolgedessen könnte man ja jetzt behaupten, dass eine artgerechte Haltung und eine schonende Tötungsmethode legimitieren könnten, Fleisch zu konsumieren. Aber dies stellt einen Widerspruch in sich dar, da wir bestimmen, dass das Leben des Tieres beendet wird, um ihm sein „kostbares" Fleisch zu entnehmen. Nicht nur die Massentierhaltung an sich ist bereits ein ethisches Problem, das uns als Gesellschaft beschämen muss. In der Massentierhaltung können die Tiere nicht ihre natürlichen Bedürfnisse ausleben. Das bedeutet, dass sie nicht ausreichend Platz zum Ruhen haben, sich nicht selbstständig auf Futtersuche begeben können und das Sozialverhalten auf engstem Raum massiv gestört ist. In vielen Medienberichten wurde bereits darüber aufgeklärt, dass in zahlreichen deutschen Schlachtbetrieben Tierschutzbestimmungen nicht eingehalten und Tiere bei vollem Bewusstsein gequält und getötet werden. So wurde Anfang 2018 ausführlich über das Schweine-Hochhaus in Sachsen-Anhalt berichtet, in welchem katastrophale Bedingungen herrschen. Dabei kann mit Sicherheit gesagt werden, dass dieser Betrieb längst kein Einzelfall ist. Denn Tiere sind ein Produkt und Fleisch ist zu einer billigen Massenware geworden. Verzichten wir also bewusst auf tierische Produkte, erzeugen wir weniger tierisches Leid.

1.2 HORMONE

Tierische Produkte sind in den seltensten Fällen hormonfrei, obwohl Wachstumshormone in der Europäischen Union verboten sind. Dieses Verbot löst jedoch nicht die Problematik, dass Fleisch und Fleischerzeugnisse, wie Dosenfleisch oder Fleisch in Fertiggerichten, von überall aus der Welt kommen können und somit auch Wachstumshormone enthalten.

Sowohl in Deutschland als auch in anderen Ländern werden zudem systematisch sexuell wirkende Hormone in der Zucht von Tieren eingesetzt. Diese Vorgehensweise verfolgt das Ziel, dass ein maximaler Ertrag aus den Lebewesen erwirtschaftet werden soll. Im Rahmen der Schweinezucht werden beispielsweise hormonell wirkende Medikamente bei Muttersauen eingesetzt, um die Sexualzyklen gleichzusetzen und somit mehr Ferkel „produzieren" zu können. Es bestehen zwar vorgeschriebene Wartezeiten bis zur Schlachtung, allerdings kann davon ausgegangen werden, dass die Kontrolle diesbezüglich sehr lückenhaft ist, denn es kommt immer noch Fleisch auf den Markt, welches stark hormonbelastet ist. Aber nicht nur über das *Fleisch* können die *Hormone* Menschen erreichen. Tiere scheiden rund 85 Prozent dieser Stoffe wieder aus. Sie gelangen mit der Gülle in die Umwelt, vor allem in die Gewässer [108]. In der Studie „Zum Einsatz von Hormonen in der intensiven Sauenhaltung" des BUND wird dargelegt, dass die Hormone aus der Tierhaltung somit auch das Trinkwasser belasten könnten. Zudem können bereits kleinste Mengen von Östrogen dazu führen, dass männliche Fische verweiblichen. Des Weiteren scheiden Nutztiere, genauso wie die Menschen, Sexualhormone mit den Exkrementen aus. In diesem Zusammenhang konnte gezeigt werden, dass die Hormonmenge aus der Nutztierhaltung rund viermal so hoch ist wie die Menge, die von Menschen ausgeschieden wird [16].

Auch die Kuhmilch stellt eine „Östrogenbombe“ dar. Aber auch weitere Hormone, wie Progesteron und Testosteron, finden sich in diesem anscheinend gesunden Lebensmittel. Um die Laktationszeit, also den Zeitraum, in dem eine Kuh Milch gibt, künstlich zu verlängern, werden Milchkühe in immer kürzeren Abständen erneut befruchtet. Die Östrogen- und Progesteronwerte steigen somit im Laufe der Schwangerschaft konstant an und erreichen zum Ende hin Spitzenwerte. Dabei weist die Milch von hochschwangeren Kühen einen bis zu 33 Mal höheren Hormongehalt auf als Milch von Kühen, die erst gerade gekalbt haben [54]. Zwar ist dieser sehr hohe Hormongehalt ganz natürlich, aber unnatürlich ist, dass diese Tiere noch bis in die späte Schwangerschaft gemolken werden und diese Milch von den Verbrauchern verzehrt wird.

Ein stetiger Konsum von Fleisch und Milch bedeutet daher eine erhöhte Hormonaufnahme, die für den menschlichen Organismus drastische Folgen haben kann. So besteht die Vermutung, dass eine regelmäßige Aufnahme von Östrogen und Progesteron das Brustkrebsrisiko bei Frauen steigern kann [109]. Aber nicht nur Brustkrebs stellt ein zentrales Thema von hormonbelasteten Produkten dar, denn es besteht auch die Gefahr, an Hoden- und Prostatakrebs zu erkranken [41].

1.3 ANTIBIOTIKA & MEDIKAMENTE

Ein äußerst weitreichendes Phänomen ist die Gabe von Antibiotika und Medikamenten in der Massentierhaltung. Die heutige Tierhaltung zeichnet sich dadurch aus, dass die Lebewesen auf engem (Lebens)Raum in ihren eigenen Exkrementen gehalten werden. Dies ist der Grund für den Anstieg der Infektionsgefahr und der vermehrten Gabe an Antibiotika, um die Situation augenscheinlich in den Griff zu bekommen.

2017 haben die Pharmaunternehmen 742 Tonnen Antibiotika an Veterinärmediziner verkauft. Es besteht eine deutliche Unklarheit darüber, wie diese Mengen konkret verbraucht wurden. Der BUND stellt heraus, dass etwa nur ein Prozent für Tiere eingesetzt wurde, die nicht zu Lebensmitteln verarbeitet wurden [17]. Zwar darf das Fleisch eines Tieres nach einer Antibiotikabehandlung erst nach einer bestimmten Zeit in den Handel gelangen, jedoch begünstigt Antibiotika in der Tierhaltung die Resistenzentwicklung und Ausbreitung von Bakterien mit Resistenzen. Solche resistenten Keime können auf tierische Lebensmittel wie Fleisch oder Milch übertragen werden. Infolgedessen können resistente Erreger auch den Verbraucher erreichen und im schlimmsten Falle lange und schwerwiegende Infektionen hervorrufen. Schätzungen zeigen, dass jährlich bis zu 30.000 Menschen aufgrund von Resistenzen sterben, da solche Infektionen nicht mehr ausreichend mit Antibiotika behandelt werden können [79]. Demnach werden die Medikamente nutzlos, da die Krankheitserreger auf sie nicht mehr ansprechen.

Die Organisation PETA untersuchte 2016 abgepacktes Fleisch aus Supermärkten und Discountern auf das Vorhandensein von antibiotikaresistenten Keimen. Die schockierenden Ergebnisse zeigten, dass über 65 Prozent dieser Proben solche Keime aufwiesen, wobei hiervon insbesondere das Geflügelfleisch betroffen war. Dabei spielte es keine Rolle, wenn die Produkte mit dem sogenannten QS-Siegel (Qualitätssiegel) ausgezeichnet waren. Dieses Siegel soll den Verbrauchern ein erhöhtes Maß an Anforderungen und Kontrollen suggerieren, was nachweislich jedoch leider nicht der Fall ist.

Ein Ausweg aus dieser Resistenzproblematik kann lediglich durch einen Strukturwandel in der Landwirtschaft erreicht werden, die den Fokus auf Pflanzen nach sich zieht.

Fakten über Zink

1. Zink ist unter anderem wichtig für das Wachstum, die Haut, die Spermienproduktion und das Immunsystem.
2. Zink wirkt entzündungshemmend und hilft daher gegen Akne, Neurodermitis und bei Entzündungen der Magen- und Darmschleimhaut.
3. Die empfohlene Tagesdosis beträgt etwa 15 mg Zink.

1.4 BELASTUNGEN DER MEERE

Wer jedoch jetzt denkt, dass Fisch eine sinnvolle Alternative zu Fleisch darstellt, ist auf dem Holzweg. Viele Menschen empfinden nur wenig Mitleid mit Fischen, da sie im Gegensatz zu Rindern, Schweinen und Hühnern keine lauten Geräusche von sich geben können. Es ist jedoch ein Trugschluss zu denken, dass diese Tiere keine Schmerzen empfinden können. Vielfach werden gefangene Fische nicht betäubt, wenn sie getötet werden. Entweder lässt man sie innerhalb mehrerer Stunden an der Luft ersticken oder sie werden bereits lebend ausgenommen. Häufig ist es auch der Fall, dass Fische nach dem Fang lebendig auf Eis gekühlt werden, um somit ihre Haltbarkeit zu verlängern [56]. Das Tier erleidet dabei erhebliche Qualen.

Mittlerweile ist es auch kein Geheimnis mehr, dass die Meere zunehmend durch Schadstoffe belastet sind, insbesondere durch das Element Quecksilber, das organisch gebunden lipophil ist, das heißt „fettliebend", und sich daher im Fettgewebe auch anreichert. Magerfische, die ihre Fettreserven fast ausschließlich in der Leber speichern, haben im Filet nur geringe Gehalte an Quecksilber. Fettfische, wie beispielsweise Thunfisch oder Lachs, speichern jedoch Quecksilber auch in den Muskeln. Dabei ist die Anreicherung umso größer, je älter der Fisch und je höher er in der Nahrungskette angesiedelt ist. Denn bei Raubfischen, die bereits mit Quecksilber belastete kleinere Fische fressen, ist diese Anreicherung besonders stark. Werden Fische und Meeresfrüchte verzehrt, so reichert sich Quecksilber auch im Fettgebewebe des Menschen an. Die Autorengruppe um Bossart [14] hat in ihrer Studie herausgefunden, dass die Quecksilberkonzentration von Küstenbewohnern über dem von der US-Umweltbehörde EPA festgelegten Grenzwert liegt. Die Konzentration von Quecksilber war umso höher, je mehr Fisch und Meeresfrüchte die untersuchten Menschen zu sich nahmen. Quecksilberverbindungen wirken hauptsächlich im Nervensystem und führen zu Intelligenzdefiziten und Nervenleiden, außerdem zu Hyperaktivität und Konzentrationsminderung, verursachen aber auch Leber- und Nierenstörungen. Zudem können weitere Schadstoffe, wie Blei, Arsen, Cadmium und Chemikalienrückstände aus Industrie und Landwirtschaft, in Fischen nachgewiesen werden [56].

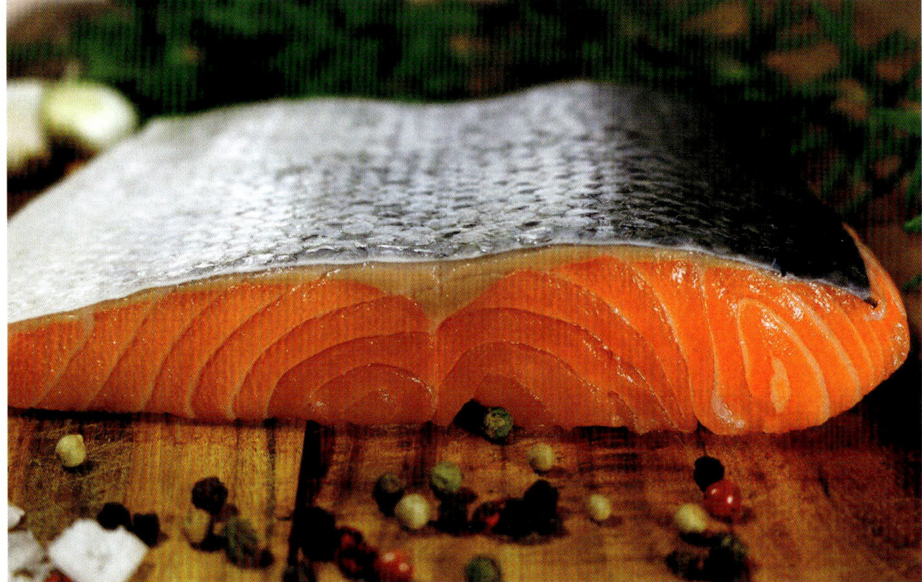

Abbildung 2: Auch im Lachs finden sich Schadstoffe, die gesundheitsbedenklich sind

1.5 UNBEKANNTE FOLGEN GEKLONTER TIERE

Es ist schon mehr als 20 Jahre her, dass das Klonschaf „Dolly" geboren wurde. Seither haben Menschen weiterhin Lebewesen reproduziert. Das Klonen von *Tieren* kann unter anderem dazu genutzt werden, größere Gruppen identischer Nachkommen zu bilden, die in gleicher Weise über gewünschte Merkmale verfügen. Bei der Verwendung von Klontechniken im landwirtschaftlichen Bereich besteht die Schwierigkeit darin, dass es zum Teil noch zu Geburtskomplikationen, Missbildungen und einer erhöhten Krankheitsübertragung kommt. Obwohl diese Probleme bestehen, findet das Klonen Anwendung in vielen Zuchtbetrieben, da so das genetische Potential der Zuchttiere nicht verlorengeht [42]. Geklonte Tiere werden derzeit nicht für die Lebensmittelproduktion eingesetzt, sondern nur deren Nachkommen. Laut wissenschaftlichen Untersuchungen ist das Klonen von Nutztieren bei Rindern und Schweinen am weitesten fortgeschritten. Weltweit existieren etwa 4.000 geklonte Rinder und rund 1.500 geklonte Schweine [42]. Die Europäische Behörde für Lebensmittelsicherheit spricht davon, dass bei Fleisch oder Milch von geklonten Tieren und deren Nachkommen ein höheres gesundheitliches Risiko besteht, als es bei Produkten konventionell erzeugter Tiere der Fall ist [42]. Zwar darf in der EU bislang kein Klonfleisch verkauft werden, allerdings scheint dies nur eine Frage der Zeit zu sein. Denn das Klonen von Nutztieren wird sich positiv auf den Gewinn der Fleischindustrie auswirken. Dabei wird von vielen in Kauf genommen, dass zahlreiche Tiere sterben. Darüber hinaus können noch keine nennenswerten Aussagen darüber gemacht werden, welche Auswirkungen geklontes Fleisch auf den menschlichen Organismus hat.

Aus diesen genannten Gründen müsste sich jeder Mensch die Frage stellen, ob er aus ethischen, ökologischen und ökonomischen Gründen vertreten kann, Fleisch, Fisch und tierische Produkte zu essen. Kritiker einer veganen Ernährungsweise sind oftmals auch der Auffassung, dass eine vegane Ernährung nicht ausreichen würde, den Organismus mit allen nötigen Nährstoffen zu versorgen. Grundsätzlich besteht natürlich die Gefahr, dass jede starke Einschränkung der Auswahl an Lebensmitteln ein Risiko birgt, mit bestimmten Nährstoffen nicht optimal versorgt zu sein, was in der Folge zu einem Mangel und gesundheitlichen Einbußen führen kann. Verschärft wird diese Angelegenheit zudem, wenn es um eine vegane Ernährung im Kontext einer sportlichen Leistungsorientierung geht. Aus diesem Grunde ist es erforderlich, dass Veganer ein gutes Ernährungswissen benötigen. Im anschließenden Kapitel wird daher auf diese Thematik näher eingegangen und dargelegt, bei welchen Nährstoffen ein kritischer Engpass auftreten könnte und inwiefern einem Mangel entgegengewirkt werden kann.

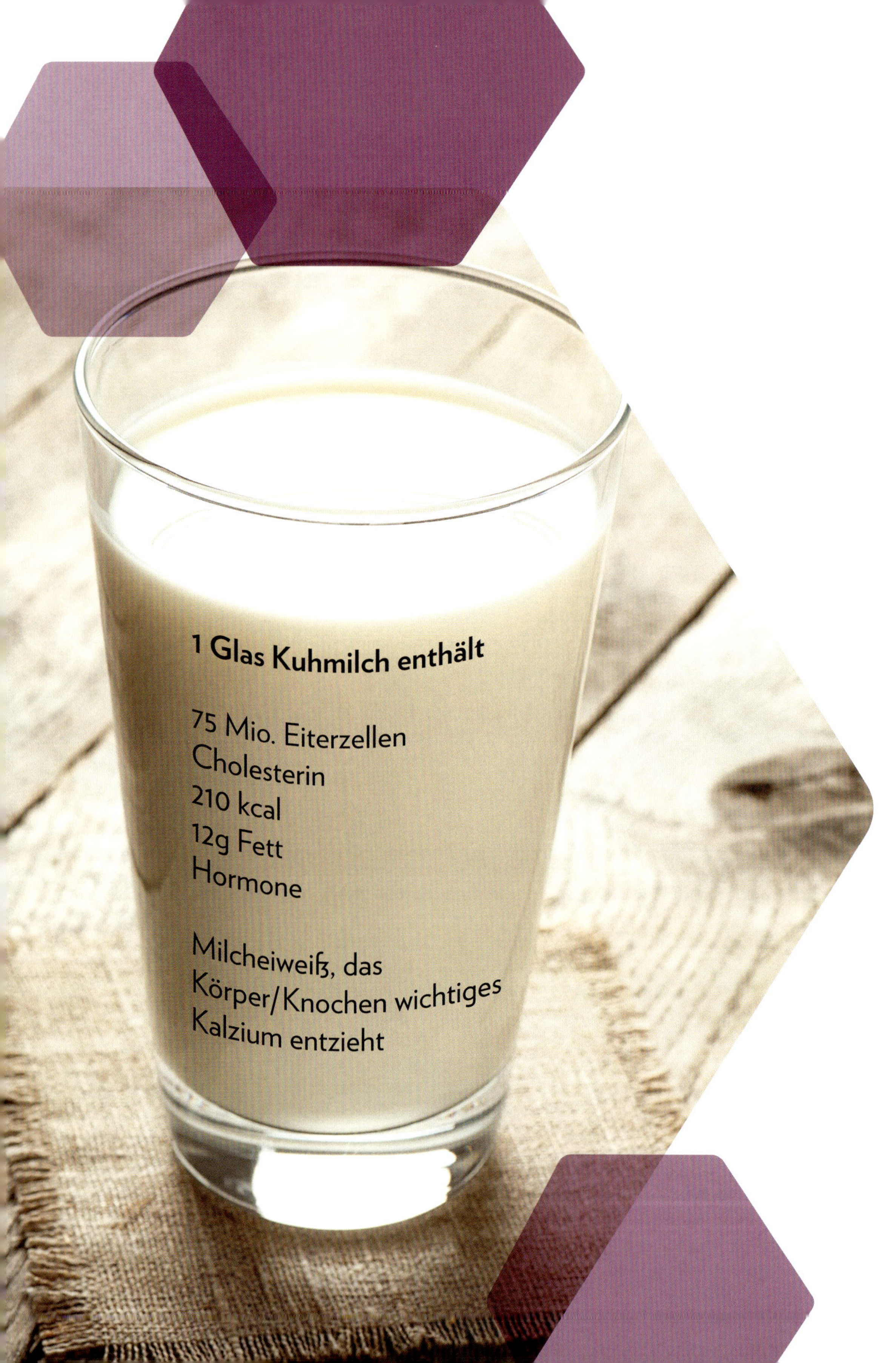
1 Glas Kuhmilch enthält
75 Mio. Eiterzellen
Cholesterin
210 kcal
12g Fett
Hormone
Milcheiweiß, das
Körper/Knochen wichtiges
Kalzium entzieht

Vegane Ernährung – voll versorgt?

2

2.1 MAKRONÄHRSTOFFE

Die hauptsächlichen Energielieferanten, nämlich Kohlenhydrate, Fett und Eiweiß, werden unter dem Begriff der Makronährstoffe zusammengefasst. Makronährstoffe haben nicht nur die Aufgabe, den menschlichen Organismus mit ausreichend Energie zu versorgen, sondern erfüllen zusätzliche Aufgaben, sie sind beispielsweise Bestandteil von Zellstrukturen. Einige Komponenten der Makronährstoffe sind essentiell und müssen über die Nahrung aufgenommen werden. Die zentrale Frage, die in diesem Abschnitt beantwortet werden soll, lautet demnach, ob die vegane Ernährung eine ausreichende Zufuhr an Makronährstoffen leisten kann.

Eine dänische Studie konnte zeigen, dass vegan lebende Menschen eine bessere Versorgung von Mikronährstoffen aufweisen, als es bei der allgemeinen Bevölkerung der Fall ist [55]. Auch Englert und Siebert [28] verweisen darauf, dass Veganer durchschnittlich die Empfehlungen zur Nährstoffzusammensetzung erreichen. Die Autoren stellen heraus, dass sowohl Männer als auch Frauen mit einer veganen Ernährung die empfohlene Menge an Kohlenhydraten erreichen, und die Anteile für Fett und Protein nur sehr geringfügig von den Richtlinien abweichen. Hierbei handelt es sich um eine der größten epidemiologischen Studien weltweit, welche den Verzehr von Nahrungsmitteln von über 500.000 Menschen aus zehn europäischen Ländern untersuchte. Verglichen wurden diese Daten mit den Richtlinien der Deutschen, Österreichischen und Schweizerischen Gesellschaft für Ernährung (DGE, ÖEG und SEG). Im Jahr 2003 kam die Deutsche Vegan-Studie allerdings zu dem Ergebnis, dass 78 Prozent der Männer und 84 Prozent der Frauen die empfohlene Kalorienaufnahme nicht erreichen. Rund ein Viertel der an dieser Untersuchung teilnehmenden Veganer und Veganerinnen war untergewichtig [103]. Wird jedoch auf eine sinnvolle Auswahl der Nahrungsmittel geachtet, so ist eine ausreichende Energiezufuhr mit einer veganen Ernährung durchaus möglich und nicht unrealistisch. Das gilt auch für sportlich aktive Menschen. In den kommenden Abschnitten wird herausgestellt, ob durch eine vegane Ernährung eine ausreichende Versorgung mit Kohlenhydraten, Fetten und Eiweiß sichergestellt werden kann.

2.1.1 Kohlenhydrate aus pflanzlichen Quellen

Eine vegane Ernährungsweise ist reich an (komplexen) Kohlenhydraten und Ballaststoffen. Letztere sorgen unter anderem dafür, dass ein schneller Anstieg des Blutzuckerspiegels vermieden wird und somit eine bessere Leistungsstabilität vorhanden ist. Ballaststoffe gehören zu den natürlichen Bestandteilen von Lebensmitteln pflanzlicher Herkunft, während tierische Kost keine Ballaststoffe enthält. Auch für jene Sportler, die auf ihr Gewicht achten wollen, hat die vegane Ernährung den Vorteil, dass komplexe Kohlenhydrate und Ballaststoffe ein langes Sättigungsgefühl erzeugen. Wer sich vegan ernährt, wird um eine ausreichende Zufuhr von Kohlenhydraten nicht herumkommen. In einer veganen Ernährungsweise werden mehr als 50

Prozent der Energie über Kohlenhydrate aufgenommen. Studien verweisen auf Werte zwischen 51 und 58 Energieprozent [28]. Die erhöhte Aufnahme von Kohlenhydraten und Ballaststoffen kann gesundheitsförderliche Effekte auf den menschlichen Organismus erzielen. So ist das Risiko für Veganer, an Diabetes mellitus Typ 2 zu erkranken, geringer als für Mischköstler, Vegetarier und Pescetarier, also diejenigen Menschen, die zwar auf Fleisch, aber nicht auf Fisch verzichten. Denn der Verzehr von komplexen Kohlenhydraten und Ballaststoffen in Kombination mit dem Ausschluss von tierischen Fetten und Proteinen schützt Veganer vor einer Insulinresistenz. Untersuchungen konnten zeigen, dass eine fettarme, pflanzliche Ernährung sowohl zur Prävention als auch im Rahmen einer Therapie dem Diabetes mellitus Typ 2 zuträglich ist [28].

Veganer nehmen üblicherweise deutlich mehr als 30 Gramm der wünschenswerten Menge an Ballaststoffen pro Tag auf. Eine zu große Menge an Ballaststoffen kann allerdings auch zu einem Verdauungsproblem werden. Viele Sportler berichten, dass Magenbeschwerden und ein vermehrter Stuhlgang während des Trainings auftreten. Daher empfiehlt es sich, vor dem Training immer ballaststoffarm zu essen. Kann der Kohlenhydratbedarf hierdurch nicht mehr ausgeglichen werden, so besteht die Möglichkeit, während langer Trainingsphasen auch vermehrt auf raffinierte Kohlenhydrate zuzugreifen. Insbesondere in der Anfangsphase einer veganen Ernährung sollte genau darauf geachtet werden, was dem Körper in verschiedenen Situationen guttut und welche Lebensmittel zu Beschwerden führen. Wird generell auf eine gesunde Ernährung mit Obst, Gemüse und Vollkornprodukten geachtet, so hat eine gelegentliche Ernährung mit weniger Ballaststoffen keine negativen Auswirkungen auf den Organismus. Weiterhin müssen ambitionierte Sportler eine regenerationsfördernde Ernährung berücksichtigen. Auch hier gilt, dass Kohlenhydrate mit einer schnellen Verfügbarkeit erwünscht sind. Denn diese unterstützen eine schnelle Einlagerung von Glykogen und reduzieren die Ausschüttung von Stresshormonen [34].

Obwohl in der Literatur kontrovers darüber diskutiert wird, ob ein Zuviel an Kohlenhydraten dem Körper auf lange Sicht Schaden zufügen kann, ist anzunehmen, dass eine richtige Auswahl an Kohlenhydraten der Gesundheit zuträglich ist. Somit sind Kohlenhydrate nicht per se schlecht. Verzichtet werden sollte auf die einfachen, kurzkettigen Kohlenhydrate, während komplexe und langkettige Kohlenhydrate ein zentraler Bestandteil der veganen Ernährung sein sollten. Eine Ausnahme stellt hier der Wettkampf dar. Die Qualität der Kohlenhydrate hat daher eine entscheidende ernährungsphysiologische Bedeutung. Einfache Kohlenhydrate finden sich in sämtlichen Obstsorten, während komplexe Kohlenhydrate in folgenden Lebensmitteln enthalten sind:

- Süßkartoffeln,
- Naturreis,
- Kürbis,
- Vollkornprodukte (Brot, Nudeln, Müsli),
- Vollkorn- und Pseudogetreide, wie Quinoa, Hafer, Gerste, Hirse, Dinkel und Buchweizen,
- Linsen und Bohnen.

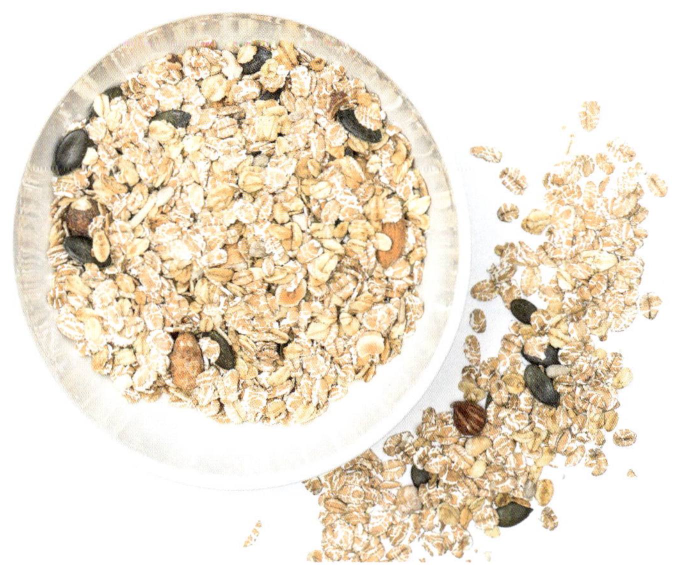

Abbildung 3: Haferflocken sind reich an komplexen Kohlenhydraten

2.1.2 Omega-3-Fettsäuren aus pflanzlichen Quellen

Tierische Produkte sind oftmals sehr fetthaltig und bestehen aus ernährungsphysiologischer Sicht aus eher ungünstigen gesättigten Fettsäuren. Dies gilt insbesondere für Fleisch-, Eier- und Milchprodukte. Speziell Eier und Tiere, die aus der Massentierhaltung stammen, enthalten Omega-6-Fettsäuren, da die Tiere mit Kraftfutter gemästet werden. Ebenso stellen diese tierischen Organismen anstatt Omega-3-Fettsäuren lediglich Omega-6-Fettsäuren her. Würden sich die Tiere ausschließlich von Gras ernähren, so wäre auch der Anteil an Omega-3-Fettsäuren höher. Dies betrifft auch die Fischzucht, insbesondere beim Lachs, der fast ausschließlich in Fischfarmen gezüchtet wird. Somit weist Lachs ein ungünstiges Verhältnis von 1:5 auf in Bezug auf Omega-3- zu Omega-6-Fettsäuren.

Cholesterin ist ausschließlich in Produkten aus tierischen Quellen enthalten. Infolgedessen führen Veganer nur sehr wenige gesättigte Fettsäuren zu und haben daher ein geringeres Risiko für Arteriosklerose. Außerdem weisen Veganer einen deutlich niedrigeren Gesamtcholesterin- und LDL-Spiegel (Low Density Lipoprotein, „schlechtes Cholesterin“) auf [75]. Zudem liegt das Verhältnis von Linolsäure (Omega-6) zu Alpha-Linolensäure (Omega-3) in der Nahrung bei vegan lebenden Menschen häufig bei 14:1 bis 20:1 und damit weit von der Empfehlung der DGE von 5:1 entfernt [60]. Nachfolgend werden im Speziellen die Omega-3-Fettsäuren thematisiert, da sie eine besondere Relevanz im Rahmen einer veganen Ernährung haben.

Omega-3-Fettsäuren sind mehrfach ungesättigte Fettsäuren. Sie sind für den Organismus lebenswichtig und müssen mit der Nahrung zugeführt werden.

Omega-3-Fettsäuren sind Bestandteil von Zellwänden und zudem für die Entwicklung des Gehirns und der Nervenzellen wichtig. Des Weiteren schützen sie vor Herz-Kreislauf-Erkrankungen und haben einen positiven Einfluss auf rheumatische Beschwerden, da sie entzündliche Prozesse reduzieren. Zu den Omega-3-Fettsäuren gehören Eicosapentaensäure (EPA), Docosahexaensäure (DHA) und α-Linolensäure (ALA). EPA und DHA kommen in hohen Konzentrationen in Kaltmeerfischen und Meerestieren vor [15]. Der menschliche Organismus ist jedoch dazu in der Lage, aus α-Linolensäure (ALA) DHA und EPA zu synthetisieren. ALA ist in Leinsamen, Chiasamen, Hanfsamen, Walnüssen und Blattgemüse vorhanden. Angemessene Mengen an Omega-3-Fettsäuren können für die meisten Veganer aufrechterhalten werden, indem diese Pflanzenquellen regelmäßig verzehrt werden [31]. Eine weitere Untersuchung zeigt, dass zwar die Aufnahme der Omega-3-Fettsäure α-Linolensäure (ALA) bei Vegetariern und Nicht-Vegetariern ähnlich ist, jedoch die Aufnahme von Eicosapentaensäure (EPA) und Docosahexaensäure (DHA) bei Vegetariern gering und bei Veganern praktisch nicht vorhanden ist. Plasma-, Blut- und Gewebespiegel von EPA und DHA sind bei Vegetariern niedriger als bei Nicht-Vegetariern [90]. Es besteht die Vermutung, dass ein niedriger Level von EPA und DHA zu einem erhöhten Risiko an Herz-Kreislauf-Erkrankungen führen kann [62]. Bislang existieren allerdings keine eindeutigen wissenschaftlichen Beweise dafür, dass ein solch niedriger Status die Gesundheit von Veganern negativ beeinflussen kann. Darüber hinaus sind solche Zusammenhänge schwer nachweisbar, jedoch kann ein positiver Gesundheitseffekt von EPA und DHA bei Gemischtköstlern nicht von der Hand gewiesen werden. Es ist durchaus denkbar, dass auch Veganer von einem höheren EPA- und DHA-Status profitieren könnten.

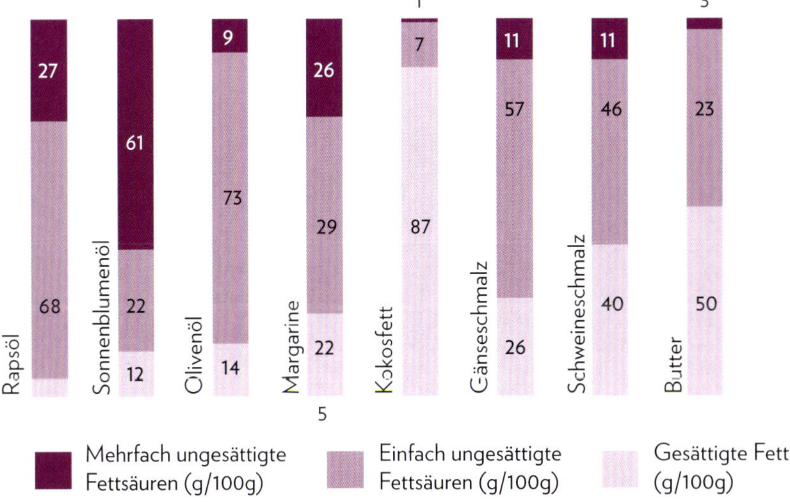

Tabelle 1: Tierische Fette = gesättigte Fette?

Für Veganer war es bislang problematisch, EPA und DHA über die Nahrung aufzunehmen. Heutzutage existiert jedoch eine Vielzahl von pflanzlichen Alternativen, die aus dem Meer stammen und die als Nahrungsgrundlage für Omega-3-reiche Fische dienen. Insbesondere Mikro-Algenöle sind reich an EPA und DHA und können in Form von veganen Kapseln zugeführt werden. Grünes Gemüse, Walnüsse und Samen sind zudem günstige Omega-3-Quellen. Vor allem Lein-, Hanf- und Chiasamen verfügen über ein gutes Verhältnis von Omega 3 zu Omega 6 Fettsäuren. Bei der Verwendung von Ölen sollte auf Lein-, Walnuss- und Hanföl zurückgegriffen werden. Da diese Öle jedoch sehr empfindlich auf hohe Hitze reagieren, eignen sich zum Braten Macadamianussöl oder Kokosöl.

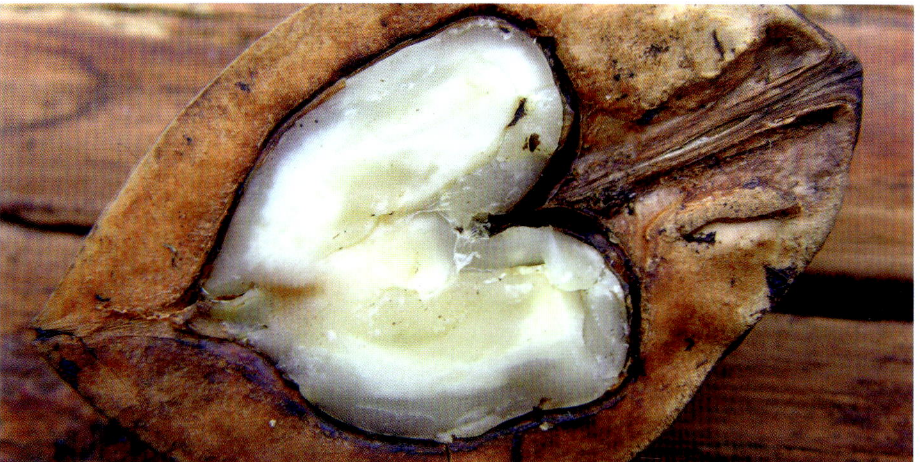

Abbildung 4: Walnüsse tragen zu einer ausreichenden Zufuhr von Omega-3-Fettsäuren bei

2.1.3 Proteine in der veganen Ernährung

Insbesondere vegane Sportler, oder die, die es gerne werden möchten, stellen sich die Frage, inwiefern das Protein aus der pflanzlichen Ernährung ihren Bedarf decken kann. Die Empfehlung für Protein liegt bei 0,8 Gramm je Kilogramm Körpergewicht, bzw. 9 bis 11 Prozent der aufgenommenen Energie. Aufgrund der Tatsache, dass pflanzliche Proteinträger in ihren Zellwänden größere Mengen unverdaulicher Substanzen beinhalten und somit nur schwer verdaulich sind, kann eine Aufnahme von einem Gramm je Kilogramm Körpergewicht bei einer rein pflanzlichen Ernährungsweise empfohlen werden [28]. Untersuchungen zeigen, dass Veganer etwa 11 bis 15 Prozent ihrer Energie über Proteine aufnehmen. Dies führt zu der Folgerung, dass sich der Zufuhrempfehlung von 9 bis 11 Prozent angenähert wird. Es kann daher davon ausgegangen werden, dass die Zufuhr von Protein im Verhältnis zur Gesamtenergie im Rahmen der Empfehlung liegt, allerdings muss auch berücksichtigt werden, dass Veganer durchschnittlich weniger Energie als Mischköstler aufnehmen. Somit haben Veganer eine niedrigere absolute Proteinaufnahme [50].

Besteht eine höhere Energieanforderung, wie es beispielsweise bei Ausdauersportlern der Fall ist, so werden neben Kohlenhydraten und Fetten auch vermehrt Proteine zur Energiegewinnung herangezogen. Es kann angenommen werden, dass bei einem Marathonlauf etwa 20 bis 30 Gramm Aminosäuren verstoffwechselt werden. Infolgedessen bewegt sich die Zufuhrempfehlungen in einem Bereich von 1,2 bis 1,4 Gramm Eiweiß pro Kilogramm Körpergewicht [38]. Dies legt die Vermutung nahe, dass vegane Sportler der Proteinzufuhr eine besondere Beachtung schenken sollten. Doch was sind eigentlich Proteine?

Proteine sind Substanzen, die aus Aminosäuren zusammengesetzt sind. Insgesamt stehen dem menschlichen Organismus für den Aufbau von Proteinen 20 verschiedene Aminosäuren zur Verfügung. Jedoch existieren weit mehr als 100 Aminosäuren, die hinsichtlich der Ernährung aber keine Relevanz besitzen. Für einen erwachsenen Menschen sind mindestens neun Aminosäuren essentiell [59].

Lebensmittel	Arachidonsäure (mg)
Milch und Milchprodukte	
Kuhmilch (3,5% Fett)	4
Kuhmilch (1,5% Fett)	2
Speisequark (20% Fett i. Tr.)	5
Speisequark, mager	0
Camembert (60% Fett i. Tr.)	34
Eier	
Hühnerei, gesamt	70
Eigelb	297
Fette und Öle	
Schweineschmalz	1700
Diätmargerine	0
Weizenkeimöl	0
Erdnussöl	0
Fleisch- und Fleischprodukte	
Huhn	120
Kalbfleisch	53
Kalbsleber	352
Schweineleber	870
Leberwurst	230
Fische	
Heilbutt	57
Seehecht	29

Tabelle 2: Arachidonsäure ausgewählter Lebensmittel je 100g verzehrbarer Anteil

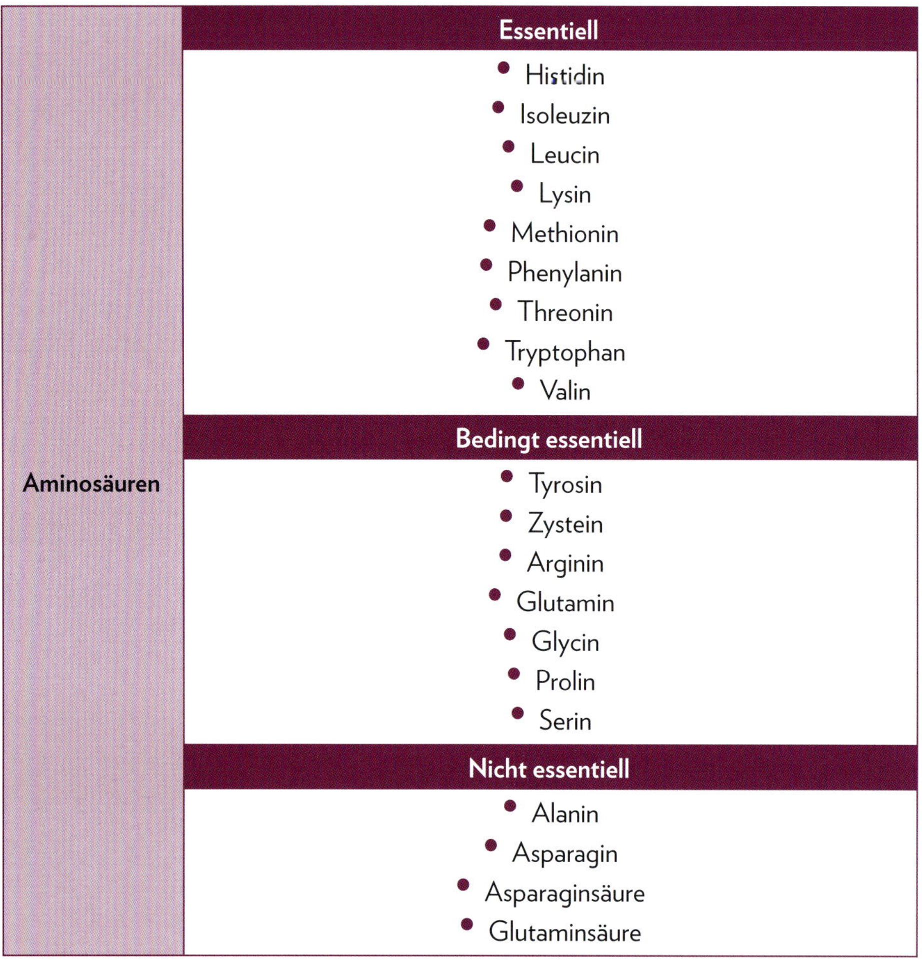

Aminosäuren	
	Essentiell
	• Histidin • Isoleuzin • Leucin • Lysin • Methionin • Phenylanin • Threonin • Tryptophan • Valin
	Bedingt essentiell
	• Tyrosin • Zystein • Arginin • Glutamin • Glycin • Prolin • Serin
	Nicht essentiell
	• Alanin • Asparagin • Asparaginsäure • Glutaminsäure

Tabelle 3: Aminosäuren im Überblick

Jene Aminosäuren, die nicht essentiell für den Organismus sind, können im Körper aus Vorstufen gebildet werden. Ebenfalls existiert eine Gruppe von Aminosäuren, die nur bedingt essentiell ist. Diese Bausteine zeichnen sich dadurch aus, dass sie nur unter bestimmten Bedingungen in ausreichender Menge produziert werden können. Denn wenn entsprechende Vorstufen, wie etwa Methionin für Zystein, nicht zur Verfügung stehen, Enzymdefekte oder ein hoher Bedarf vorhanden sind, so ist eine Zufuhr dieser Aminosäuren über die Nahrung erforderlich [59]. Die zentralen Funktionen von Proteinen werden durch die nachfolgende Abbildung verdeutlicht:

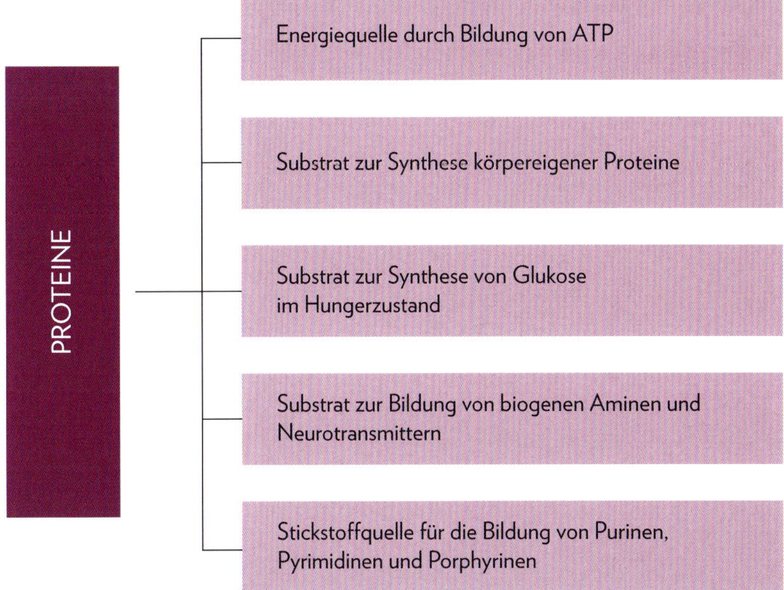

Abbildung 5: Funktion von Proteinen

Fehlen dem Körper bestimmte Aminosäuren, so können wichtige Körperfunktionen nicht mehr gewährleistet werden. In einer veganen Ernährungsweise existiert eine Vielzahl an proteinreichen Pflanzen, sodass ein bei Sportlern häufig gefürchteter Eiweißmangel nicht zu befürchten ist. Alle essentiellen Aminosäuren kommen nämlich auch in Pflanzen vor. Dabei haben pflanzliche Proteinquellen zusätzlich den Vorteil, dass sie im Gegensatz zu tierischen Produkten viele andere lebenswichtige Nährstoffe liefern. Aus diesem Grunde kann eine geeignete Kombination veganer Produkte den Menschen ausreichend mit Aminosäuren versorgen. Die nachfolgenden Abschnitte werden daher ausführlich auf diesen Themenbereich eingehen.

Vegane Eiweißquellen

Sojaprodukte stellen eine sehr gute vegane Eiweißquelle dar, aber auch durch Hülsen- und Trockenfrüchte, Bohnen sowie Nüsse und Getreide kann der Eiweißbedarf gedeckt werden. In der nachfolgenden Tabelle finden Sie eine Auswahl an verschiedenen Eiweißlieferanten.

Lebensmittel	Eiweißgehalt (g / 100 g)
Seitan	28
Mandeln	22
Cashewkerne	17
Tofu	13
Haferflocken	13
Linsen	12
Rosenkohl	4,5
Trockenfeigen	4
Hirse	3,5
Wildkräuter	3 bis 3,5

Tabelle 4: Vegane Eiweißquellen

Ist pflanzliches Eiweiß vollwertig?

In diesem Abschnitt soll die Frage geklärt werden, ob pflanzliches Eiweiß vollwertiger ist als tierisches Eiweiß, bzw. ob es besser vom Körper resorbiert werden kann. Im Rahmen einer veganen Ernährung ist entscheidend, welche Qualität bzw. welche biologische Wertigkeit die Proteine haben. Als Bezugswert wird in diesem Zusammenhang das Ei mit einer biologischen Wertigkeit von 100 herangezogen. Je ähnlicher die Zusammensetzung der Aminosäuren eines aufgenommenen Proteins im Vergleich zum körpereigenen Protein ist, desto höher ist somit auch die biologische Wertigkeit. Allerdings haben Proteine aus Pflanzen eine geringere biologische Wertigkeit, was aber durch die Kombination von verschiedenen Lebensmitteln aufgewertet werden kann [60]. In der nachfolgenden Tabelle wird die biologische Wertigkeit ausgewählter Lebensmittel veranschaulicht:

Lebensmittel	Biologische Wertigkeit
Ei (Bezugswert)	100
Kartoffeln	86
Soja	84
Roggen	83
Reis	83
Grünalgen	81
Mais	76
Bohnen	73
Weizen	58
Weizenmehl	56

Tabelle 5: Biologische Wertigkeit ausgewählter Lebensmittel

In der Vergangenheit hat sich oftmals zeigen können, dass pflanzliche Proteine für die Ernährung günstiger sind, da hierbei unter anderem mehr Kalium dem Körper zugefügt wird [51]. Allerdings wird die Theorie der biologischen Wertigkeit auch kritisch hinterfragt. Novick [76] weist daraufhin, dass auch die Verdaulichkeit von Nahrungsbestandteilen im Magen-Darm-Trakt ausschlaggebend ist und die Zusammensetzung von Mikro- und Makronährstoffen, Enzyme und der entsprechende pH-Wert eine zentrale Rolle spielen. So werden basische pflanzliche Lebensmittel, wie beispielsweise gekeimte Samen und Sprossen sowie fermentierte Lebensmittel, deutlich besser und schneller als tierische Produkte verdaut. Darüber hinaus haben sie auch noch ein sehr gutes Spektrum an Aminosäuren. Weitere Bestandteile einer pflanzlichen Nahrung, wie freie Amino- und Fettsäuren, gut verdauliche Kohlenhydrate, Phytasen, sekundäre Pflanzenstoffe sowie Ballaststoffe führen letztendlich dazu, dass Nährstoffe deutlich besser aufgenommen werden.

Aminosäuren aus pflanzlichen Quellen

Aus ernährungsphysiologischer Sicht ist die Zusammensetzung der Aminosäuren bzw. die biologische Wertigkeit einzelner Lebensmittel, nicht ausschlaggebend, denn es werden fast immer in der veganen Ernährungsform Gemische aus verschiedenen pflanzlichen Lebensmitteln verzehrt. Durch diese Kombination verschiedener Proteine entsteht ein sogenannter Aufwertungseffekt. So können die in einem Protein in geringerer Konzentration vorhandenen essentiellen Aminosäuren in einem anderen Produkt in höherer Konzentration vorhanden sein und sich somit gegenseitig ergänzen. Eine Voraussetzung für diesen Effekt besteht jedoch darin, dass sie im Rahmen einer gleichen Mahlzeit verzehrt werden. Hierdurch kann es Veganern auch gelingen, eine biologische Wertigkeit von über 100 zu erreichen [51], wie in der anschließenden Tabelle gezeigt wird:

Proteinanteile der jeweiligen Lebensmittel				Biologische Wertigkeit
52 %	Bohnen	48 %	Mais	101

Tabelle 6: Kombination von pflanzlichen Lebensmitteln zur Erhöhung der biologischen Wertigkeit

Das Sojaprotein stellt zudem diejenige pflanzliche Proteinquelle dar, die der Qualität von tierischen Eiweißen am nächsten kommt [29]. So kann jedoch beispielsweise der geringe Gehalt an Lysin im Getreide durch den Verzehr von Sojaprodukten, Hülsenfrüchten und Ölsamen, wie Sesam und Sonnenblumenkernen, ausgeglichen werden. Auch die Kombination von Bohnen und Mais kann die Wertigkeit der einzelnen Proteinquellen erhöhen [29]. Denn keines der beiden Proteine aus Bohnen und Mais hat eine hohe biologische Wertigkeit, aber durch die günstige Mischung kann ein Wert von 100 erreicht werden [48].

Damit dieser Kombinationseffekt optimal genutzt werden kann, sollte die Aufnahme der unterschiedlichen Aminosäuren über den Tag verteilt stattfinden [29]. Insbesondere durch die Kombination von Getreide und Hülsenfrüchten kann die Versorgung mit Aminosäuren gewährleistet werden.

2.2 MIKRONÄHRSTOFFE

Genauso wichtig wie Kohlenhydrate, Fett und Eiweiß sind die Mikronährstoffe. Mikronährstoffe liefern jedoch keine Energie für den Körper. Zu den Mikronährstoffen können primär Vitamine, Mineralstoffe und Spurenelemente gezählt werden.

Die Autoren um Kristensen et al. [55] konnten zeigen, dass auf der Ebene der Mikronährstoffe, die sowohl die Ernährung als auch die Nahrungsergänzungsmittel berücksichtigt, die vegane Ernährung in bestimmten Nährstoffen unzureichend den Bedarf deckt, was darauf hindeutet, dass mehr Aufmerksamkeit darauf gelegt werden muss, die empfohlene tägliche Aufnahme bestimmter Mikronährstoffe sicherzustellen. Bei Veganern erreichte die Aufnahme nicht die empfohlene Menge bei Eisen, Vitamin B12, Jod und Selen. Jedoch war der Verzehr von zugesetztem Zucker, Natrium und Fettsäuren, einschließlich des Verhältnisses von mehrfach ungesättigten Fettsäuren zu gesättigten Fettsäuren, bei Veganern günstiger. In den nachfolgenden Abschnitten wird vor allem auf diejenigen Mikronährstoffe eingegangen, die hinsichtlich einer veganen Ernährung zu einem Mangel führen könnten, wenn nicht auf eine ausgewogene Lebensmittelzusammensetzung und -auswahl geachtet wird.

2.2.1 Vitamin B12

Vitamin B12 (Cobalamin) ist ein komplexes Molekül, welches nur von Mikroorganismen synthetisiert werden kann. In der Literatur wird Vitamin B12 allgemein als die Gruppe aller vitaminwirksamer Cobalamine (vitaminwirksame Substanzen mit einem cobalthaltigen Corrin-Ringsystem) bezeichnet, wobei die Bezeichnung Vitamin B12 oder Cobalamin das Vitamin-B12-Molekül ohne den Cyanid-Rest beschreibt [27]. Vitamin B12 ist entscheidend an der Nukleinsäuresynthese und somit an der Neubildung von Bausteinen der Zellkerne beteiligt. Tritt ein Mangel auf, so kommt es zu einer Verringerung der Zellteilung im Knochenmark und damit zu der als perniziöse Anämie bezeichneten Blutarmut [45]. Vitamin B12 gehört zu einem kritischen Nährstoff im Rahmen einer veganen Ernährungsweise. Manche Tierarten können dies über Mikroorganismen im Magen-Darm-Trakt leisten und infolgedessen das Vitamin B12 absorbieren. Die für den Menschen verfügbare Form des Vitamin B12 kommt allerdings fast nur in tierischen Lebensmitteln vor. In geringen Mengen befindet sich das Vitamin B12 auch in pflanzlichen Bestandteilen. Aufgrund dessen stellt sich die Frage, ob die Möglichkeit besteht, den Vitamin-B12-Bedarf durch eine rein pflanzliche Ernährung zu decken, ohne auf eine Supplementierung zurückgreifen zu müssen. In diesem Zusammenhang wird zunehmend die Aufnahme bestimmter Algen diskutiert.

So enthält Spirulina, eine Gattung der Cyanobakterien, einen hohen Anteil an Vitamin B12. Dieser Aspekt kann allerdings damit begründet werden, dass die meisten Bakterien eine größere Menge dieses Vitamins beinhalten. Da vielfach darauf hingewiesen wird, dass nur tierische Produkte Vitamin B12 enthalten, kann dies zu Unsicherheiten führen, insbesondere dann, wenn Menschen sich vegan ernähren möchten. Allerdings ist darauf hinzuweisen, dass das Vitamin B12 von Spirulina vom menschlichen Organismus nur schlecht resorbiert werden kann [12]. Die Autorengruppe um Watanabe [107] konnte jedoch herausstellen, dass getrocknete Rotalgen (Nori) eine größere Menge an Vitamin B12 aufweisen. Für alle weiteren Algensorten trifft dies allerdings nicht zu. Artein et al. [5] kommen zu dem Ergebnis, dass Algen eine der wenigen pflanzlichen Quellen für Vitamin B12 darstellen. Somit sind sie eine alternative Quelle von diesem Vitamin.

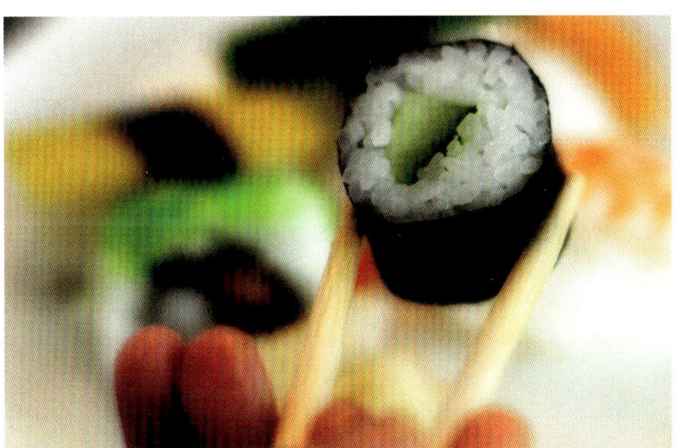

Abbildung 6: Algen sind optimale Vitamin-B12-Lieferanten

Abschließend ist an dieser Stelle zu nennen, dass eine ausreichende Zufuhr von Vitamin B12 nach heutigem Wissensstand bei Veganern lediglich über Nahrungsergänzungsmittel oder Säfte, denen dieses Vitamin zugesetzt ist, zu erreichen ist. Zudem sollte die Versorgung mit Vitamin B12 in regelmäßigen Abständen ärztlich überprüft werden. Ein Vitamin-B12-Mangel macht sich jedoch nicht sofort nach einer Umstellung auf vegan bemerkbar, sondern der Speicher ist erst nach einigen Jahren erschöpft. Das bedeutet aber keinesfalls, dass auf eine vegane Ernährung verzichtet werden sollte, denn diese birgt vielfältige Vorteile für den menschlichen Organismus.

2.2.2 Vitamin D

Vitamin D besteht aus mehreren Wirkstoffen, die allgemein als Calciferole bezeichnet werden können. Zu den wichtigsten Vertretern gehört das Vitamin D3, welches auch mit Hilfe der UV-B-Strahlung aus einem Sterin gebildet werden kann. Vitamin D ist an der Calciumhomöostase sowie dem Phosphatstoffwechsel beteiligt. Eine zentrale Rolle übernimmt dieses Vitamin auch im Immunsystem. Ein Vitamin-D-Mangel kann unter anderem zu einer Mineralisationsstörung der Knochen führen. Insbesondere im Kindesalter zeigt sich solch ein Mangel in Form der Rachitis, welche sich durch eine Deformierung des Skelettes, Muskelschwäche sowie eine erhöhte Infektanfälligkeit auszeichnet. Darüber hinaus wird angenommen, dass Vitamin-D-Mangel zu Krebs, Diabetes, Herz-Kreislauf-Erkrankungen, Depressionen und Autoimmunerkrankungen beiträgt [31]. Der tägliche Bedarf an Vitamin D liegt bei 20 µg. Ist der Körper keiner Sonnenbestrahlung ausgesetzt, erfolgt auch keine Eigensynthese im menschlichen Organismus. In der Folge muss Vitamin D über die Nahrung oder Supplemente aufgenommen werden [28].

Ein erwachsener Mensch kommt mit der durch die Sonnenstrahlung angeregten Produktion des Vitamin D3 aus, vorausgesetzt, er hält sich ausreichend im Freien auf. Vitamin D ist überwiegend in tierischen Produkten wie Butter, Käse und Leber enthalten und kommt zudem in einer erhöhten Konzentration in Seefischen und Lebertran vor. In pflanzlichen Lebensmitteln ist Vitamin D in geringen Mengen in Avocados und Pilzen vorhanden, ansonsten sind Pflanzen frei von diesem Vitamin. Bestimmten Lebensmitteln, wie beispielsweise Margarine, wird dieses Vitamin jedoch zugesetzt [73]. Es kann angeführt werden, dass ein Großteil der Bevölkerung in Deutschland die empfohlene Menge an Vitamin D nicht erreicht. Insbesondere Veganer haben aufgrund ihrer geringen Vitamin-D-Aufnahme eine sehr niedrige Konzentration im Blut und weisen zum Teil auch eine geringere Knochenmineraldichte als nicht-Veganer auf [22]. Problematisch ist an dieser Stelle zu betrachten, dass Säuglinge vegan lebender Mütter sowie vegan lebende dunkelhäutige Kleinkinder eine kritische Versorgung aufweisen. Bei Veganern stellt das Vitamin D demnach einen kritischen Nährstoff dar. So haben Veganer aufgrund des Ausschlusses tierischer Lebensmittel ein hohes Risiko, unzureichend mit diesem Vitamin versorgt zu werden.

Entscheidend ist es daher, dass sich insbesondere Veganer regelmäßig im Freien aufhalten. Des Weiteren kann eine Supplementierung von mindestens 20 µg täglich zwischen den Monaten Oktober und März empfohlen werden.

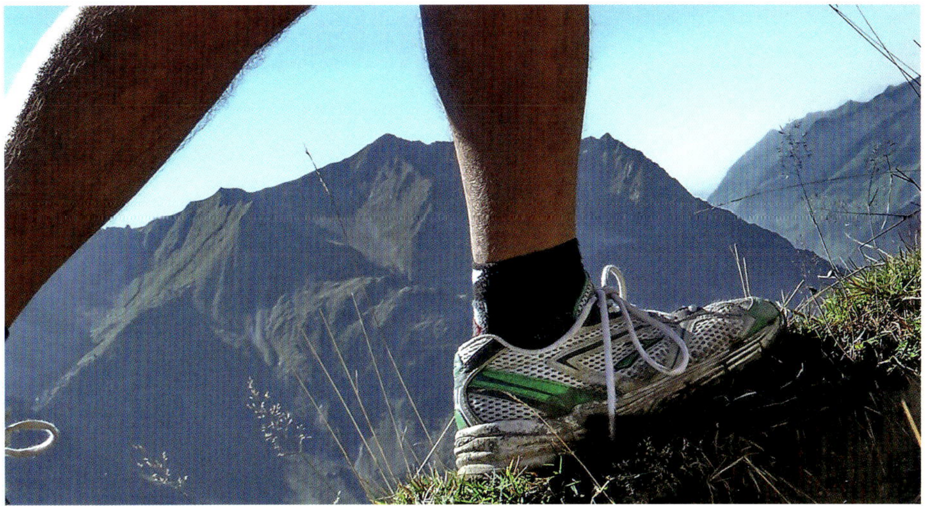

Abbildung 7: Viel Bewegung im Freien beugt einem Vitamin-D-Mangel vor

2.2.3 Eisen

Eisen stellt das vierthäufigste Element der Erdkruste dar. Im menschlichen Organismus beträgt der Anteil an Eisen in etwa 50 bis 60 mg pro Kilogramm Körpergewicht [26]. Beim Menschen ist ein Eisenmangel weitverbreitet, insbesondere bei Frauen, da während der Menstruation viel Eisen verloren wird. Das hat weitreichende Folgen, denn durch Eisenmangel kann die körperliche und geistige Fähigkeit deutlich beeinträchtigt werden [45]. Erwachsene Personen benötigen, je nach Geschlecht, zwischen 10 und 15 mg täglich. Schwangere und Stillende haben einen deutlich höheren Bedarf.

Eisen erfüllt als Bestandteil von Hämoglobin eine wichtige Funktion beim Sauerstofftransport im Blut. Ebenfalls ist es im Hämprotein Myoglobin enthalten, welches als Sauerstoffspeicher im Muskel dient [59]. In pflanzlichen Lebensmitteln kommt Eisen meist in dreiwertiger Form vor und kann vom Körper schlechter als das zweiwertige Eisen verwertet werden. Die höchste Verfügbarkeit hingegen weisen Lebensmittel tierischen Ursprungs auf. In pflanzlichen Lebensmitteln können nur etwa 1 bis 10 Prozent des Eisens vom Körper absorbiert werden, während die Absorptionsrate bei tierischen Produkten bei 10 bis 20 Prozent liegt. Jedoch kann die Absorptionsrate von Eisen aus Pflanzen durch eine gleichzeitige Aufnahme von Vitamin C, Fruchtsäuren, organischen Säuren oder schwefelhaltigen Aminosäuren verbessert werden, da hierdurch eine Reduktion des dreiwertigen Eisens erfolgt [59].

Pflanzliche Lebensmittel enthalten nicht-Häm-Eisen, das im Allgemeinen nicht so resorbierbar ist wie Häm-Eisen (Eisen, das an den roten Blutfarbstoff gebunden ist), welches in tierischen Lebensmitteln enthalten ist. Eisen liegt in Pflanzen überwiegend in Form von dreiwertigen Eisenionen vor und muss in zweiwertiges Eisen umgewandelt werden [56]. Die Absorption jedes einzelnen Eisentyps ist umgekehrt proportional zu den Eisenvorräten des Körpers, aber nicht-hämisches Eisen reagiert günstiger auf die Eisenspeicher. Sind die Eisenspeicher niedrig, hat daher nicht-hämisches Eisen eine größere Absorptionseffizienz als das Eisen aus tierischen Produkten. Die Wirksamkeit hängt jedoch auch von Absorptionsverstärkern und Inhibitoren ab, die in Nahrungsmitteln vorhanden sind. Auf diesen Aspekt wird im weiteren Verlauf des Buches noch genauer eingegangen [31].

Obwohl die vegetarische Lebensweise bei Erwachsenen zu einem besseren Gesundheitszustand führen könnte, birgt sie möglicherweise auch Risiken für bestimmte Ernährungsdefizite. Querschnittsstudien haben gezeigt, dass der Eisenstatus von Vegetariern durch das Fehlen von hoch bioverfügbarem Häm-Eisen aufgrund des Ausschlusses von Fleisch erniedrigt ist und die hemmende Wirkung bestimmter Komponenten in pflanzlichen Lebensmitteln auf die Bioverfügbarkeit von nicht-Häm-Eisen beeinträchtigt wird. Eine vergleichende Untersuchung verschiedener Studien konnte belegen, dass Vegetarier im Gegensatz zu nicht-Vegetariern einen geringeren Eisenspeicher aufweisen [36]. Somit kann davon ausgegangen werden, dass Veganer über einen noch geringeren Eisenspeicher verfügen. Neueste Erkenntnisse legen jedoch nahe, dass ein zu hoher Eisenspeicher einen Risikofaktor für bestimmte Erkrankungen, wie Diabetes mellitus Typ 2, darstellt [36]. Hohe Eisenspeicher im Körper können aber auch ein Risikofaktor für Herz-Kreislauf-Erkrankungen, Krebs sowie eine verminderte kardiovaskuläre Fitness sein [30]. Sportler können aufgrund von belastungsinduzierten Eisenverlusten einem Eisenmangel ausgesetzt sein. Eine aktuelle Studie von weiblichen Leistungssportlern berichtet von einer hohen Prävalenz von Eisenmangel und Anämie [77]. Vegane Athleten sollte in ihre Ernährung eisenreiche pflanzliche Lebensmittel integrieren. Eine Supplementierung ist nur bei einem sehr niedrigen Eisengehalt, einer Anämie oder bei Frauen mit starken Menstruationsblutungen erforderlich [31].

Lebensmittel	Eisengehalt (mg / 100 g)
Dinkel-Vollkornmehl	4,6
Haferflocken	4,4
Aprikosen, getrocknet	4,4
Texturiertes Sojaprotein	4,3
Linsen	3,1
Spinat	2,7
Feldsalat	2,0
Weizen-Vollkornbrot	1,9
Rucola	1,5

Tabelle 7: Eisengehalt verschiedener Lebensmittel

Da pflanzliches Eisen vom Körper nur schlecht resorbiert wird, sollen Ihnen folgende Empfehlungen verraten, wie durch eine richtige Handhabung und Zusammenstellung ein positiver Effekt auf die Eisenaufnahme erzielt werden kann.

Eisenhemmer

Tatsächlich sind auch gesunde Lebensmittel, wie Sojaprodukte, wichtige Eisenräuber. Auch wenn pflanzliche Lebensmittel einen hohen Anteil an Eisen aufweisen, kann die Aufnahme durch bestimmte Substanzen gehemmt werden. Hierzu zählen Lignin, Oxalsäure, Phytat sowie Phosphat, die in Getreide, Reis und Hülsenfrüchten vorkommen. Auch das Tannin (Gerbsäure) aus schwarzem Tee, Kaffee oder Rotwein, Kalziumsalze und einige Medikamente, wie Kortison, Antibiotika und Diuretika, können als Eisenräuber fungieren. Insbesondere im schwarzen Tee sind viele Gerbsäuren vorhanden und die Aufnahme von Eisen wird deutlich verschlechtert, wenn zu den Mahlzeiten schwarzer Tee, oder aber auch Kaffee, getrunken wird. Auch bestimmte Eiweißstoffe aus Soja können mit Eisen unlösliche Komplexe bilden.

Als Eisenhemmer können daher folgende Bestandteile genannt werden:

- Phytate,
- Weizenkleie,
- Polyphenole in Tee und Kaffee,
- Sojaproteine,
- Kalziumsalze,
- Phosphate, Oxalate, Salicylate.

Eisenpusher

Die Aufnahme von Eisen aus pflanzlichen Lebensmitteln kann durch verschiedene Faktoren aufgewertet werden. So führt der Verzehr von Vitamin-C-haltigen Lebensmitteln, wie Obst und Gemüse, zu einer erhöhten Resorption. Daher trägt beispielsweise das Obst im Müsli nicht nur dazu bei, die Mahlzeit schmackhafter zu gestalten, sondern steigert die Absorption des Eisens aus Getreidebestandteilen. Zudem kann empfohlen werden, bei einer Vitamin-C-armen Kost ein Glas Orangensaft zur Mahlzeit zu trinken. Auch Sauerkraut oder andere milchsauer vergorene Gemüsesorten, Sojajoghurt und Miso (milchsauer vergorene Paste aus Sojabohnen und Getreide) können einen wichtigen Beitrag leisten, um die Eisenaufnahme zu erhöhen. Denn bei der Fermentation dieser pflanzlichen Lebensmittel entstehen Milchsäure und andere organische Säuren, die das Eisen aus den gebundenen Komplexen lösen. Wichtige Eisenpusher werden in der anschließenden Tabelle abgebildet:

Lebensmittel und Nahrungsbestandteile	Physiologische Einflussfaktoren
Obst, Gemüse (Vitamin C und organische Säuren) Fermentierte Produkte (z. B. Sojaprodukte)	Unzureichend gefüllte Eisenspeicher Gesteigerte Bildung roter Blutkörperchen Gesteigerter Eisenbedarf (z. B. Wachstum, Schwangerschaft)

Tabelle 8: Eisenpusher

Aus diesen Ergebnissen lässt sich folgern, dass eine ausreichende Eisenversorgung durch eine vegane Ernährung durchaus möglich ist. Dabei ist neben einer ausreichend hohen Zufuhr vor allem auf die Kombination mit resorptionsfördernden Substanzen wie organischen Säuren und die gleichzeitige Vermeidung von hemmenden Stoffen wie Phytinsäure zu achten. Zudem kann ein Eisenstatus im unteren Bereich von Vorteil sein, da bei hohen Eisenvorräten durch Bildung freier Radikale schädliche Oxidationsvorgänge beschleunigt werden können [28].

2.2.4 Zink

Zink stellt einen wichtigen Begleitfaktor für den Stoffwechsel und das Immunsystem dar. Im Gegensatz zum Eisen existieren hierfür keine körpereigenen Speicher, weshalb dieses Spurenelement täglich auf dem Speiseplan vorhanden sein muss. Dabei kann ein leichter Zinkmangel relativ schnell auftreten. Speziell Schwangere, Stillende oder Menschen, die unter Nierenerkrankungen, Diabetes mellitus, und chronischen Darmerkrankungen leiden, oder Personen mit einem übermäßigen Alkoholkonsum, sind gefährdet für einen Zinkmangel. Folgen davon sind vor allem Wachstumsstörungen, Haarausfall, Muskelschwäche, Nachtblindheit, Appetitlosigkeit, Hautentzündungen, Schwächung des Immunsystems und eine verminderte Wundheilung [15].

In Leber und verschiedenen Käsesorten ist ein sehr hoher Zinkgehalt zu finden, was aber nicht bedeutet, dass über eine rein pflanzliche Ernährung die Empfehlung von 7 bis 10 mg pro Tag nicht erreicht werden kann. Vorteilhaft ist zudem, dass die meisten pflanzlichen Zinkquellen deutlich kalorienärmer als die tierischen Gegenstücke sind. In der nachfolgenden Tabelle wird die Menge an Lebensmitteln angeführt, die für die Deckung des Tagesbedarfs erforderlich ist.

Lebensmittel	Menge in g zur Deckung des Tagesbedarfs
Weizenkleie	100
Haferflocken	100
Kürbiskerne	130
Paranüsse	200
Sonnenblumenkerne	200
Linsen	200
Mais	300
Erdnüsse	300

Tabelle 9: Menge der Lebensmittel, die den täglichen Bedarf an Zink decken können

Englert und Siebert [28] gehen davon aus, dass vegan lebende Sportler einen erhöhten Zinkbedarf aufweisen und sie somit schnell von einem Zinkmangel betroffen sein können. Die International Federation of Sports Medicine (FIMS) empfiehlt daher veganen Sportlern eine Supplementation mit Zink in Höhe der empfohlenen Tagesdosis. Folgende Zufuhrempfehlungen werden von Englert und Siebert [28] gegeben:

- Ausdauersportler: 15-20 mg täglich
- Kraftsportler: 20-30 mg täglich

Hierbei sollte aber keine mehrfache Menge des täglichen Bedarfs aufgrund einer möglichen Gefährdung durch Nebenwirkungen und des Risikos einer Überdosierung erfolgen. Es kann daher von Vorteil sein, die Notwendigkeit einer Supplementierung von einem fachkundigen Arzt einschätzen und bewerten zu lassen.

2.2.5 Jod

Jod wird im Organismus im Wesentlichen für die Schilddrüsenhormone benötigt. Besteht ein dauerhafter Jodmangel, so kann dies zu einer unzureichenden Konzentration an Schilddrüsenhormonen im Blut führen [27] Der Jodgehalt von pflanzlichen sowie tierischen Lebensmitteln ist weitgehend vom Jodgehalt des Bodens abhängig [45]. In der Nahrung liegt Jod vorwiegend als anorganisches Jodid vor und wird in dieser Form fast vollständig absorbiert [27]. Es wird eine tägliche Jodaufnahme von 2 µg pro Kilogramm Körpergewicht empfohlen. Leistungssportler haben jedoch einen höheren Jodbedarf [73].

In Deutschland stellt das jodierte Speisesalz eine wichtige Jodquelle dar. Lebensmittel mit einem natürlich hohen Jodgehalt sind Meerestiere und Seetang. Aber auch Champignons, Brokkoli, Spinat, Erdnüsse und Kürbiskerne weisen einen natürlichen Gehalt dieses Spurenelements auf, auch wenn dieser gering ausfällt, im Vergleich zur benötigten Tagesmenge. Wird hingegen auch das jodierte Speisesalz berücksichtigt, so sind zudem Brot und alkoholfreie Getränke zu nennen. In der nachfolgenden Tabelle werden die wichtigsten natürlichen Jodlieferanten im Rahmen einer veganen Ernährung angeführt.

Lebensmittel	Jodgehalt
Sehr hoher Gehalt (mg / kg)	
Verschiedene Algen	5-11.000
Nori-Algen	16
Jodiertes Speisesalz	15-25
Niedriger Gehalt (µg / 100g)	
Champignons	18
Brokkoli	15
Erdnüsse	13
Spinat	12
Kürbiskerne	12

Tabelle 10: Jodgehalt auserwählter pflanzlicher Lebensmittel

Es besteht allerdings die Gefahr, dass ein übermäßiger Verzehr von Algen zu einer Jodüberversorgung führen und ein Jod-induzierter Hyperthyreoidismus als Folge auftreten kann. Eine übermäßige Aufnahme von Jod steht im Verdacht, das Risiko von Schilddrüsenkrebs zu erhöhen. In diesem Zusammenhang konnte eine japanische Studie nachweisen, dass eine tägliche Aufnahme von Algen ein vierfach höheres Risiko mit sich bringt, an dieser Krebsform zu erkranken [106]. Zudem konnte eine Studie aus Großbritannien verdeutlichen, dass lediglich diejenigen Veganer die empfohlene Jodzufuhr deutlich überschritten, die täglich Meeresalgen verzehrt haben [63]. Allerdings ist an dieser Stelle anzumerken, dass in Japan Algen fast täglich auf dem Speiseplan stehen. Beachtet man eine moderate Ernährung, so kann angenommen werden, dass durch die gelegentliche Aufnahme von Algen keine Gefahr für die Gesundheit ausgeht. Für Veganer gilt, dass sie auf eine ausreichende Zufuhr von Jod achten sollten. Die Verwendung von Jodsalz kann zu einer wesentlichen Verbesserung des Jodstatus beitragen. Eine Abklärung des Jodstatus durch einen Arzt kann erforderlich sein, um eine Jodunterversorgung rechtzeitig zu erkennen und zu behandeln.

2.2.6 Selen

Bis 1957 galt Selen noch als Gift. Untersuchungen zeigten jedoch, dass es sich hierbei um ein sehr wertvolles Spurenelement handelt. Selen ist Bestandteil eines Enzyms, welches als Antioxidans wirkt. Ebenso stärkt es das Immunsystem und schützt das Herz vor Herzmuskelerkrankungen. Überdies unterstützt es das Schilddrüsenhormon und hilft bei einer Unterfunktion der Schilddrüse [53]. Selen wird zu zwischen 50 und 90 Prozent aus dem Duodenum (Zwölffingerdarm) resorbiert. Die Selenaufnahme vegetarisch und vegan ernährter Gruppen ist ähnlich wie bei

Fleischessern, unterliegt jedoch Schwankungen abhängig vom Selengehalt des Bodens [95].

Wer seinen täglichen Bedarf über die vegane Ernährung decken möchte, kann auf selenreiche Lebensmittel zurückgreifen. Diese sind Paranüsse, Kokosnüsse, Sesam sowie auch andere Saaten. Diese pflanzlichen Lebensmittel sind besonders wertvoll, da sie dazu in der Lage sind, besonders viel Selen anzureichern. Somit können schon geringe Aufnahmen den täglichen Bedarf an Selen decken. Aber auch Vollkorngetreide, Hülsenfrüchte, Pilze und viele Gemüsesorten, wie Knoblauch, Zwiebeln, Kohl und Spargel, sind gute Selenlieferanten. Da der Selengehalt in einem entscheidenden Maße von der Bodenbeschaffenheit abhängt, kann das Wissen über die Herkunft des Produktes einiges zum Selengehalt aussagen. So sind Produkte aus Mitteleuropa grundsätzlich arm an Selen, während Lebensmittel aus tropischem Anbau eher einen höheren Anteil an Selen aufweisen.

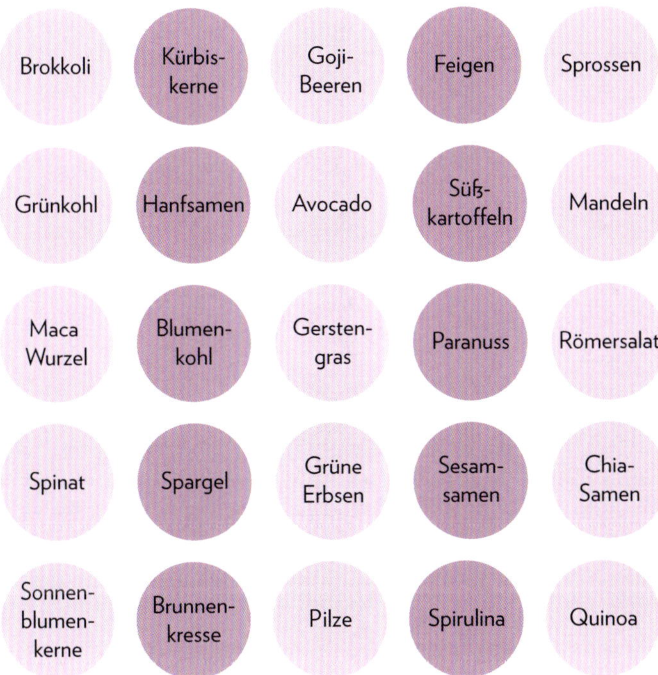

Abbildung 8: Die besten pflanzlichen Proteinquellen

2.2.7 Kalzium

Der Körper benötigt etwa 1.000 bis 1.200 mg Kalzium täglich. Für den Organismus ist Kalzium wichtig für den Kalksalzgehalt der Knochen und Zähne. Ebenso ist Kalzium für die Aufrechterhaltung der Herz-, Nieren- und Lungenfunktion verantwortlich und übernimmt eine wichtige Rolle in der Nerven- und Muskelfunktion, Blutgerinnung, Regulation der Zell- und Kapillarpermeabilität und der Neurotransmitterfreisetzung, Hormonsekretion sowie Zellmigration und -teilung [97]. Für die Aufnahme durch die Darmschleimhaut wird jedoch Vitamin D benötigt.

Im Normalfall führt eine sportliche Aktivität nicht zu einem Kalziummangel. Eine Ausnahme stellt ein Östrogenmangel bei jungen Sportlerinnen dar, welcher zu einer Entmineralisierung der Knochen führen kann. Solch eine hormonbedingte Knochenaufbaustörung begünstigt das Auftreten von Ermüdungsbrüchen, sogenannten Stressfrakturen [73]. Aber es können auch männliche Athleten von einer Entmineralisierung betroffen sein, auch wenn dies vielfältige Ursachen haben kann. Als mögliche Gefahrenquelle ist in diesem Zusammenhang der Konsum von Milch anzuführen. Häufig wird postuliert, dass Milch ein sehr guter Kalziumlieferant und gut für unsere Knochen sei. Dies stellt sich jedoch als gravierender Irrtum dar. So ist Milch kein optimaler Kalziumlieferant, da das enthaltende Kalzium in Verbindung mit dem Milcheiweiß entgegen landläufiger Meinung eine zunehmende Knochenentkalkung bewirkt. Ein regelmäßiger Milchkonsum bedeutet daher auch ein erhöhtes Risiko für Osteoporose, da Milch die Entmineralisierung vorantreibt. Eine schwedische Studie untermauert diese Gesichtspunkte, denn Menschen, die viel Milch tranken, haben kein geringeres Risiko für Knochenbrüche als diejenigen Personen, die keine oder nur wenig Milch zu sich nahmen. Es konnte sogar nachgewiesen werden, dass für Milchtrinker ein erhöhtes Risiko für eine Hüftfraktur bestand [69].

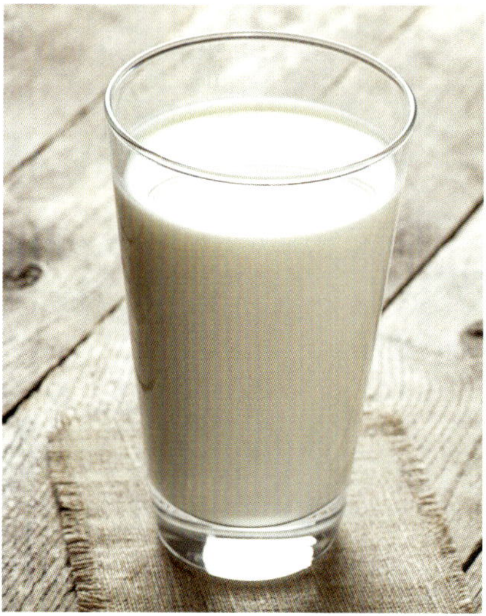

Abbildung 9: Milch ist schlechter als ihr Ruf

Auf tierische Kalziumquellen zu verzichten, scheint daher vor diesem Hintergrund eine sinnvolle Vorgehensweise darzustellen. Doch welche pflanzlichen Lebensmittel sind reich an Kalzium? Als vegane Quellen sind insbesondere grüne Gemüsesorten wie Brokkoli, Fenchel, Grünkohl, Lauch, Mangold, Rucola sowie Spinat zu nennen. Darüber hinaus ist auch Amaranth eine sehr gute Kalziumquelle. Mit rund 100 g können 100 mg Kalzium aufgenommen werden. Der Spitzenreiter, mit 787 mg pro 100 g, ist jedoch Sesam. Die nachfolgende Tabelle veranschaulicht die kalziumreichsten Lebensmittel.

Lebensmittel	Kalziumgehalt (mg / 100 g)
Sesam	787
Mandeln	264
Grünkohl	212
Amarant	200
Paranüsse	160
Sojabohnen	130
Weiße Bohnen	113
Erdnüsse	92
Brokkoli	58

Tabelle 11: Kalziumreiche Lebensmittel

Als Veganer muss man sich demnach nicht vor einem Kalziummangel fürchten. Denn eine ausreichende Zufuhr durch ausschließlich pflanzliche Lebensmittel ist durchaus möglich. Allerdings besteht an dieser Stelle noch ein erhöhter Aufklärungsbedarf, sodass die Annahme aufgestellt werden kann, dass Veganer sich nicht ausreichend mit der Aufnahme von Kalzium beschäftigten. Eine Studie aus dem Jahre 2007 zeigt deutlich auf, dass 45 Prozent der Veganer eine sehr niedrige Kalziumzufuhr von weniger als 525 mg täglich aufwiesen. Gleichzeitig konnte bei diesen Probanden eine geringe Knochenmineraldichte und ein bis zu 30 Prozent höheres Osteoporose-Risiko nachgewiesen werden. Werden jedoch täglich mehr als 525 mg Kalzium aufgenommen, so besteht kein erhöhtes Frakturrisiko [4]. Eine weitere wissenschaftliche Untersuchung konnte aber herausstellen, dass die Aufnahme von Kalzium bei Veganern mit einem durchschnittlichen Wert von 933 mg durchaus zufriedenstellend ist [89].

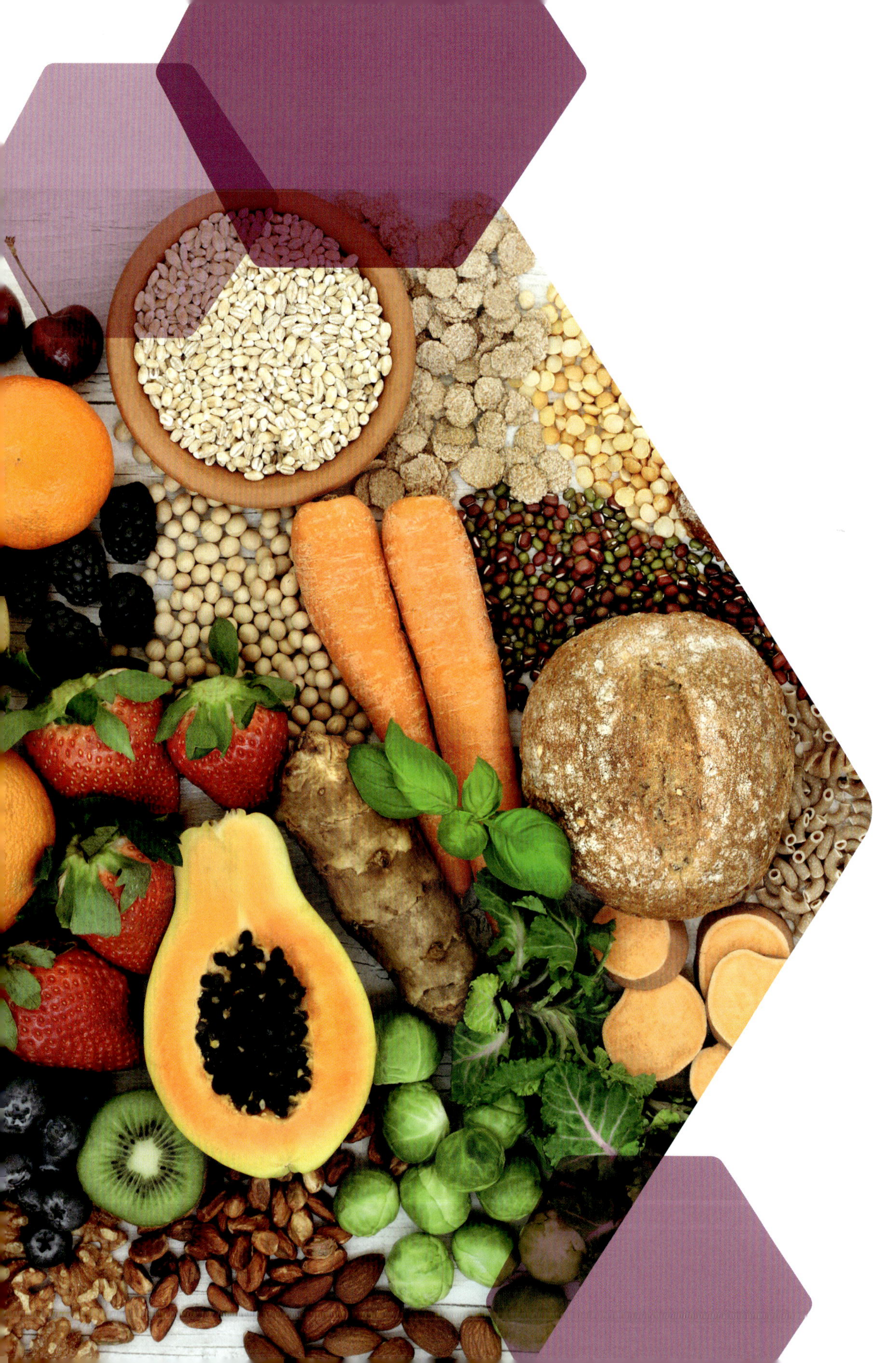

Immunologische und gesundheitliche Aspekte einer veganen Ernährung

3

3.1 BEDEUTUNG VON TIERISCHEN PRODUKTEN BEI ENTZÜNDLICHEN ERKRANKUNGEN

In diesem und in den nachfolgenden Abschnitten soll der Frage nachgegangen werden, inwiefern die (vegane) Ernährung unser Immunsystem beeinflusst. Die Bedeutung der Ernährung für die Gesundheit ist mittlerweile hinreichend bekannt. Eine angemessene Versorgung mit verschiedenen essentiellen Nährstoffen und Lebensmittelinhaltsstoffen, wie beispielsweise sekundären Pflanzenstoffen und Vitaminen, ist dabei für die Funktionalität des Immunsystems unerlässlich. Neben verschiedenen genetischen sowie äußeren Komponenten haben auch nutritive Faktoren einen Einfluss auf das Immunsystem.

Studien haben einen Zusammenhang zwischen veganer Ernährung und dem Schutz vor Autoimmunkrankheiten festgestellt. Beispielsweise ergab eine Analyse, dass eine vegane Ernährung, aber nicht die vegetarische Ernährungsweise, mit einem geringeren Risiko für eine Schilddrüsenunterfunktion assoziiert war. Ebenfalls erhielten Probanden für einen Zeitraum von einem Monat sowohl eine konventionelle „westliche Diät“ als auch eine vegane Diät. Hierbei konnten vor der veganen Ernährungsumstellung in Stuhlproben hydrolytische Enzyme festgestellt werden, die mit toxischen und entzündlichen Prozessen assoziiert sind. Diese nahmen jedoch während der veganen Ernährung ab und verschwanden allerdings innerhalb von zwei Wochen, nachdem eine konventionelle Diät wiederaufgenommen worden war. Die Autoren führen an, dass diese Reduktionen von Fäkalenzymen nicht nur auf die Aktivität von Bakterien während der Ernährungsumstellung zurückzuführen sind, sondern auch auf den hohen Ballaststoffgehalt der veganen Ernährung, der das Stuhlgewicht, die Transitzeit und den bakteriellen Metabolismus beeinflussen kann [33].

Wird die Bedeutung von tierischen Produkten im Kontext entzündlicher Erkrankungen betrachtet, so besteht auch die Notwendigkeit, sich mit dem Aspekt des oxidativen Stresses näher auseinanderzusetzen. Bei einer Vielzahl von Stoffwechselvorgängen entstehen im Körper die sogenannten „freien Radikale“. Dabei handelt es sich um bestimmte Moleküle, die aufgrund ihrer Instabilität sehr reaktionsfreudig sind und auf diese Weise gesunde Körperzellen schädigen können [28]. Auch die Struktur von Lipiden, Proteinen und DNA kann durch reaktive Sauerstoffspezies verändert werden, was wiederum ihre normale Funktion beeinträchtigt. Ein Ungleichgewicht zwischen der Produktion von freien Radikalen und dem antioxidativen Abwehrsystem kann schädlich für den Organismus sein, da Radikale Zellschäden verursachen können [100].

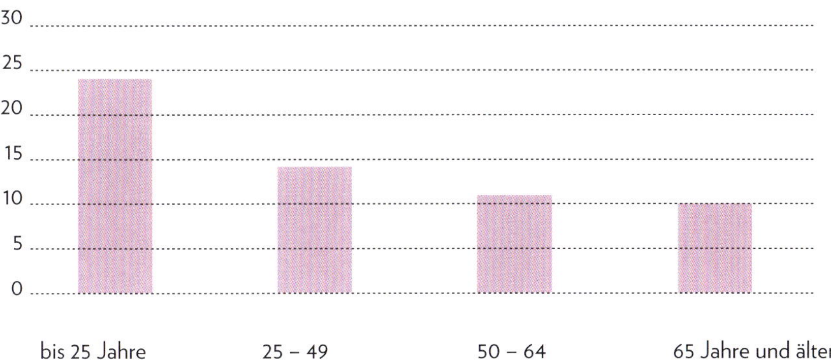

Die Datengrundlage baut auf San Omega Fettsäure-Analysen in Deutschland. Auswahlkriterien sind Personen, die vorher keine Omega-3-Produkte genutzt haben.

Aber es bestehen auch positive gesundheitliche Aspekte zum oxidativen Stress. Oxidativer Stress spielt eine wichtige Rolle in einer Reihe von physiologischen Prozessen, einschließlich im Rahmen eines gesunden Immunsystems, da Radikale als Signalbotenstoffe für viele zelluläre Stoffwechselvorgänge fungieren können. Die phagozytische Immunantwort, die beispielsweise während eines sportlichen Trainings aktiviert werden kann, verwendet Radikale, um potentiell gefährliche Mikroorganismen zu zerstören, sodass der homöostatische Status des Körpers aufrechterhalten werden kann. Freie Radikale können zudem mit Molekülen reagieren, um die Zellsignalisierung zu induzieren, die für lebenswichtige zelluläre Prozesse, wie Metabolismus und Atmung, notwendig ist. Sobald die Stabilität oder der Oxidations-Reduktions-Status eines Moleküls durch ein Radikal verändert worden ist, ändert sich seine assoziierte zelluläre Signalkaskade. Infolgedessen kann es zu Veränderungen in weiteren Signalprozessen innerhalb der Zelle kommen, wie beispielsweise in Bezug auf Zellproliferation und -differenzierung. Durch Modifizieren des Oxidations-Reduktions-Status von Molekülen oder durch ihre Anwesenheit in einer Reaktion, können freie Radikale auch mit den Prozessen, die mit dem Glukosetransport und Muskelkontraktionen zusammenhängen, in Verbindung gebracht werden. Die Rolle von reaktiven Sauerstoffspezies beim Glukosetransport und bei Muskelkontraktionen kann für Sportler von Interesse sein, da Glukose ein Muskeltreibstoff ist und Muskelkontraktionen notwendig sind, um Sport treiben zu können. Unterschiedliche Konzentrationen von reaktiven Sauerstoffspezies beeinflussen zudem die Muskelkontraktionen auf unterschiedliche Weise, sodass niedrigere Konzentrationen Muskelkontraktionen unterstützen, während höhere Konzentrationen eine Hemmung bewirken können [100]. Wichtig erscheint jedoch, dass langfristig ein Gleichgewicht hergestellt werden muss, um den schädigenden Effekten oxidativer Stressreaktionen entgegenzuwirken.

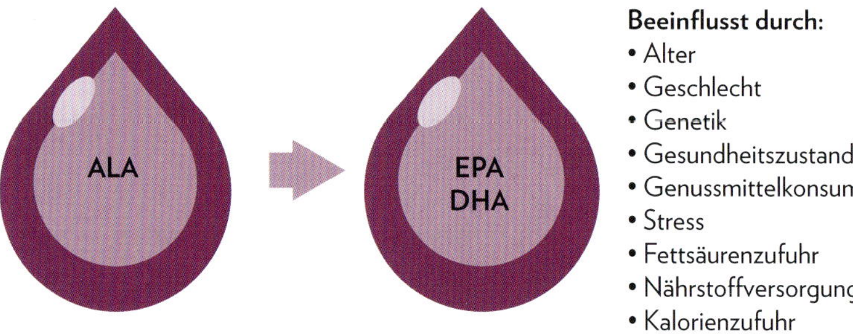

Abbildung 10: Einflussfaktoren auf die Umwandlungseffizienz der Omega-3-Fettsäuren

Um ein Gleichgewicht zwischen oxidativen und reduktiven Prozessen herzustellen, bedarf es demnach der Ausbildung von Schutzmechanismen, denn bei einem Ungleichgewicht zwischen Pro- und Antioxidation kommt es zu dem sogenannten „oxidativen Stress". Mit oxidativem Stress wird eine wachsende Zahl von Krankheiten in Zusammenhang gebracht [27].

Exkurs: Antioxidantien

Antioxidantien sind Moleküle, die den Einfluss von oxidativem Stress reduzieren können. Sie mildern die Wirkung von freien Radikalen auf ein Desoxyribonukleinsäure- (DNA), Kohlenhydrat- oder Lipidmolekül, indem sie ein Elektron abgeben oder ein Elektron aufnehmen, um es weniger reaktiv zu machen. Antioxidantien können auch als Kofaktoren fungieren, um zu gewährleisten, dass eine geeignete Oxidations-Reduktions-Umgebung vorhanden ist, sodass freie Radikale neutralisiert werden können. Aus der Konzentration von antioxidativen Vitaminen und Mineralstoffen in einer Blutprobe lässt sich der Antioxidantien-Status ermitteln. Rauchen, Alter und Hormonkonzentrationen sind einige Faktoren, die den antioxidativen Status beeinflussen können [100].

Verhältnis Omega-3- zu Omega-6-Fettsäuren
Darstellung ALA und LA in absoluten Zahlen zueinander in Milligramm pro 100 Gramm

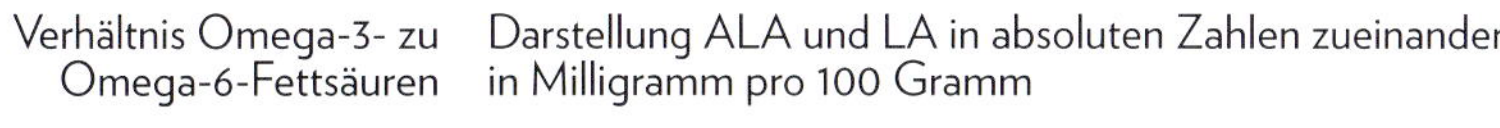

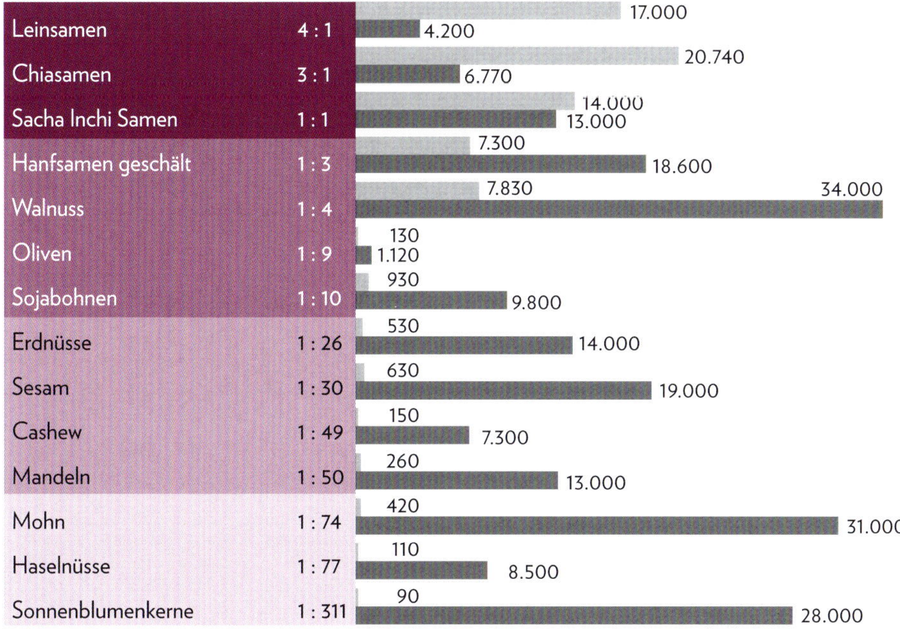

Abbildung 11: Das Verhältnis von Omega-3- zu Omega-6-Fettsäuren in Nüssen und Samen

Hinsichtlich der Schutzmechanismen kann zwischen einer nicht-enzymatischen und einer enzymatischen Abwehr unterschieden werden. Niedermolekulare Substanzen, die als Antioxidantien wirken, zählen zu der nicht-enzymatischen Abwehr. Manche müssen mit der Nahrung aufgenommen werden, wie z. B. Vitamin E, C sowie β-Carotin. Andere hingegen werden im Körper synthetisiert. Als Beispiel sind hier Glutathion und Harnsäure zu nennen [27]. Letztgenanntes kann man nicht positiv beeinflussen, wogegen die antioxidativen Vitamine durch Ernährungsmaßnahmen beeinflusst werden können [7]. Bei der enzymatischen Abwehr erfolgt die Abwehr durch ein System von Enzymen, die bestimmte Mineralstoffe, wie beispielsweise Zink und Kupfer, benötigen. Unter Einwirkung der Superoxid-Dismutase können Sauerstoffradikale in Hydrogenperoxid und Sauerstoff umgewandelt werden. Das entstehende Hydrogenperoxid reagiert dann weiter zu Sauerstoff und Wasser [27]. Die Katalase oder die Glutathion-Peroxidase sorgen für die Beseitigung des Wasserstoffperoxids. Die Glutathion-Reduktase ist für die Regeneration des reduzierten Glutathions verantwortlich [7].

Es kann davon ausgegangen werden, dass freie Radikale Entzündungsprozesse fördern können. Darüber hinaus bilden sich bei jeder Entzündung erneut freie Radikale, welche die bestehenden Entzündungsreaktionen verstärken können – es entsteht somit ein Teufelskreis, der nur schwer zu durchbrechen ist. Hinsichtlich der enzymatischen Abwehr von freien Radikalen kommt es, unter Anwesenheit von Häm-Eisen (tierische Produkte), zu einer Umlenkung des Schutzsystems. Hierdurch entstehen sehr aggressive Hydroxylradikale, die für eine große Zahl von radikalabhängigen Krankheiten, wie Gelenkerkrankungen, Krebserkrankungen, Herzinfarkt, Schlaganfälle, Alterungsprozesse sowie Morbus Alzheimer, in die Verantwortung gezogen werden können [49]. Im Rahmen der nicht-enzymatischen Abwehr kann den Antioxidantien eine wichtige Bedeutung zugeschrieben werden. Antioxidantien fangen freie Radikale ab und können dieses aber nur leisten, solange sie gegenüber den freien Radikalen in der Überzahl sind. Im Gegensatz zu tierischen Produkten hat eine pflanzliche Ernährung einen sehr hohen Anteil an Antioxidantien. Zu den wichtigsten Vertretern zählen Vitamin C, Vitamin E, Carotinoide, Spurenelemente wie Selen, Kupfer, Mangan und Zink sowie viele der sogenannten „sekundären Pflanzenstoffe". Gegen die zerstörerischen Angriffe der freien Radikale können Sie Ihren Körper daher am besten schützen, wenn Sie große Mengen der folgenden vier Lebensmittelgruppen verzehren:

- Gemüse,
- Obst,
- Vollkorngetreide und Vollkornpseudogetreide,
- Hülsenfrüchte.

Die nachstehenden Lebensmittel sollten Sie unbedingt von der Speisekarte streichen, da sie eine zu große Menge an Oxidantien enthalten:

- Wurstwaren,
- Milchprodukte,
- Fleisch (insbesondere rotes Fleisch),
- Alkohol,
- Geräucherte Lebensmittel.

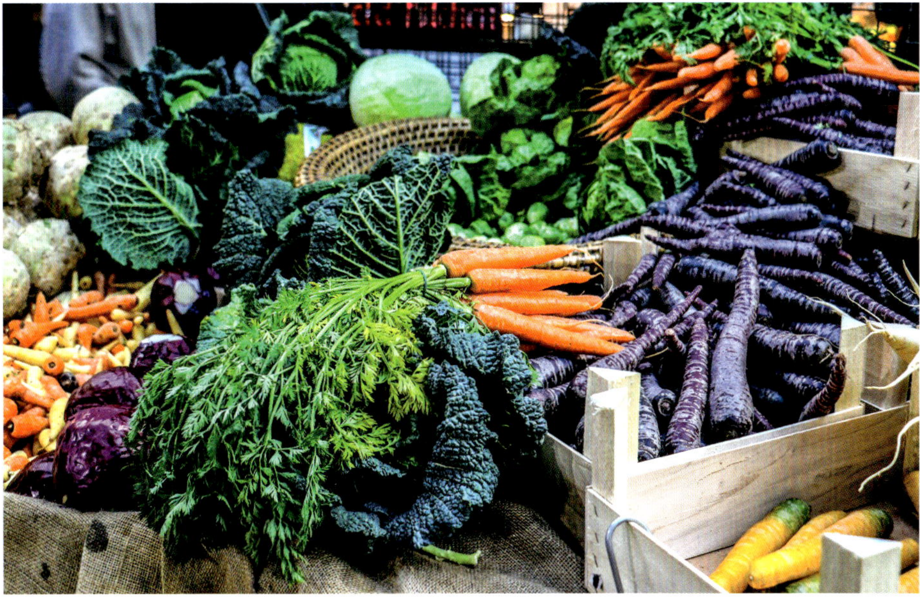

Abbildung 12: Gemüse hat einen hohen Anteil an Antioxidantien

Allerdings konnte eine aktuelle Studie zeigen, dass eine restriktive vegane Ernährung das Auftreten von Stoffwechsel- und Herz-Kreislauf-Erkrankungen nicht verhindern und auch die Zellen nicht vor oxidativen Schäden schützen kann [102]. Dennoch legen die Ergebnisse nahe, dass tierische Produkte einen ungünstigen Einfluss auf die Ernährung haben können.

Aber nicht nur der hohe Gehalt an Antioxidantien in einer veganen Ernährung hat gegenüber tierischen Produkten einen enormen Vorteil. So kann den sekundären Pflanzenstoffen eine zentrale Bedeutung zugesprochen werden. Sekundäre Pflanzenstoffe sind bioaktive Substanzen, also chemische Zusammensetzungen in Pflanzen, die ihnen Farbe, Geschmack, Duft und Struktur verleihen. Hierzu gehören beispielsweise Carotinoide, Terpene, Flavonoide, Phytin und Polyphenol. Diese Substanzen haben eine wichtige Aufgabe, da sie bitter schmeckende und giftige Stoffe produzieren, die die Pflanze vor Schädlingen oder Fraßfeinden schützen sollen. Sie sind demnach ein natürliches Pflanzenschutzmittel. Beim Verzehr von pflanzlichen Nahrungsmitteln nehmen wir geringe Mengen von diesen Giften auf und setzen somit den Organismus unter leichten Stress. Für den Körper und die einzelnen Zellen sind solche Dosen nicht schädlich. Vielmehr bewirkt der Kontakt mit den Toxinen, dass die Zellen aufgrund der Stressreaktionen in Zukunft besser mit Belastungen umgehen können. Dieser Effekt wird als „Hormesis" bezeichnet, was so viel wie „Anregung" und „Anstoß" bedeutet. Umgangssprachlich bedeutet dies in erster Linie „Was uns nicht umbringt, macht uns nur härter". Dieser Effekt kann nur durch die Ernährung erreicht und mit einem sportlichen Training verglichen werden. Durch ein Training entstehen Mikroverletzungen und kleine Zerrungen, im Speziellen dann, wenn die

Belastungsgrenze deutlich überschritten wird. Dies kann sich in Form eines Muskelkaters äußern. Infolgedessen wird das Muskelgewebe ausreichend repariert und aufgebaut, um für die nächste Belastung besser gerüstet zu sein. Eine Ernährung, die hauptsächlich aus pflanzlichen Bestandteilen besteht, kann demzufolge den Organismus dazu trainieren, sich gegen entzündungsauslösende Stoffe zu wehren, die in tierischen Produkten zu finden sind. Die DGE [25] hat sekundäre Pflanzenstoffe und ihre Wirkung auf die Gesundheit analysiert. Die nachfolgende Tabelle gibt eine Übersicht:

Sekundäre Pflanzenstoffe	Zum Beispiel enthalten in	Mögliche Gesundheitseffekte (vorwiegend Tier- und In-vitro-Versuche)	Einfluss auf die Gesundheit des Menschen
Flavonoide	Äpfeln, Birnen, Trauben, Kirschen, Pflaumen, Beerenobst, Zwiebeln, Grünkohl, Auberginen, Soja, schwarzem und grünem Tee	• antioxidativ • antithrombotisch • blutdrucksenkend • entzündungshemmend • immunmodulierend • antibiotisch • neurologische Wirkungen (pos. Einfluss auf kognitive Fähigkeiten)	Assoziation mit verringertem Risiko für • bestimmte Krebskrankheiten und • Herz-Kreislauf-Krankheiten
Carotinoide	Karotten, Tomaten, Paprika, grünem Gemüse (Spinat, Grünkohl), Grapefruit, Aprikosen, Melonen, Kürbis	• antioxidativ • immunmodulierend • entzündungshemmend	Assoziation mit verringertem Risiko für • Herz-Kreislauf-Krankheiten und • altersbedingte Augenkrankheiten • in Diskussion: Risikosenkung hinsichtlich Krebs, metabolisches Syndrom, Gefäßveränderungen
Phenolsäuren	Getreide und Hülsenfrüchten (z. B. Sojabohnen), Leinsamen	• antioxidativ	Assoziation mit verringertem Risiko für • bestimmte Krebskrankheiten

Phytoöstrogene	Getreide und Hülsenfrüchten (z. B. Sojabohnen), Leinsamen	• antioxidativ • immunmodulierend	• verbesserte Blutgefäßfunktion und Blutdruck • in Diskussion: protektive Wirkungen hinsichtlich Krebs-, Herz-Kreislauf-Krankheiten, Knochendichte, klimakterische Beschwerden
Glucosinolate	allen Kohlarten, Rettich, Radieschen, Kresse, Senf	• antioxidativ • immunmodulierend	Assoziation mit verringertem Risiko für • bestimmte Krebskrankheiten
Sulfide	Zwiebeln, Lauch, Knoblauch, Schnittlauch	• antibiotisch • antioxidativ • antithrombotisch • blutdrucksenkend • cholesterolsenkend	Assoziation mit verringertem Risiko für • bestimmte Krebskrankheiten
Monoterpene	Minze, Zitronen, Kümmel	• cholesterolsenkend • antikanzerogen	
Saponine	Hülsenfrüchten, Soja, Spargel, Hafer, Lakritze	• antikanzerogen • antibiotisch (antifungal)	
Phytosterole	Nüssen und Pflanzensamen (Sonnenblumenkernen, Sesam, Soja), Hülsenfrüchten	• cholesterolsenkend	• senken die Cholesterolkonzentration im Blut • in der Diskussion: Zusammenhang mit Herz-Kreislauf-Krankheiten

Tabelle 12: Sekundäre Pflanzenstoffe und ihre Wirkung auf die Gesundheit [25]

Auf der Grundlage der schädigenden Wirkung tierischer Produkte und der nachweislich gesundheitsfördernden Effekte einer pflanzenbasierten Ernährung empfiehlt die amerikanische Ärztekammer sogar, nur noch vegane Gerichte anzubieten. Denn die Unterstützung von Änderungen in den Ernährungsgewohnheiten von Patienten stellt eine zentrale Aufgabe von Krankenhäusern dar, insbesondere dann, wenn beispielsweise Fettleibigkeit, Diabetes und Herz-Kreislauf-Erkrankungen im Mittelpunkt der Behandlung stehen. Da erkrankte Patienten oftmals sehr offen gegenüber gesunden Ernährungsempfehlungen sind, können erkrankte Menschen während des Krankenhausaufenthaltes viel über eine vegane Ernährung lernen [64]. Solche Empfehlungen sind in Deutschland bislang undenkbar. So ist die Versorgung mit veganen Produkten in Krankenhäusern mangelhaft, obwohl der gesundheitliche Nutzen unumstritten ist.

Das liegt unter anderem daran, dass die Krankenkassen für Nahrungsmittel einen Tagessatz zur Verfügung stellen und Fleisch nun einmal ein billiges Massenprodukt ist [78].

In den nachfolgenden Abschnitten werden verschiedene Erkrankungen hinsichtlich der gesundheitlichen Aspekte einer veganen Ernährung beleuchtet.

3.2 RHEUMATISCHER FORMENKREIS

Erkrankungen aus dem rheumatischen Formenkreis werden im alltäglichen Sprachgebrauch auch als „Rheuma“ bezeichnet. Dabei verweist Rheuma auf eine Vielzahl von Erkrankungen, die sehr unterschiedliche Krankheitsverläufe und Ausprägungen beinhalten. Nach der Deutschen Gesellschaft für Ernährung (DGE) werden in diesem Zusammenhang folgende vier Hauptgruppen unterschieden:

- entzündlich-rheumatische Erkrankungen (z. B. rheumatoide Arthritis),
- degenerative Gelenk- und Wirbelsäulenerkrankungen (z. B. Arthrose),
- weichteilrheumatische Erkrankungen (z. B. Fibromyalgie),
- Stoffwechselerkrankungen mit rheumatischen Beschwerden (z. B. Gicht).

Rheumatische Erkrankungen sind durch erhebliche Schmerzen, Bewegungs- und Mobilitätseinschränkungen sowie einer Beeinträchtigung der Lebensqualität charakterisiert. So sind entzündlich-rheumatische Erkrankungen, wie die rheumatoide Arthritis, eine Autoimmunerkrankung, bei der der menschliche Organismus sein Immunsystem gegen die eigenen Körperzellen aktiviert und durch diesen Autoimmunprozess chronische Entzündungen ausgelöst werden, die die Gelenke und Gelenkkapseln zerstören. Hierbei besteht das Erfordernis, dass das aus der Balance geratene Immunsystem wieder ins Gleichgewicht gebracht werden muss. Bei degenerativen Gelenk- und Wirbelsäulenerkrankungen handelt es sich in der Regel um eine altersbedingte Abnutzungserscheinung, die durch Schäden des Gelenkknorpels, insbesondere im Knie- und Hüftgelenk, geprägt ist. Häufig wird für diese Erkrankungsform der Begriff der Arthrose verwendet. Weichteilrheumatische Erkrankungen sind hingegen nicht entzündliche Formen und sie umfassen Krankheitsbilder, die das Fettgewebe, die Sehnen und Sehnenscheiden, die Schleimbeutel und die Muskeln betreffen. Die durchaus bekannte Erkrankung der Gicht wird den Stoffwechselerkrankungen mit rheumatischen Beschwerden zugeordnet. Gicht gehört zu den häufigsten Stoffwechselerkrankungen, die rheumatische Beschwerden verursachen.

Rheuma betrifft allerdings nicht nur ältere Menschen, sondern tritt zunehmend auch bei jüngeren Personen und sogar bei Kindern auf. Schätzungen zufolge befinden sich rund 15 Prozent der Bevölkerung aufgrund rheumatischer Erkrankungen in

Behandlung [24]. Konkret bedeutet dies, dass diese Krankheiten, genauso wie Diabetes mellitus und Herz-Kreislauf-Erkrankungen, zu den klassischen Volkskrankheiten gezählt werden können. Solche Krankheiten sind meist Folge einer ungesunden Lebensweise und insbesondere von unüberlegten Ernährungsgewohnheiten. Was hat also eine vegetarische Ernährung mit dem Auftreten rheumatischer Erkrankungen zu tun?

Tierische Lebensmittel lösen Entzündungen aus

Neben den bereits genannten Argumenten bezüglich der freien Radikale enthalten tierische Produkte, im Speziellen Fleisch und Fisch, einen hohen Anteil an Arachidonsäure, zu deren Abbauprodukten Prostaglandine und Leukotriene gehören. Diese Abbauprodukte werden unter der Bezeichnung der Eicosanoide zusammengefasst. Prostaglandine vermitteln Schmerzen und bei Rheumatikern ist vermehrt das Prostaglandin E2 in den Gelenkflüssigkeiten zu finden. Dieses Prostaglandin ist an der Knorpelzerstörung bei rheumatischen Erkrankungen beteiligt. Es kann davon ausgegangen werden, dass, je mehr Arachidonsäure Lebensmittel enthalten, desto mehr Entzündungsstoffe können vom menschlichen Organismus gebildet werden. Das Fettsäuremuster der Ernährung, insbesondere im Hinblick auf mehrfach ungesättigte Fettsäuren (PUFA), spielt daher eine zentrale Rolle bei Entzündungen. Hauptverbindungsachse zwischen PUFAs und Entzündungen sind die Eicosanoide. Sie werden aus PUFAs mit einer Länge von 20 Kohlenstoffatomen gebildet und gehören zu wichtigen Mediatoren von Entzündungsprozessen [9]. Durch eine vegetarische oder vegane Ernährung werden Eicosanoide vermindert produziert. In Humanstudien konnte gezeigt werden, dass eine vermehrte Aufnahme von Arachidonsäure zu deren erhöhter Einlagerung in die Membran von Entzündungszellen sowie zu einer verstärkten Produktion inflammatorischer Eicosanoide führt [9].

In der nachfolgenden Tabelle werden einige tierische Lebensmittel abgebildet, die Schübe einer rheumatoiden Arthritis bei betroffenen Patienten auslösen können.

Lebensmittel	Prozent der Patienten
Fleisch insgesamt	88
Schwein	39
Rind	32
Lamm	17
Milch	37
Eier	32
Käse	24
Butter	17

Tabelle 13: Tierische Lebensmittel, die rheumatoide Schübe auslösen können (eigene Darstellung) [2]

Aus diesem Grunde ist es nicht verwunderlich, dass viele wissenschaftliche Studien die entzündungshemmende und schmerzlindernde Wirkung einer vegetarischen Ernährungsweise herausstellen. Aufgrund des völligen Fehlens von Arachidonsäure bei Veganern scheint dieser Effekt noch intensiver auszufallen [28]. Es darf nicht davon ausgegangen werden, dass Arachidonsäure lediglich in Fleisch vorhanden ist, sondern auch in Milch, verschiedenen Käsesorten und im Ei. Mit einem Anteil von 210 mg pro 100 g hat das Hühnereigelb fast genauso viel Arachidonsäure wie Schweinefleisch. Daher möchten wir an dieser Stelle nochmals betonen, dass eine vegetarische Ernährung nicht ausreichend ist, um Entzündungsprozesse zu minimieren.

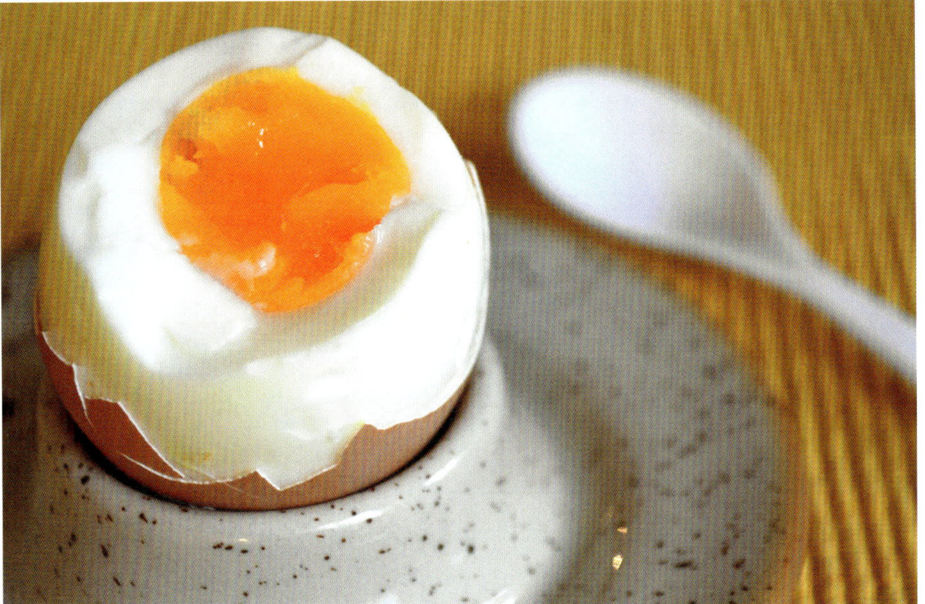

Abbildung 13: Auch Eier haben einen sehr hohen Gehalt an Arachidonsäure

Vegane Ernährung kann Schmerzen lindern

Darüber hinaus kann eine vegane Ernährung einen wichtigen Beitrag dazu leisten, Schmerzen des rheumatischen Formenkreises zu lindern. Im Rahmen einer Übersichtsarbeit aus dem Jahre 2012 konnte analysiert werden, dass eine vegane Ernährung einen positiven Effekt auf die subjektiv erlebten Schmerzen bei einer rheumatischen Erkrankung hat. Ebenfalls konnte eine Verbesserung der objektiven Laborparameter durch eine pflanzenbasierte Ernährungsform erreicht werden [113]. An dieser Stelle folgert der Autor, dass es ausreichend wissenschaftliche Belege dafür gibt, dass sowohl eine vegetarische als auch eine vegane Ernährung Krankheitssymptome reduzieren kann, auch wenn durch eine solche Ernährungsform die Krankheit nicht geheilt werden kann.

Zusammenfassend ist anzuführen, dass eine rein pflanzliche Kost dazu beitragen kann, dass Menschen mit rheumatoider Arthritis ihre Schmerzen reduzieren können. Zudem trägt diese Ernährungsform durch den hohen Anteil an Vitaminen, Mineralstoffen, Ballaststoffen sowie sekundären Pflanzenstoffen entscheidend dazu bei, dass Entzündungsprozesse erst gar nicht entstehen können.

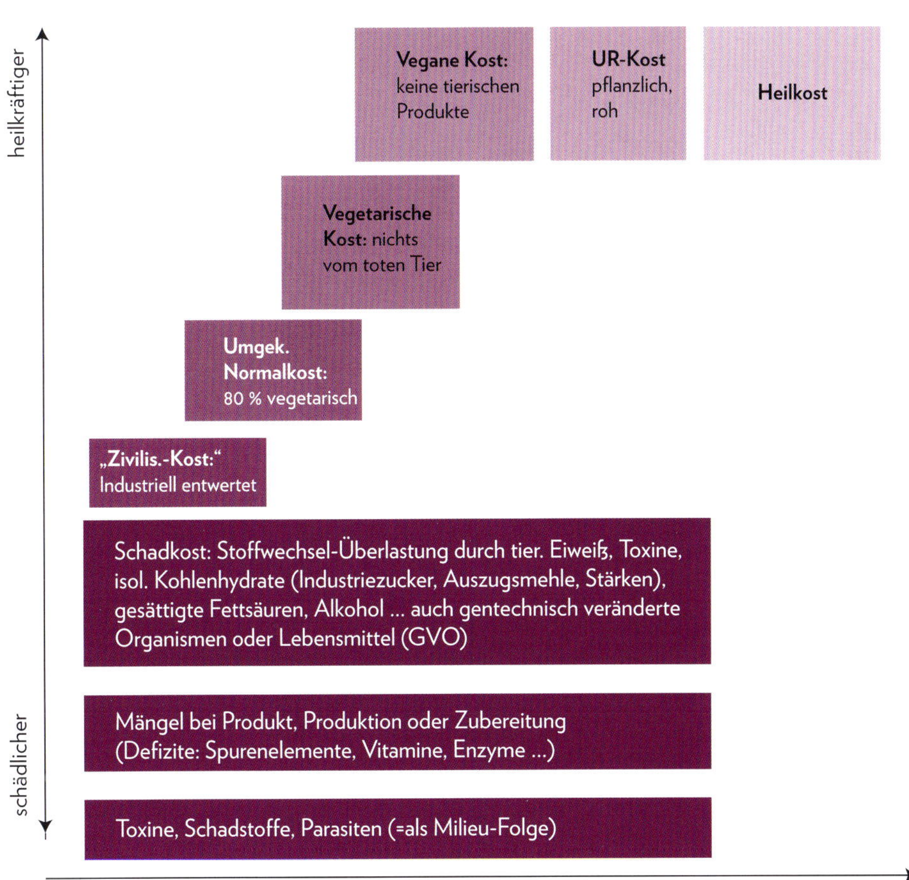

Abbildung 14: Gesundheit und Ernährung

3.3 KREBSERKRANKUNGEN

In der heutigen Zeit kann aufgrund modernster Apparaturtechniken eine Vielzahl an unterschiedlichen Krebserkrankungen identifiziert werden. Jedoch weisen sämtliche Krebsarten grundlegende Gemeinsamkeiten auf, denn durch eine Veränderung des Erbgutes werden Zellen bei genetischer Betrachtung instabil. In der Regel kann der Organismus mit solchen Zellen gut umgehen, doch wenn diese Sicherung versagt, geraten die Zellen aus dem Gleichgewicht. Krebs entsteht durch ungehemmte Zellvermehrung und durch die Produktion von Abkömmlingen, die in das umliegende Gewebe eindringen. Breiten sich entartete Zellen über die Lymph- und Blutbahn aus, kann es zur Metastasierung kommen. Tochtergeschwüre bilden sich somit an entfernteren Körperstellen. Dadurch ist der Krebs nur sehr schlecht operativ oder durch gezielte Bestrahlung zu vernichten [93]. Tumore entstehen entweder aus dem Epithelgewebe, das die äußere und innere Körperoberfläche bedeckt, oder aus dem Stütz- und Bindegewebe. Mischtumore sind eher eine Seltenheit. Warzen, Papillome, Polypen sowie Adenome gehören unter anderem zu den gutartigen epithelialen Tumoren, während sich Lipome, Fibrome, Myome sowie Hämangiome aus Drüsengewebe aufbauen. Bösartige epitheliale Tumore sind Karzinome, Sarkome sind maligne Geschwülste des Stütz- und Bindegewebes [93].

Krebs ist ein Thema, mit dem früher oder später nahezu jeder einmal konfrontiert wird. Viele Menschen fürchten sich vor dieser Erkrankung, sodass sie händeringend nach Möglichkeiten der Prävention suchen. Viele Vorgehensweisen scheinen in diesem Zusammenhang auch effektiv zu sein, wie beispielsweise die Einhaltung eines gesunden Lebensstils. Denn dieser ist entscheidend für einen Teil aller Krebserkrankungen verantwortlich und insbesondere bei Krebserkrankungen, die häufiger auftreten, spielen Lebensstil und vor allem Ernährungsweise eine wesentliche Rolle. Die richtige Ernährungsform hat somit eine zentrale Bedeutung, wenn es darum geht, Krebserkrankungen vorzubeugen. Selbst wenn bereits eine solche Erkrankung diagnostiziert wurde, sollte der Aspekt der Ernährung nicht vernachlässigt werden. Doch wie kann eine vegane Ernährung vor Krebserkrankungen schützen oder die Heilung sogar bei einer vorhandenen Erkrankung unterstützen?

Tierische Nahrungsmittel verursachen Krebserkrankungen

Zahlreiche Untersuchungen können belegen, dass ein Zusammenhang zwischen der Aufnahme von tierischen Produkten und der Entstehung von Krebserkrankungen besteht. So erhöht die Aufnahme von Fleisch das Risiko, an einem Bauchspeicheldrüsenkrebs zu erkranken [98]. Dass der Verzehr von Fleisch das Risiko von Darmkrebs erhöht, wurde von der Autorengruppe um Rada-Fernandez de Jauregui [85] aufgezeigt. Diese Untersuchung konnte zeigen, dass Frauen, die rotes Fleisch konsumierten, eine höhere Wahrscheinlichkeit aufwiesen, an Darmkrebs zu erkranken, als jene, die auf rotes Fleisch vollkommen verzichteten. An dieser Stelle vermuten die Autoren, dass die höhere Zufuhr an Ballaststoffen, Vitaminen und Mineralstoffen in einer fleischlosen

Ernährung vor Krebs schützen kann. Eine weitere Studie zeigt deutlich, dass Fleisch das Brustkrebsrisiko erhöhen kann.

Die Meta-Analyse von Rezaianzadeh et al. [88] stellt heraus, dass ein Zusammenhang zwischen rotem Fleisch und dem Risiko für Brustkrebs besteht. Hierzu wurden 26.675 Fälle von Brustkrebs und über 943.000 Kontrollpersonen analysiert. Für die Entstehung von Krebserkrankungen aufgrund des Verzehrs von rotem Fleisch kann das Hämeisen in die Verantwortung gezogen werden, da es, wie schon erwähnt, Entzündungsprozesse auslösen und bestehende Entzündungen immer wieder neu beleben kann. Die meisten Studien konzentrieren sich auf häufig auftretende Krebsarten, wie in den vorangegangenen Studien gezeigt werden konnte. Allerdings konnte in einer groß angelegten Untersuchung auch ein Zusammenhang zwischen Speiseröhrenkrebs und der Aufnahme von Hämeisen sowie verarbeiteten Fleischprodukten nachgewiesen werden [43]. Die Inzidenz von Speiseröhrenkrebs ist in entwickelten Ländern schnell gestiegen und die Ursachen für den Anstieg sind nicht eindeutig erklärbar. Speiseröhrenkrebs betrifft vorwiegend Männer und aufgrund der bekannten Risikofaktoren wie Adipositas, Reflux und Rauchen lässt sich das häufige Auftreten bei männlichen Personen nicht alleinig erklären [108]. Die hohe Aufnahme von tierischen Produkten, insbesondere von Hämeisen, kann daher als eine zentrale Begründung angeführt werden. Denn der Eisenstatus ist in der Regel bei Männern höher als bei Frauen und Tiermodelle hinsichtlich des Speiseröhrenkrebses zeigen, dass eine oxidative Schädigung durch eine Kombination von gastroösophagealem Reflux und einer hohen Eisenaufnahme die Tumorgenese fördert [108].

Solche Annahmen werden auch bei der Entstehung von Magenkrebs vermutet. Obwohl die Inzidenz von Magenkrebs in den USA und anderen westlichen Ländern in den letzten 50 Jahren abgenommen hat, liegt Magenkrebs immer noch an vierter Stelle bei der Krebsinzidenz und an zweiter Stelle bei der weltweiten Sterblichkeit. Die Infektion mit Helicobacter pylori ist ein etablierter Risikofaktor für Magenkarzinome, jedoch entwickelt nur ein kleiner Teil der infizierten Personen Magenkrebs. Eisen kann auch eine Rolle bei Magenkrebsrisiko spielen, indem es oxidativen Stress verursachen kann. Weiterhin wird angenommen, dass es ein essentieller Wachstumsfaktor für Helicobacter pylori ist. Ein anderer potentieller Mechanismus beinhaltet die endogene Bildung von krebserzeugenden N-Nitroso-Verbindungen, welche nach der Aufnahme von Hämeisen und rotem und verarbeitetem Fleisch erhöht ist [108].

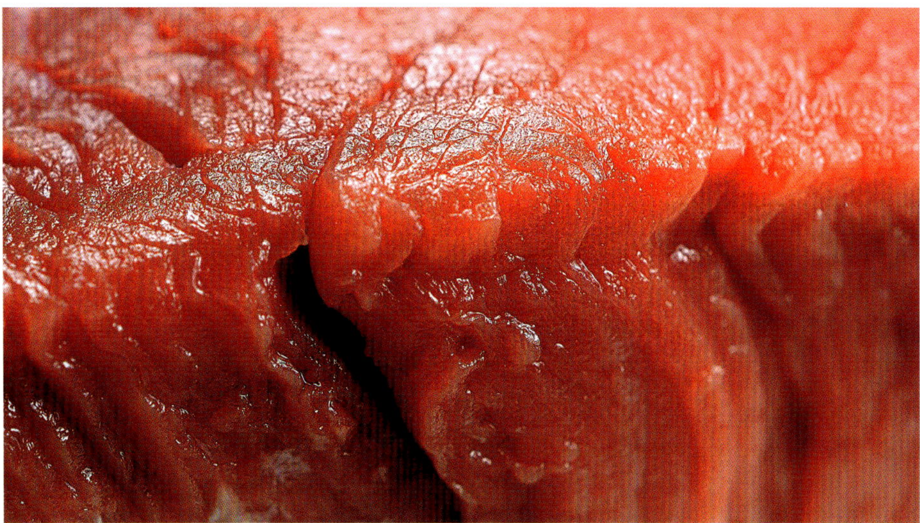

Abbildung 15: Rotes Fleisch steht unter Verdacht, Krebserkrankungen auszulösen

Oftmals beschäftigen sich Studien zu Krebs und tierischen Lebensmitteln mit der Wirkung von Fleisch bzw. rotem Fleisch, wie vom Rind, Schwein, Kalb oder Lamm. Aufgrund dieser Betrachtungsweise rückt ein scheinbar gesundes Nahrungsmittel – die Milch – in den Hintergrund. Dabei sollte der kanzerogene Effekt von Milch und Milchprodukten nicht vernachlässigt werden. Milch- und Milchprodukte weisen einen hohen glykämischen Index auf, was genau bedeutet, dass nach ihrem Verzehr der Blutzuckerspiegel stärker ansteigt. Dies hat zur Folge, dass die Beta-Zellen in den Langerhans'schen Inseln der Bauchspeicheldrüse von der Milch stimuliert werden und die körperinterne Ausschüttung des Hormons Insulin angeregt wird. Wird Milch konsumiert, so gelangt hierdurch auch der Wachstumsfaktor IGF-1 in den Körper und durch die Aufnahme von Molkeneiweißen wird zudem die körpereigene Bildung von humanem IGF-1 angetrieben. Das eigentliche Problem besteht in diesem Zusammenhang allerdings nicht darin, dass Kuhmilch hohe Mengen an IGF-1 enthält, sondern dass die Milch dazu in der Lage ist, im Organismus einen hohen Spiegel des Wachstumsfaktors zu induzieren. Nachfolgend wird zur Verdeutlichung etwas spezifischer die molekulare Ebene betrachtet.

In der Stillphase eines Säuglings stellt der Vorgang an sich einen sinnvollen Mechanismus dar, da das Wachstum hierdurch angeregt wird. Denn Milch ist ein hochspezialisiertes, komplexes Nährstoffsystem, das von der Evolution der Säugetiere zur Förderung des postnatalen Wachstums entwickelt wurde. Im Gegensatz zur künstlichen Säuglingsnahrung ermöglicht nur die Muttermilch eine entsprechende metabolische Programmierung und schützt im späteren Leben vor Zivilisationskrankheiten. Auf molekularer Ebene werden das Zellwachstum, die Zellproliferation, die Protein- und Lipidsynthese, anabole Stoffwechselvorgänge und die Hemmung der Autophagie durch das nutritionsempfindliche Kinase-Ziel des Rapamycin-Komplexes 1 (mTORC1) vermittelt [67].

mTORC1 wird durch Aminosäuren aktiviert, insbesondere Leucin, Wachstumsfaktoren wie Insulin und IGF-1 sowie eine ausreichend vorhandene zelluläre Energie, die durch das Enzym „AMP-aktivierte Proteinkinase" zur Verfügung gestellt wird. Kuhmilch scheint die mTORC1-Signalgebung zu fördern, indem sie Aminosäuren bereitstellt, die als endokrine Botenstoffe die IGF-1- und Insulinsekretion erhöhen [67]. Jedoch ist dieses Vorgehen nicht dazu bestimmt, im Laufe der gesamten Lebensspanne stimuliert zu werden. Eine Untersuchung konnte verdeutlichen, dass Personen, die regelmäßig Milch und Milchprodukte konsumieren, einen um 20 Prozent höheren IGF-1-Blutspiegel haben als jene Menschen, die vollständig auf Milch verzichten [86]. Denn der anhaltende Konsum von Kuhmilch und Milchprodukten während der Pubertät und im Erwachsenenalter ist ein evolutionär neuartiges Verhalten, das sich langfristig negativ auf die menschliche Gesundheit auswirken kann [67].

So konnte eine weitere Studie nachweisen, dass der Wachstumsfaktor IGF-1 durch die Aufnahme von hauptsächlich tierischen Proteinen, Milch, Käse oder Kalzium ansteigt. Ein hoher IGF-1-Level wird allerdings mit einer Vielzahl von Krebsarten in Verbindung gebracht, wie beispielsweise mit Darm- und Prostatakrebs sowie Brustkrebs nach den Wechseljahren. Dagegen wurde beim Konsum von Gemüse und Beta-Carotin, das sich beispielsweise in orangefarbenem Obst und Gemüse sowie in dunkelgrünem Blattgemüse findet, der IGF-1-Level gesenkt. Hierdurch verringert sich das Krebsrisiko [74]. Nach Larsson, Bergkvist und Wolk [57] haben Frauen, die vier oder mehr Portionen Milchprodukte täglich verzehren, ein erhöhtes Risiko für einen schwerwiegenden Eierstockkrebs im Vergleich zu Frauen, die weniger als zwei Portionen Milchprodukte am Tag konsumieren. Auch in einer Untersuchung von van der Pols et al. [81] wurde der Zusammenhang zwischen Milchkonsum und Krebsentstehung untersucht. Die Forscher kamen zu dem Ergebnis, dass eine Ernährung, die bereits im Kindesalter sehr viel Milch und Milchprodukte enthält, mit einem höheren Risiko für Darmkrebs im Erwachsenenalter einhergeht.

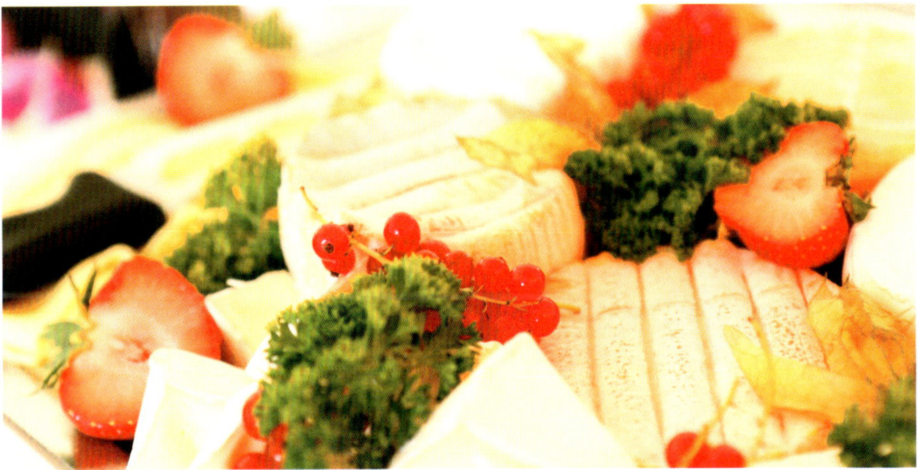

Abbildung 16: Wer sein Krebsrisiko minimieren möchte, sollte unbedingt auf Milch und Milchprodukte verzichten

Der Verzicht auf Milch vermindert die mTOR-Aktivität und eröffnet damit eine riesige, bisher ungenutzte Chance zur Prävention ernster und extrem kostenintensiver Zivilisationskrankheiten. Milch kann daher insbesondere wegen der Fähigkeit, den IGF-1-Spiegel zu erhöhen, als Krebsrisiko bezeichnet werden. Da Insulin wie auch IGF-1 auf Krebszellen wachstumsfördernd wirken, sollten Sie auf den Milchkonsum verzichten.

Tierisches Eiweiß fördert Krebswachstum

Cavuto und Fenech [21] konnten nachweisen, dass tierisches Eiweiß das Wachstum von Krebszellen fördern kann. In diesem Zusammenhang übernimmt die essentielle Aminosäure Methionin eine Schlüsselfunktion. Die Verringerung der Aufnahme von Methionin kann eine wichtige Strategie bei der Krebswachstumskontrolle sein, insbesondere bei Krebsarten, die von Methionin abhängig sind. Mehrere Tierstudien, die eine Methionin-reduzierte Diät verwendet haben, berichten über die Hemmung des Krebswachstums und die Verlängerung einer gesunden Lebensspanne. Beim Menschen können sich vegane Ernährungsformen, die wenig Methionin enthalten, als nützliche Ernährungsstrategie bei der Kontrolle des Krebswachstums erweisen [21]. Weitere Untersuchungen haben darlegen können, dass eine Methioninrestriktion die Lebensspanne verlängern und den oxidativen Stress in Leber- und Herzgewebe deutlich reduzieren kann [100].

Besonders deutlich zeigen die Studien von Campbell und Campell [20] die Wirkung tierischen Eiweißes auf die Entstehung von Krebserkrankungen. Die Autoren untersuchten den Einfluss einer eiweißreichen Ernährung auf Krebserkrankungen bei Ratten. Es wurde festgestellt, dass Kasein, ein Eiweiß der Kuhmilch, das Krebswachstum fördert. Eiweiße aus pflanzlichen Nahrungsquellen hingegen hatten keinerlei Auswirkungen auf eine Krebserkrankung, auch wenn es in hohen Mengen aufgenommen wurde. Im Rahmen der sogenannten China-Studie wurde versucht, diese Ergebnisse auf den Menschen zu übertragen. Hierzu wurden Daten über die Sterblichkeitsrate von zwölf verschiedenen Krebsarten von über 880 Millionen Menschen erfasst. Ein Teilaspekt dieser umfangreichen Studie bestand darin, den Zusammenhang zwischen den Cholesterinwerten und bestimmten Krebserkrankungen zu identifizieren. Ersichtlich war, dass der Verzehr von tierischen Lebensmitteln mit einem steigenden Cholesterinspiegel in Verbindung gebracht werden konnte, während der Verzehr von pflanzlichen Lebensmitteln mit einem niedrigen Cholesterinwert korrelierte. Neben weiteren Erkenntnissen besteht die Botschaft der China-Studie darin, dass die mächtigste Waffe gegen Krebs die Nahrungsmittel darstellen, die wir täglich konsumieren. Das Risiko, an einer solch tödlichen Erkrankung zu leiden, kann dadurch minimiert werden, dass die richtigen Lebensmittel, also ausschließlich pflanzliche und vollwertige Nahrungsmittel, verzehrt werden. Denn pflanzliche Nahrung ist der Gesundheit zuträglich, was von tierischen Lebensmitteln nicht behauptet werden kann.

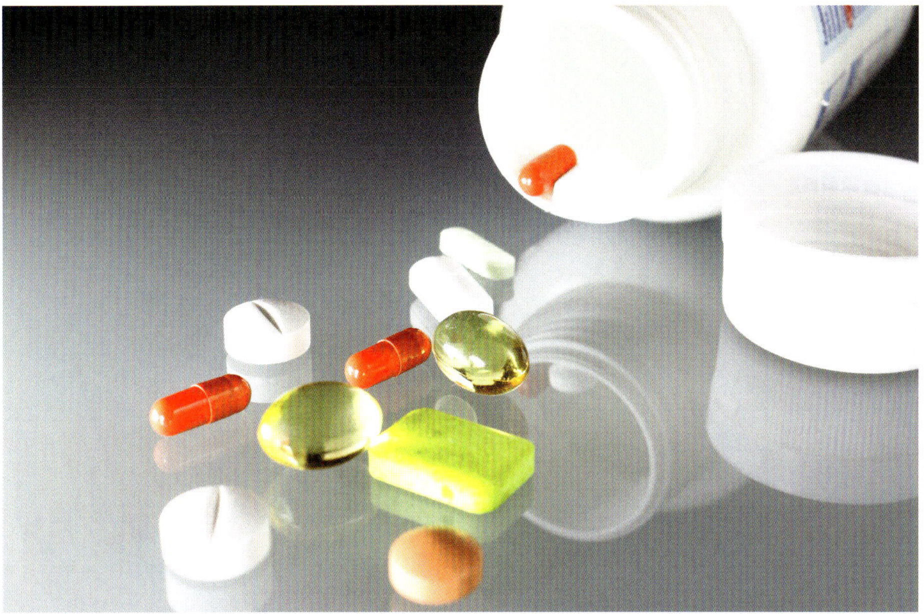

Abbildung 17: Vegane Ernährung ist die beste Medizin und sie kann unter Umständen tödliche Erkrankungen minimieren

3.4 HERZ-KREISLAUF-ERKRANKUNGEN

Mit rund 50 Prozent aller Todesursachen stehen Herz-Kreislauf-Erkrankungen an der Spitze der Sterbestatistik [93]. Im weitesten Sinne zählen alle Krankheiten des Herzens und des Gefäßsystems zu den Herz-Kreislauf-Erkrankungen, wie Bluthochdruck, Arteriosklerose sowie koronare Herzkrankheiten oder Herzinfarkte.

Arteriosklerotische Prozesse, umgangssprachlich auch als Arterienverkalkung bezeichnet, sind degenerative Veränderungen der Arterienwand, die in erster Linie einen Umbau der inneren Gefäßwand zur Folge haben. Sowohl Fettablagerungen, Zellreste und Nekrosen als auch reaktive Entzündungen können zu einer Verdickung und Verhärtung der Gefäßwände führen [11]. Lagern sich Fette aus dem Blut an der Innenseite der Gefäßwände ab, so bilden sich dort als Reaktion des Immunsystems Plaques, die mit der Zeit das Gefäß verstopfen können. Kommt es zu einem vollständigen Verschluss der Arterie, so hat dies dramatische Folgen für den Organismus. Aufgrund der hieraus resultierenden schlechten Blutversorgung werden Gewebe und Organe nur mangelhaft mit Sauerstoff und Nährstoffen versorgt, mit der Folge, dass diese geschädigt werden. Im weiteren Verlauf der Erkrankung kann es dazu kommen, dass ganze Gewebeareale absterben und ein Herzinfarkt oder Schlaganfall besteht. Bereits im Kindes- und Jugendalter können sich arteriosklerotische Gefäßveränderungen entwickeln, sodass eine frühzeitige Prävention als sinnvoll erachtet werden kann. Untersuchungen konnten zeigen, dass über 70 Prozent aller 12-jährigen Kinder arteriosklerotische Prozesse aufweisen. Je nachdem, wie hoch der Cholesterinspiegel der Mutter ist oder welche Lebensmittel sie während der Schwangerschaft verzehrt, kann eine Arteriosklerose auch bei einem Kind im Mutterleib ihren Anfang haben [85].

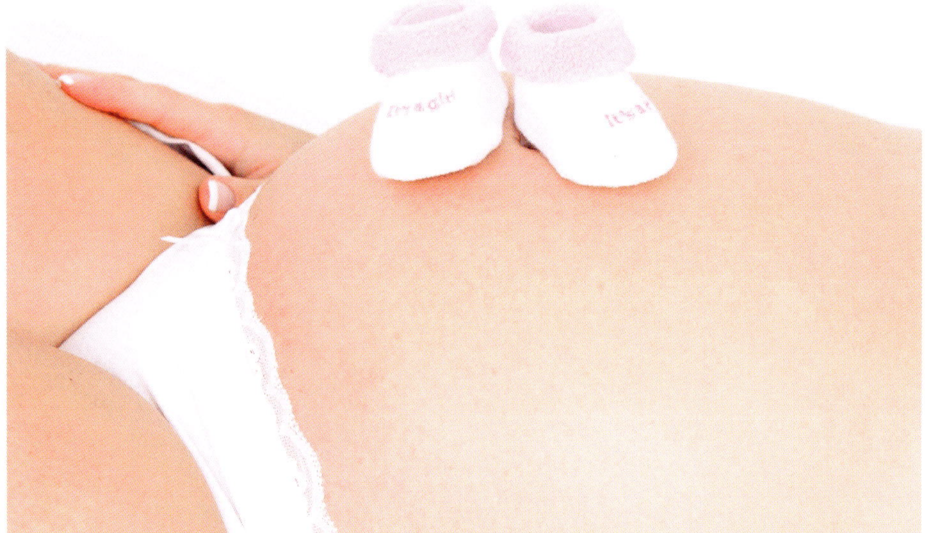

Abbildung 18: Arteriosklerose kann bereits im Mutterleib entstehen

Auch wenn eine Arteriosklerose „nur“ an einer bestimmten Stelle des Körpers diagnostiziert wurde, hat dieser Prozess schon viele Jahre zuvor begonnen. Zudem können Betroffene davon ausgehen, dass eine derartige Gefäßsituation im gesamten Organismus zu finden ist. Denn Schmerzen treten meist erst dann auf, wenn ein Großteil des Gefäßes bereits verschlossen ist. Problematisch wird es, wenn ein solcher „Stopfen“ aufbricht und ein sogenanntes Blutgerinnsel (Thrombus) entsteht, welches sich lösen und andere Arterien verstopfen kann. Auch können die eingelagerten Plaques vom Blutstrom abgelöst werden und an einer engen Stelle die Gefäße verstopfen. Diese Situation tritt umso schneller ein, je höher der Druck auf die Gefäßwände ist. Insbesondere übergewichtige Fleischesser erfüllen nach Kuchenbaur [54] alle Kriterien, die für eine Entstehung der Thrombose in Betracht gezogen werden können. Diese lauten wie folgt:

- Gefäßwandschädigung (Ablagerungen durch erhöhte Blutfettwerte),
- verringerte Strömungsgeschwindigkeit des Blutes (Stase),
- erhöhte Viskosität, denn das Blut wird durch die Blutfetterhöhung dickflüssiger,
- veränderte Blutzusammensetzung, was zu einer erhöhten Gerinnungsneigung führt.

Viele Menschen nehmen die Folgen einer Arteriosklerose als unausweichliches Schicksal wahr und ihnen ist oftmals nicht bewusst, dass durch konsequente Verhaltensweisen die Risikofaktoren minimiert werden können. Denn die Arteriosklerose wird durch verschiedene Risikofaktoren begünstigt, wie Rauchen, Bewegungsmangel, Übergewicht, falsche Ernährung, Stress, übermäßiger Alkoholkonsum oder bei Frauen durch die Einnahme der Antibabypille. Doch kann durch eine vegane Ernährung diesen Herz-Kreislauf-Erkrankungen vorgebeugt werden?

Zahlreiche Untersuchungen konnten nachweisen, dass die Ernährung einen der wichtigsten Faktoren bei der Entstehung von Herz-Kreislauf-Erkrankungen darstellt. Denn in den meisten westlichen Industrieländern wird eine fettreiche Kost mit einem hohen Anteil an tierischen Produkten favorisiert, welche einen hohen Anteil an gesättigten Fettsäuren beinhaltet [11]. sEine wichtige Ursache für das Auftreten von Herz-Kreislauf-Erkrankungen sind demnach die Blutfettwerte, die sowohl bei Vegetariern als auch Veganern insgesamt günstiger sind als bei fleischessenden Menschen. Denn geringere Gesamtcholesterinwerte, ein günstiges HDL/LDL-Verhältnis sowie geringere Blutglyzerinwerte reduzieren das Risiko arteriosklerotischer Prozesse. Solche Blutfettwerte können direkt auf eine vegetarische oder vegane Kost zurückgeführt werden. Vor allem ist eine vegane Ernährungsweise fettarm und cholesterinfrei, reich an Ballaststoffen und durch ein günstiges Verhältnis von mehrfach ungesättigten Fettsäuren (PUFA) zu gesättigten Fettsäuren (SAFA) gekennzeichnet. Demnach hat eine vegane Ernährung das Potential, Herz-Kreislauf-Erkrankungen um ein Drittel zu reduzieren [95].

Langfristiger Konsum einer kalorienarmen, proteinarmen und veganen Nahrung in Kombination mit regelmäßigem Ausdauertraining ist zudem mit einem niedrigen kardiometabolischen Risiko verbunden. Darüber hinaus legen die Ergebnisse der Studie von Fontana et al. [30] nahe, dass bestimmte Bestandteile einer kalorienarmen, proteinarmen und veganen Ernährung zusätzliche positive Wirkungen auf den Blutdruck haben.

Ebenfalls äußern Wissenschaftler die Vermutung, dass Carnitin als Inhaltsstoff von Fleisch eine Arteriosklerose fördern kann. Die Autoren Koeth et al. [52] gehen davon aus, dass der Verzehr von rotem Fleisch zu einem Anstieg des Stoffwechselproduktes Carnitin führt, welches in tierexperimentellen Untersuchungen eine erhöhte Bildung von arteriosklerotischen Plaques bewirkte. Hieraus folgern die Autoren, dass der Verzehr von Lebensmitteln, die reich an Carnitin sind (vorwiegend rotes Fleisch), den Carnitin-Plasmaspiegel im Blut signifikant erhöhen kann. Caldwell et al. [19] berieten in ihrer Untersuchung 198 Patienten, die an einer kardiovaskulären Erkrankung litten, hinsichtlich einer rein pflanzlichen Ernährung. Bei denjenigen Personen, die über einen Zeitraum von fast vier Jahren eine vegane Ernährung eingehalten haben, traten in der Folge deutlich weniger kardiovaskuläre Ereignisse auf. Somit hat eine pflanzliche Ernährung ein hohes Potential, Erkrankungen zu reduzieren. Vor diesem Hintergrund scheint es essentiell zu sein, dass Ärzte erkrankte Patienten zu einer veganen Ernährung umfangreich beraten. Diese Vorgehensweise ist bislang jedoch noch nicht in der Praxis angekommen.

3.5 CHRONISCH ENTZÜNDLICHE DARMERKRANKUNGEN

Sowohl Morbus Crohn als auch Colitis ulcerosa können zu den chronisch entzündlichen Darmerkrankungen (CED) gezählt werden. Diese beiden Erscheinungsformen sind die am häufigsten vermittelten immunologischen Erkrankungen auf dem Gebiet der Gastroenterologie. CED zeichnen sich durch akute und chronische, in Schüben verlaufende Entzündungen der intestinalen Schleimhaut aus. Betroffene Personen leiden unter abdominellen Schmerzen, Durchfällen und insbesondere bei der Colitis ulcerosa auch unter Darmblutungen. Obwohl eindeutige klinische Leitsymptome bestehen, erfolgt meist eine verspätete Diagnosestellung, da die Beschwerden relativ unspezifisch sind und alternative Ursachen mit Hilfe der Differenzialdiagnose ausgeschlossen werden müssen [6]. Die CED muss sich allerdings nicht ausschließlich auf den Darm beschränken, denn es handelt sich um eine systematische Erkrankung, die auch an den Augen, an der Haut sowie in den Gelenken auftreten kann. Überdies sind die erkrankten Personen durch Komplikationen wie Fisteln oder Stenosen und ein signifikant erhöhtes Darmkrebsrisiko belastet. Zudem konnte nachgewiesen werden, dass Patienten mit CED ein erhöhtes Risiko aufweisen, eine immunmediierte Komorbidität, wie beispielsweise Rheuma oder Schuppenflechte, zu entwickeln [6]. Die Ursachenforschung zu der Entstehung von CED ist noch nicht vollends abgeschlossen. Wahrscheinlich ist jedoch, dass eine Kombination von genetischen Faktoren und Umweltfaktoren eine zentrale Rolle spielt.

Eine große Bedeutung bei der Behandlung von CED haben Bakterien, die den Darm als sogenannte „Darmflora" besiedeln. Der Magen-Darm-Trakt ist von einer großen Anzahl von Mikroorganismen bevölkert (rund 100 Billionen Bakterien). Die meisten davon sind Bakterien, die mit anderen Kleinstlebewesen die Darmflora bilden. Solch eine Besiedelung ist allerdings nicht schädlich, sondern für die Gesundheit äußerst förderlich. Die Bakterien, die den Darm bewohnen, bilden eine Lebensgemeinschaft und die verschiedenen Bakterienarten befinden sich bei einer gesunden Darmflora in einem Gleichgewicht. Allerdings können krankmachende Bakterien dazu beitragen, dass dieses Gleichgewicht aus der Balance gerät. Jedoch tragen gesundheitsförderliche Bakterien dazu bei, das Gleichgewicht zu erhalten. Demnach leistet die Darmflora einen entscheidenden Beitrag zum Abwehrsystem und sie ist ein wichtiger Bestandteil des Immunsystems [69]. Die Veränderung der Zusammensetzung der Darmflora wird auch Dysbiose genannt. Diese führt zu entzündlichen Darmerkrankungen wie Colitis ulcerosa, Morbus Crohn und unspezifischen chronischen Darmerkrankungen [99].

Bei der Entstehung von CED spielt demnach auch das Immunsystem eine zentrale Rolle. Somit finden sich die stärksten entzündlichen Veränderungen an denjenigen Stellen im Darm, die durch eine hohe Konzentration pathogener Mikroorganismen gekennzeichnet sind. Hieraus resultieren überschießende Immunreaktionen, die sich zum Teil auch gegen das eigene Darmgewebe richten. Untersuchungen kommen zu dem Ergebnis, dass Veränderungen an der Darmflora an der Entstehung der Erkrankung beteiligt sind [71]. Doch hat die Ernährung einen Einfluss auf die Darmbakterien bei entzündlichen Darmerkrankungen wie Morbus Crohn und Colitis ulcerosa? Die westliche Ernährungsform, die sich insbesondere durch eine ballaststoffarme, fettreiche und kohlenhydratreiche Ernährung auszeichnet, ist ein Faktor, der zu einer schweren Dysbiose führen kann. Im Gegensatz dazu sind vegetarische Diäten, die reichlich Obst, Gemüse und Olivenöl enthalten, für ihre entzündungshemmenden Wirkungen bekannt und könnten Dysbiose und nachfolgende entzündliche Darmerkrankungen verhindern [99].

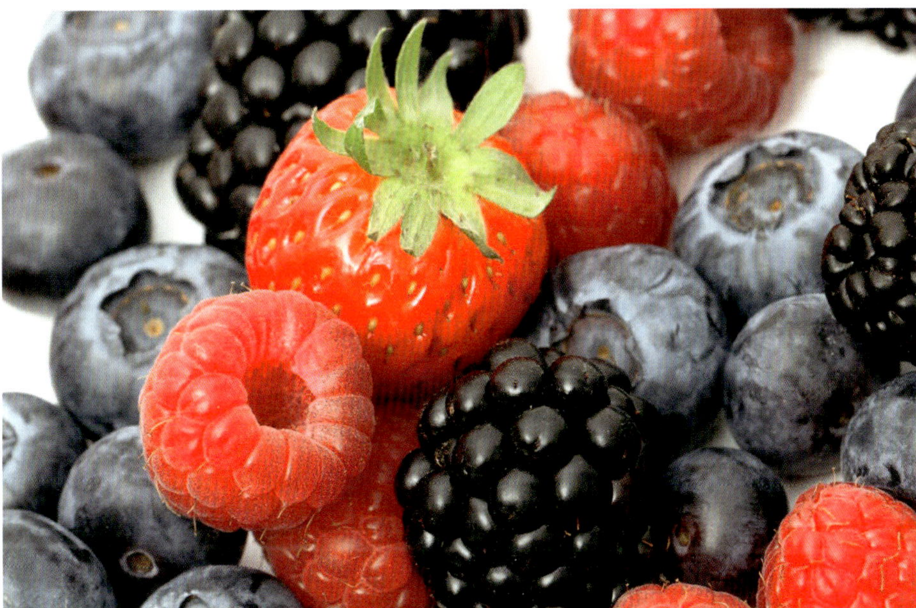

Abbildung 19: Frisches Obst kann dazu beitragen, Entzündungsprozesse zu reduzieren

Die Beziehung zwischen der Ernährung und der Darmflora wurde auch in einer Übersichtsarbeit analysiert. Veganer weisen eine Darmflora auf, die sich von der der Allesfresser unterscheidet, aber nicht immer signifikant verschieden von der von

Vegetariern ist. Das vegane Darmprofil scheint in einigen Merkmalen einzigartig zu sein, wie beispielsweise das reduzierte Aufkommen von pathologischen Bakterien und einer größeren Menge an schützenden Mikroorganismen. Es wird vermutet, dass ein reduzierter Entzündungsstatus das Hauptmerkmal ist, das die vegane Darmflora mit schützenden Gesundheitseffekten verbindet [33].

3.6 SCHUPPENFLECHTE

Schuppenflechte, auch als Psoriasis bezeichnet, stellt eine systemische Erkrankung dar, die die Haut und/oder die Gelenke befallen kann. Es handelt sich hierbei um eine Autoimmunerkrankung. Bei einem Befall der Gelenke kann von Psoriasis-Arthritis oder Schuppenflechte-Rheuma gesprochen werden.

Oftmals treten bei der Schuppenflechte noch weitere Erkrankungen auf. Der Krankheitsverlauf ist meist chronisch-schubweise und die Ursachen sind bis heute noch nicht vollends geklärt. Allerdings wird zunehmend der Einfluss einer ungesunden Ernährung auf die Entstehung der Schuppenflechte diskutiert, da diese das Immunsystem belasten kann. Aufgrund von erblichen und anderen auslösenden Faktoren gilt die Krankheit jedoch als nicht heilbar. Zentrale Merkmale einer Schuppenflechte sind Rötungen und Schuppungen in Form von Herden. Wird die betroffene Haut durch ein Mikroskop betrachtet, so sind dickere und verlängerte Blutgefäße in der oberen Lage der Unterhaut sichtbar. Durch diese Blutgefäße strömt vermehrt Blut, sodass diese Herde als starke Rötungen wahrgenommen werden. Auch sammeln sich weiße Blutkörperchen in der Oberhaut bis in die Hornschicht hinein, welche als Entzündungszellen bezeichnet werden können. Ebenso erneuern sich die Zellen der Oberhaut innerhalb von acht Tagen, wogegen gesunde Haut rund 28 Tage benötigt [70]. Aufgrund des gleichzeitigen Auftretens der gestörten Erneuerung der Oberhautzellen sowie ausgeprägter Entzündungsprozesse führt diese Erkrankung zum einen zu ästhetischen Problemen und zum anderen auch zu schmerzhaften Beschwerden.

Dass die Ernährung einen Einfluss auf diese Krankheit haben kann, wurde aus Beobachtungen in Kriegs- und Nachkriegszeiten während Hungersnöten ersichtlich. Sie fiel nach solchen Hungerszeiten die Psoriasis milder aus oder die Patienten waren über mehrere Jahre beschwerdefrei [11]. Begründet werden kann dieser Gesichtspunkt damit, dass zu dieser Zeit Fleisch und tierische Produkte nur in geringen Mengen oder auf dem Schwarzmarkt zu haben waren. Somit wurde der Anteil an Arachidonsäure deutlich reduziert, da vorwiegend pflanzliche Lebensmittel zu erhalten waren. Untersuchungen können auch belegen, dass Übergewicht die Erkrankung beeinflusst und eine deutliche Verbesserung des Hautbildes nachweisbar ist, wenn das Übergewicht reduziert wird [96]. Denn das Fettgewebe im Bauchraum sendet Entzündungsstoffe aus, welche die Hautentzündungen weiter antreiben können.

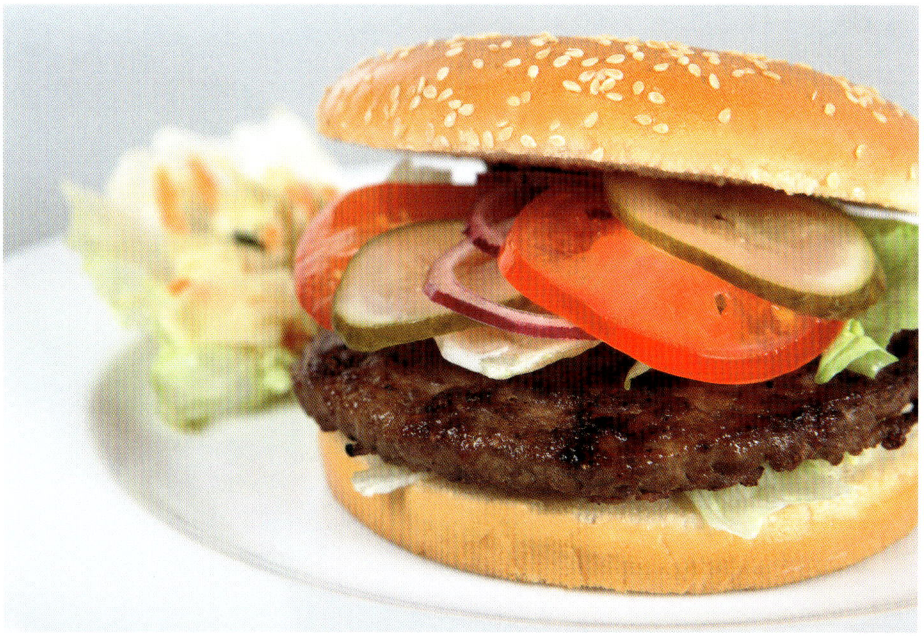

Abbildung 20: Tierische Produkte fördern nachweislich Übergewicht und Autoimmunerkrankungen

Insbesondere Menschen, die unter einer chronischen Erkrankung leiden, sollten auf ihr Gewicht achten, da jedes Kilo zu viel sich ungünstig auf den Krankheitsverlauf auswirken kann. Neben einer entzündungsreduzierenden Wirkung einer veganen Ernährungsweise können Betroffene mit einer rein pflanzlichen Kost auch Übergewicht vermeiden. Studienergebnisse zeigen deutlich, dass das Körpergewicht von vegan lebenden Menschen deutlich niedriger als in der Gesamtbevölkerung ist. Eine zu hohe Nahrungsenergiezufuhr kann im Speziellen durch die Verwendung fettreicher Milchprodukte wie Butter, Sahne oder Käse entstehen. Vegan lebende Menschen haben jedoch in der Regel eine geringere Fettzufuhr als die Durchschnittsbevölkerung. In Studien korreliert ein höherer BMI mit einer gesteigerten Zufuhr an Protein und tierischen Fetten [84]. Wer an Schuppenflechte leidet, sollte sich daher mit einer veganen Ernährungsform auseinandersetzen, denn sie bietet eine Vielzahl an gesundheitlichen Vorteilen.

Nachdem in den vorangegangenen Abschnitten deutlich herausgestellt werden konnte, welche positiven Effekte eine pflanzlichen Ernährung auf das Immunsystem und demzufolge auf chronische Beschwerden und Autoimmunkrankheiten hat, stellt sich nun für Sportler die Frage, welchen Einfluss Fleisch und tierische Produkte auf das Bindegewebe, das myofasziale System, die Wundheilung sowie die Regeneration haben.

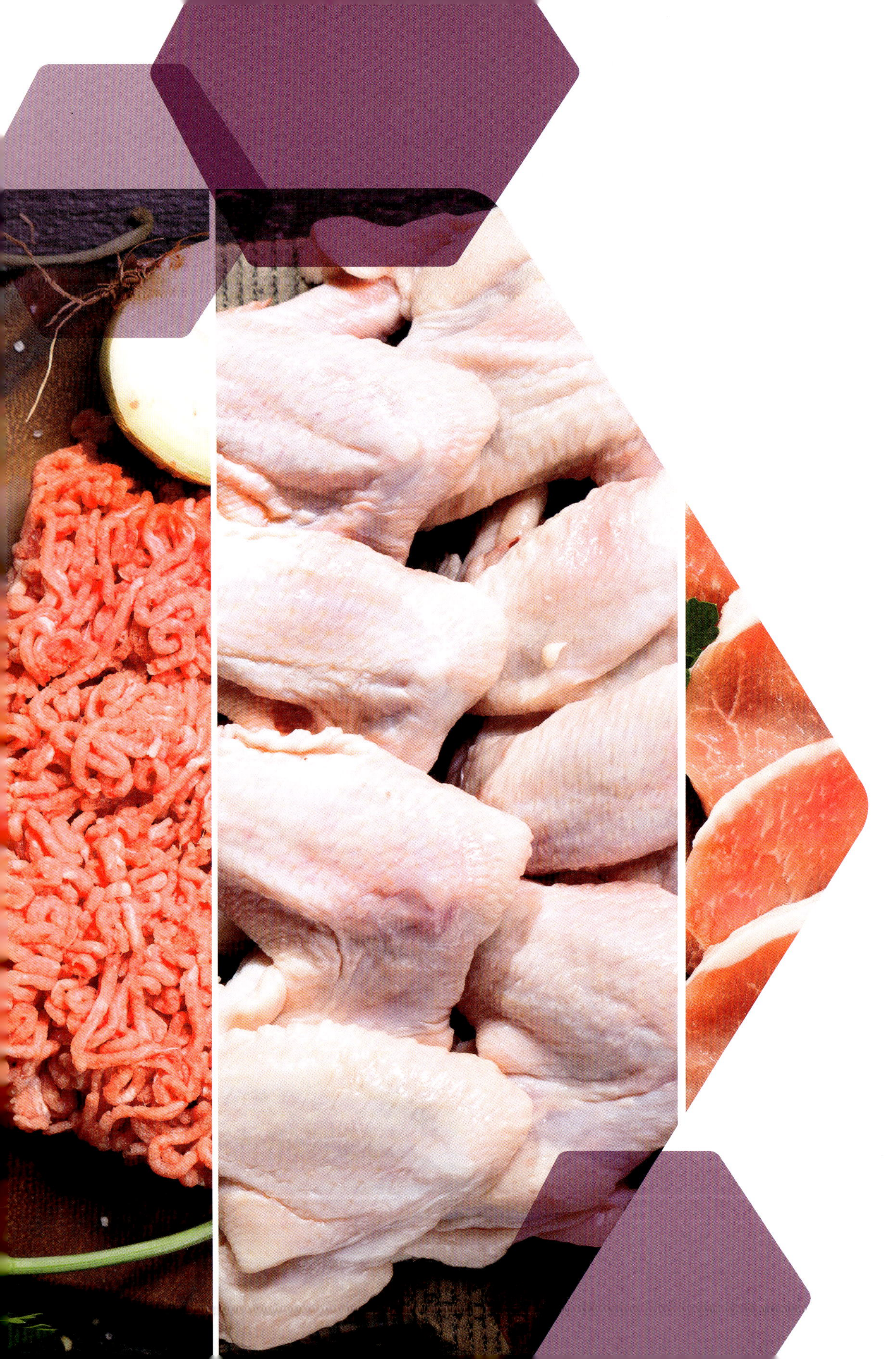

4 Einfluss von Fleisch und tierischen Produkten

4.1 BINDEGEWEBE & MYOFASZIALES SYSTEM

Bindegewebe kommt im gesamten Körper vor und übernimmt eine Vielzahl an Funktionen. Als Bindegewebe im engeren Sinne bildet es das Grundgerüst vieler Organe, welche hierdurch Form und Stabilität erhalten. Um spezifische Aufgaben zu erfüllen, haben sich kollagenes, elastisches, retikuläres und gallertartiges Bindegewebe im Laufe der Zeit gebildet. Vom Bindegewebe wird zudem der interstitielle Stoffausgleich beeinflusst, da er durch die Grundsubstanz des Bindegewebes stattfindet. Zudem ist Bindegewebe ein wichtiger Wasserspeicher und ein wesentlicher Teil der Immunabwehr findet in der Grundsubstanz durch bewegliche Zellen statt. Hervorzuheben ist auch, dass die Heilung von Gewebeläsionen oftmals durch Bindegewebe initiiert wird, welches von bestimmten Bindegewebszellen gebildet wird. Zudem dient das Bindegewebe den Gefäßen und Nerven als Leitbahn für ihr Wachstum [40]. Im erweiterten Sinn haben sich durch Differenzierungen verschiedene Bindegewebsarten entwickelt, die für besondere Aufgaben zuständig sind. Einerseits ist zu nennen, dass Knochen und Knorpel einen bindegewebigen Ursprung haben, andererseits hat sich auch das Fettgewebe aus retikulärem Bindegewebe entwickelt und erfüllt mit seinen Fettzellen eine wichtige Speicher- und Schutzfunktion [40].

Weiterhin hat die Thematik der Faszien in der vergangenen Zeit zunehmend an Bedeutung gewonnen. Faszien stellen einen Teil des Bindegewebes dar und sind dafür verantwortlich, dem Körper Form und Stabilität zu geben. Sie grenzen einzelne Körperbereiche voneinander ab und verbinden sie zur gleichen Zeit wie ein Netz, in welches alle Körperstrukturen eingebettet sind. Bildlich kann sich das Gewebe der Faszien auch als eine Art Kleber vorgestellt werden, der die Zellen und Organe zusammenhält. Da Faszien im gesamten Körper vorhanden sind, spielen sie auch eine Rolle im Rahmen von Sport und Rehabilitation. Dies gilt im Speziellen für das myofasziale System, welches eine untrennbar miteinander verbundene Einheit von Muskelgewebe (myo-) und dem Netzwerk der Faszien abbildet. Vor diesem Hintergrund ist es relevant, dass Muskeln nie isoliert voneinander betrachtet werden, sondern immer im Kontext des sie umgebenden Fasziennetzes. Denn jede Bewegung wirkt sich auf die Spannung des Netzes aus. Welchen Einfluss jedoch können Fleisch und tierische Produkte auf die Faszien und somit auch auf das myofasziale System haben?

Es kann davon ausgegangen werden, dass nur gesunde Faszien dazu in der Lage sind, die Leistungsfähigkeit im Sport zu erhalten bzw. zu steigern. Aber auch für das allgemeine Wohlbefinden haben gesunde und gut funktionierende Faszien eine essentielle Bedeutung. Faszien können aufgrund unterschiedlicher Ursachen geschädigt werden. Als eine Hauptursache kommen entzündliche Prozesse in Frage. Verschiedene Studien konnten belegen, dass industriell verarbeitete Lebensmittel sowie Fleisch aus Massentierhaltung erhöhte Entzündungswerte auslösen können. Aber auch Freiland- und Bioprodukte enthalten Arachidonsäure, allerdings in einer deutlich niedrigeren

Konzentration, als es bei der Massentierhaltung der Fall ist [71]. Darüber hinaus führen industriell hergestellte Lebensmittel sowie der Konsum von Fleisch, Wurst, Käse und allen anderen Milchprodukten dazu, dass der Säure-Basen-Haushalt des Organismus aus dem Gleichgewicht gerät. Denn unser Körper benötigt, in Abhängigkeit der verschiedenen Funktionsbereiche, ein saures oder basisches Milieu, um gut funktionieren zu können. Werden Muskeln und Faszien betrachtet, so ist für diese eine leicht saure bis basische Umgebung erforderlich. Was passiert also, wenn tierische Produkte einen Bestandteil des täglichen Lebens darstellen? Diese Ernährungsweise führt dazu, dass der Körper übersäuert. Zum größten Teil wird dies durch schwefelhaltige Aminosäuren verursacht, die insbesondere in Eiern, Fleisch- und Fischprodukten zu finden sind. Damit diese von der Niere ausgeschieden werden können, werden sie in Schwefelsäure umgewandelt. Die hierdurch entstehende Säure verändert jedoch den pH-Wert im Körper, mit der Folge, dass das Gewebe übersäuert. Befindet sich der Körper in einem kontinuierlichen Dauerzustand der Übersäuerung, so verändern sich die Strukturen im Gewebe. Solche Veränderungen sind allerdings Gift für das Fasziensystem, sodass dieses nicht mehr gut arbeiten kann. Meist werden die Symptome, wie Müdigkeit, ein allgemeines Krankheitsgefühl oder Schmerzen in den Geweben, von den Betroffenen nicht in einen Zusammenhang mit den leidenden Faszien gebracht. Der Organismus ist nämlich dazu in der Lage, dieses Ungleichgewicht über einen langen Zeitraum auszugleichen, daher werden vielen Menschen die Konsequenzen einer ungesunden Lebensweise erst nach einigen Jahren bewusst. Aber irgendwann läuft auch hier das Fass über und es entstehen Schmerzen, die zunächst nicht auf eine genaue Ursache zurückzuführen sind.

Ratsam ist es daher, den Verzehr von Fleisch und anderen tierischen Produkten nicht nur zu minimieren, sondern vollkommen auf eine vegane Ernährung zugunsten des Bindegewebes und der Faszien umzustellen. Darüber hinaus bringt es weitere Vorteile, wenn auch auf stark industriell verarbeitete Produkte verzichtet wird. So kann Kuhmilch beispielsweise durch Mandelmilch oder Kokosmilch ersetzt werden und Gemüsenudeln stellen einen Ersatz für herkömmliche Nudeln dar.

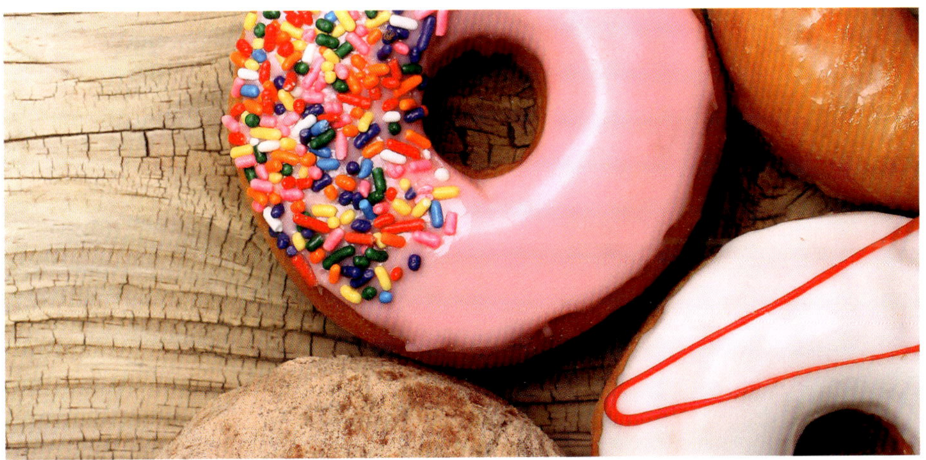

Abbildung 21: Auch stark verarbeitete Lebensmittel beeinflussen die Faszien negativ

Ein weiterer interessanter Aspekt stellt auch die Prävention eines altersbedingten Muskelschwundes, der sogenannten „Sarkopenie", dar. Im Laufe des Alters kann der Körper immer weniger körpereigene Proteine aufbauen. Viele ältere Menschen gehen davon aus, dass dies als harmlose Alterserscheinung zu begreifen ist. Dabei ist diese Erkrankung jedoch eine ernstzunehmende Gesundheitsgefährdung. Neben Bewegungsmangel oder chronischen Erkrankungen kann insbesondere eine falsche Ernährung diesen Krankheitsverlauf beschleunigen. Zusätzlich zum Krafttraining besteht die Behandlung und Prävention der Sarkopenie in einer Ernährungsumstellung. In erster Linie geht es darum, die Aufnahme von Kohlenhydraten und Fetten zu reduzieren und den Eiweißgehalt der Nahrung zu erhöhen. Dabei sollte das Eiweiß primär aus pflanzlichen Quellen, wie etwa Hülsenfrüchten, stammen.

Um das Bindegewebe und das myofasziale System zu stärken, sind daher pflanzliche Lebensmittel notwendig, die für ein gesundes Bindegewebe sorgen. Damit Faszien möglichst gesund gehalten werden können, sollte zudem Übergewicht vermieden werden. Denn jedes Kilo, das zu viel auf der Waage angezeigt wird, kann das Bindegewebe stark belasten. Eine vegane Ernährung kann daher dabei helfen, zum einen überflüssige Pfunde zu reduzieren und zum anderen die Funktionalität der Faszien zu erhalten.

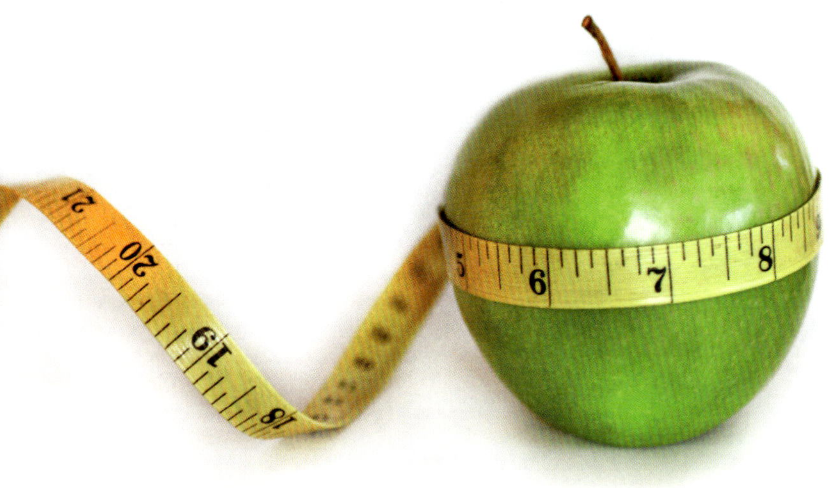

Abbildung 22: Mit einer veganen Ernährung können Sie Übergewicht vermeiden

4.2 WUNDHEILUNG

Eine interessante Frage ist, wie durch eine vegane Ernährung die Wundheilungsfunktion unterstützt werden bzw. wie die Aufnahme von tierischen Produkten den Wundheilungsprozess gefährden kann. Für ein besseres Verständnis müssen an dieser Stelle zunächst einmal die Phasen der Wundheilung betrachtet werden. Die Wundheilung der meisten Gewebe (außer Knorpel) durchläuft folgende Phasen:

Dauer	Phase	Gewebereaktion
Ca. bis zum 5. Tag	Vaskuläre und zelluläre Phase	Entzündung mit dem Eindringen der Gefäße und dem Einwandern von Leukozyten, Makrophagen und anderen Zellen des Immunsystems (vaskuläre Phase) sowie dem Einwandern von Fibroblasten und anderen Zellen (zelluläre Phase)
Zwischen dem 5. und 21. Tag	Proliferationsphase	Steigerung der Aktivität der Fibroblasten: Proliferation (Wucherung) der Zellen und Fasern, insbesondere von Kollagen Typ III, sowie Erzeugung von Grundsubstanz
Zwischen dem 21. und 60. Tag	Konsolidierungsphase	Steigerung der Produktion an Grundsubstanz, Zunahmen der Dicke der kollagenen Fasern und Umwandlung dieser Fasern vom weniger belastbaren Typ III in den stabilen Typ I
Zwischen dem 60. und 360. Tag	Remodellierungsphase	Verminderung der Anzahl und weitere Umwandlung der Kollagenfasern, Orientierung der Fasern entsprechend der Spannung im Gewebe bzw. der Belastung des Gewebes

Tabelle 14: Phasen der Wundheilung des Bindegewebes [38]

In der vaskulären und zellulären Phase ist der Körper bestrebt, sich von Mikroorganismen zu befreien. Während dieser Zeit bringt das Immunsystem Höchstleistungen und es kann im Speziellen durch die Antioxidantien wie Vitamin A, C und E unterstützt werden. Gute Vitamin-A-Lieferanten sind Grünkohl, Möhren und Spinat, während Weizenkeime, Nüsse und pflanzliche Öle das Immunsystem mit Vitamin E versorgen. Vitamin C befindet sich in Beeren sowie Paprikaschoten. In der nachfolgenden Phase wird das Gewebe neu gebildet. Hierzu bedarf es einer guten Durchblutung. Insbesondere durch Zink, Eisen, Kupfer und Selen kann eine

Wusstest Du dass:
Brennnesseln im Vergleich zu normalen Salat
• 10x mehr Kalzium
• 20x mehr Vitamin A
• 30x mehr Vitamin C
• 25x mehr Magnesium und
• 50x mehr Eisen! enthalten?

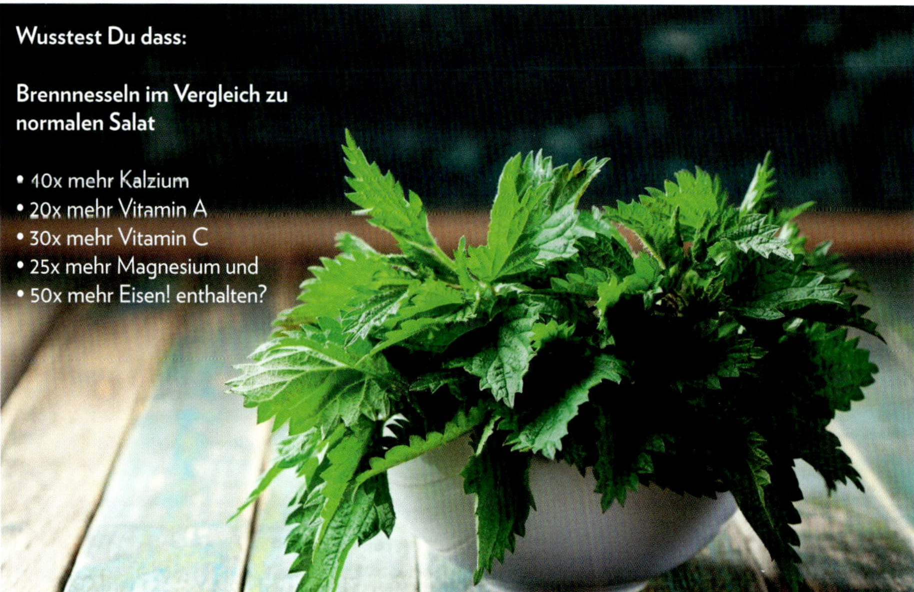

Abbildung 23: Mit einer veganen Ernährung können Sie Übergewicht vermeiden

Neubildung gefördert werden. Zudem ist eine erhöhte Eiweißzufuhr erforderlich. Vor allem die Kombination der Aminosäuren Arginin und Lysin zusammen mit Vitamin C hat einen sehr günstigen Effekt auf die Wundheilung [10]. Um einen optimalen Wundverschluss zu erzielen, ist ein hoher Gehalt an Vitaminen, Mineralstoffen und Proteinen erforderlich, welche durch eine rein pflanzliche Kost problemlos abgedeckt werden können.

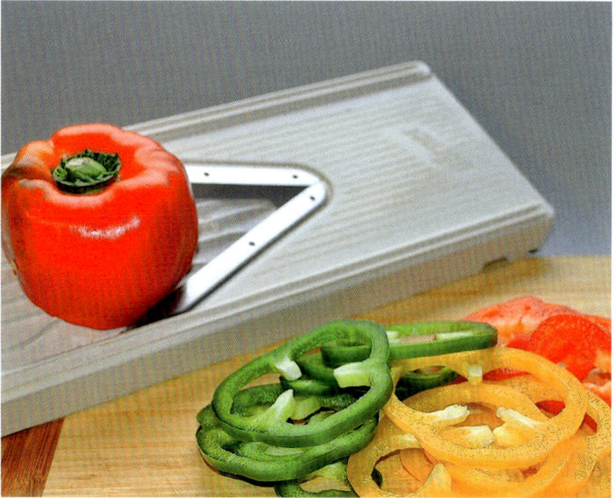

Abbildung 24: Paprika unterstützt durch seinen hohen Vitamin-C-Gehalt die Wundheilung

Die Vorteile der Wundheilung im Rahmen einer veganen Ernährungsweise können jedoch nicht alleinig durch den hohen Gehalt an Vitaminen, Mineralstoffen und hochwertigen pflanzlichen Proteinen begründet werden. Ein weiterer interessanter Gesichtspunkt ist die Aufnahme einer hohen Menge an Chlorophyll über die Nahrung bei Veganern. Die Chlorophylle sind die am weitesten verbreiteten, natürlichen Farbstoffe. Sie haben eine entscheidende Bedeutung bei der Absorption der Lichtenergie im Verlauf der Photosynthese in den Chloroplasten der Pflanzenzelle. Von der Struktur her sind die Chlorophylle mit Hämoglobin (Farbstoff der roten Blutkörperchen), Myoglobin (roter Muskelfarbstoff) und den Cytochromen (farbige Proteine) verwandt. Diese enthalten als Zentralion nicht Magnesium, sondern Eisen [39]. Es gibt vier verschiedene Typen von Chlorophyll, die wie folgt genannt werden können:

- Chlorophyll a (blaugrün): Grünalgen, Landpflanzen
- Chlorophyll b (gelbgrün): Grünalgen, Landpflanzen
- Chlorophyll c: Phaeophytae (Braunalgen, Kieselalgen)
- Bakterienchlorophyll: Cyanobakterien

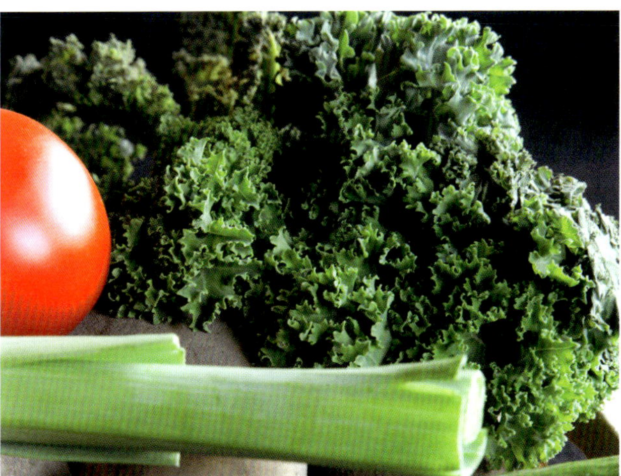

Abbildung 25: Der Chlorophyll-Gehalt in Grünkohl ist unschlagbar

Ein Abbauprodukt, welches in unserem Verdauungstrakt aus Chlorophyll entsteht, ist das Chlorophyllin. Sowohl dem Chlorophyll als auch dem Chlorophyllin werden gesundheitsfördernde Wirkungen zugesprochen. So konnten Untersuchungen zum einen zeigen, dass Chlorophyll eine antibiotische Wirkung aufweist. Zum anderen scheint es auch dahingehend eine wichtige Rolle zu spielen, dass es die Bildung von neuem Gewebe anregt und dafür sorgen kann, dass die Gefahr einer bakteriellen Infektion vermindert werden kann [111]. Vor diesem Hintergrund ist insbesondere grünes Gemüse wichtig, um die Wundheilung positiv zu beeinflussen. Die nachfolgende Tabelle gibt eine Übersicht über die Vorkommen von Chlorophyll a und b in verschiedenen Pflanzen.

Pflanzen	Chlorophyll a in mg/100 g	Chlorophyll b in mg/100 g
Grünkohl	189	41
Große Brennnessel	185	173
Petersilie	157	55
Spinat	95	20
Brokkoli	26	6
Grüne Bohnen	12	4
Grüne Erbsen	10	2
Gurke	6	2
Kiwi	1,7	0,4
Stachelbeere	1,3	0,4
Helles Gemüse, wie Weißkohl oder Blumenkohl	0,3-1	0,1-0,2

Tabelle 15: Vorkommen von Chlorophyll a und b in verschiedenen Pflanzen [39]

Doch was passiert mit der Wundheilung, wenn nicht auf eine pflanzenbetonte Ernährungsweise gesetzt wird? In diesem Zusammenhang spielen wieder die freien Radikale und die Initiierung von Entzündungsprozessen eine wichtige Rolle. Freie Radikale werden zwar als sehr negativ dargestellt, jedoch können sie auch positive Effekte im Körper auslösen. So spielen sie eine entscheidende Rolle im Wundheilungsprozess, wobei sie Faktoren induzieren können, die Zellwachstum, -entwicklung und -differenzierung fördern [100]. Ein Zuviel an freien Radikalen wirkt sich, wie bereits schon aufgegriffen, negativ auf den Organismus aus und kann dazu führen, dass Entzündungsreaktionen immer wieder neu „entflammt“ werden und die Wundheilung deutlich länger in ihrem Prozess dauert.

4.3 REGENERATION

Unter Regeneration können Maßnahmen verstanden werden, die vor, während und nach dem Training oder Wettkampf die Leistungsfähigkeit der Sportler wiederherstellen sollen. Eine Regeneration sollte nicht vernachlässigt werden, denn sie ist fast genauso wichtig wie das Training und sie trägt dazu bei, dass der Organismus die Belastung besser verarbeitet und sich auf eine Wiederbelastung vorbereiten kann. Darüber hinaus ist Regeneration auch für den Muskelaufbau entscheidend. Beim Regenerationstraining ist die Belastung in aerober Stoffwechsellage auf unter 60 Minuten zu begrenzen. Somit verarbeitet der Organismus die Trainingsbelastung selbstregulierend. Dabei sollte das Regenerationstraining physisch wenig belastend sein und ein Sportartenwechsel kann von Nutzen sein [73].

Es scheint eine verbreitete Meinung zu sein, dass Muskelaufbau und vegane Ernährung zwei Gegensätze darstellen. Vielfach wird publiziert, dass für die Regeneration und den Muskelaufbau Proteine tierischen Ursprungs benötigt werden. Wie bereits erläutert, können qualitativ hochwertige Proteine auch über eine pflanzliche Ernährung aufgenommen werden und demzufolge den Muskelaufbau während der Regeneration fördern. Dies konnte auch anhand einer Studie aus dem Jahr 2013 belegt werden. Hierzu wurden 24 männliche und trainierte Probanden in zwei Gruppen eingeteilt. Die eine Gruppe bekam täglich in Form eines Nahrungsergänzungsmittel 48 g Reisprotein, während die zweite Gruppe dieselbe Menge an Molkenprotein erhielt. Über einen Zeitraum von acht Wochen trainierten beide Gruppen an drei Tagen die Woche. Sowohl vor und nach dem Training wurden die Dauer der Erholungsphase, die Stärke des Muskelkaters sowie der Zeitpunkt der erneuten Einsatzbereitschaft für das nächste Training untersucht. Darüber hinaus wurde mit Ultraschall die Muskelstärke bestimmt und mit einer Röntgen-Absorptiometrie die Körperzusammensetzung analysiert. Ebenso wurden auch die Ergebnisse beim Bankdrücken und bei der Beinpresse dokumentiert und ausgewertet. Die Untersuchungsergebnisse weisen darauf hin, dass zwischen beiden Gruppen kein Unterschied identifiziert werden konnte. Die Phasen der Regeneration waren gleich lang und die Muskelmassen und die Kraft nahmen bei beiden getesteten Gruppen zu gleichen Teilen zu. Hieraus schlussfolgern die Autoren, dass pflanzliche Proteine die Leistungsfähigkeit gleichermaßen verbessern können, wie es bei tierischen Proteinen der Fall ist [44].

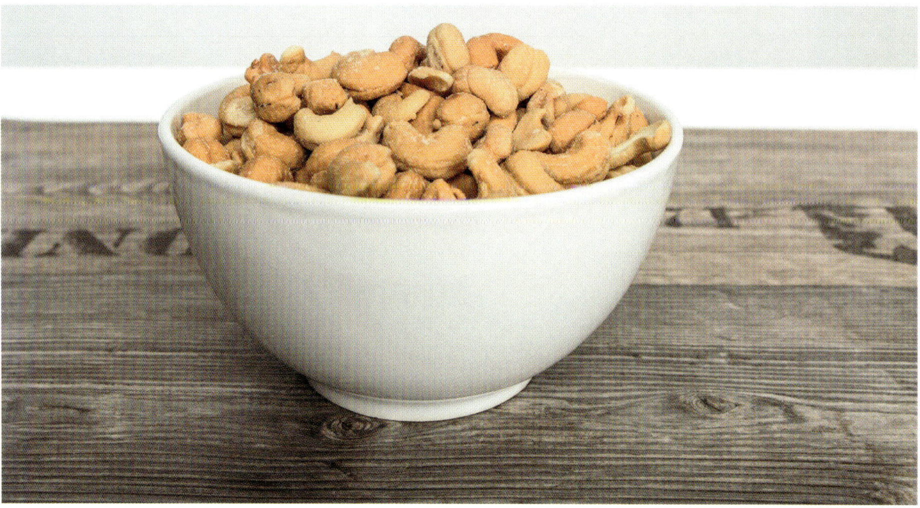

Abbildung 26: Cashewkerne liefern dem Körper hochwertige Proteine, welche er für die Regeneration benötigt

Eine Studie konnte zeigen, dass zwar eine erhöhte Proteinaufnahme mit einer höheren Muskelmasse einhergeht, jedoch gibt es keinen signifikanten Unterschied, aus welchen Lebensmittelgruppen diese Proteine aufgenommen werden. In Abhängigkeit des Geschlechts, des Alters sowie der sportlichen Aktivität konnte der Verzehr von Hülsenfrüchten sogar den höchsten Zuwachs an Muskelmasse aufweisen [66]. Diese Studienergebnisse können verdeutlichen, dass die Annahme, dass lediglich tierisches Protein dem Aufbau von Muskelgewebe zuträglich sei, revidiert werden kann. Im Kontext der Regeneration kann demnach getrost auf tierische Produkte verzichtet werden.

In einer Studie konnte nachgewiesen werden, dass vegane Athleten eine schnellere Regenerationsphase aufweisen. Da auch Sport oxidativen Stress im Organismus auslöst, müssen sich nach dem Training oder dem Wettkampf die Zellen wieder erneuern und aufbauen. Durch die hohe Aufnahme von sekundären Pflanzenstoffen bei Veganern können zum einen die Zellen besser vor Stressfaktoren geschützt werden und zum anderen besteht der Nutzen der veganen Ernährung darin, dass der Aufbau von Zellen gefördert wird [100].

4.4 KOLLAGENSYNTHESE

Kollagensynthese bezeichnet die intrazellulär und extrazellulär stattfindende Synthese von Kollagen. Kollagen stellt ein fasrig und wasserunlösliches Protein dar. Zudem zeichnet es sich durch seinen spezifischen Aufbau und eine extrem hohe Zugfestigkeit aus und kann infolgedessen kaum gedehnt werden. Am häufigsten kommen die Kollagenfasern Typ I-III vor. Rund 80 Prozent des Kollagens bestehen aus Typ-I und kommen insbesondere in jenen Bindegewebsstrukturen vor, die unter einer großen Zugbeanspruchung stehen, wie etwa Kapselbänder und Sehnen. Des Weiteren sind auch Knochen aus diesem Typus aufgebaut. Der Kollagentyp II findet sich im Speziellen in den Bindegewebsstrukturen wieder, die überwiegend unter Druckbeanspruchung stehen. In diesem Zusammenhang sind Knorpel oder Teile der Bandscheiben zu nennen. Einen wichtigen Anteil an der mechanischen Festigkeit des Kollagens haben die Brückenbindungen, die sogenannten Crosslinks, zwischen den einzelnen Aminosäureresten. Den Kollagentyp III (früher als retikuläre Fasern bezeichnet) findet man vor allem in der Haut und Unterhaut, innerhalb und zwischen den inneren Organen und in allen Geweben, in denen gerade eine Wundheilung stattfindet [35].

Kollagen stellt somit eine Substanz dar, welche den Körper zusammenhält. Ist die Kollagensynthese gestört, so kann dies eine Gefahr für die Gesundheit bedeuten. Störungen in der Kollagensynthese können durch einen Mangel an Enzymen, Vitaminen oder Spurenelementen ausgelöst werden. So ist das Vitamin C für verschiedene Syntheseprozesse wichtig, wie auch aktiv bei der Kollagensynthese sowie bei der Reduktion von dreiwertigem zu zweiwertigem Eisen, welches auch für die Kollagensynthese benötigt wird. Auch liegt die Funktion des Vitamin C in der Hydroxylierung der Aminosäure Lysin, durch die die Crosslinks ermöglicht werden und die für die Stabilität des Kollagens entscheidend ist. Ebenso hat Vitamin C eine sehr wichtige antioxidative Wirkung und hemmt infolgedessen Entzündungsprozesse. Darüber hinaus hat es einen regenerativen Effekt auf das Vitamin E [10].

Ein typisches Syndrom einer Störung der Kollagensynthese ist das Krankheitsbild des Skorbutes, das durch einen Vitamin-C-Mangel induziert wird. Bei dieser Erkrankungsform ist im gesamten Körper die Synthese von Kollagen gestört, mit der Folge von Wundheilungsstörungen, Einblutungen in der Haut und Knochenhaut sowie Muskelschwund. Skorbut war eine bei Seefahrern äußerst gefürchtete Krankheit. Im Zeitalter der Entdeckungen war die Mangelerkrankung oft die Haupttodesursache. Heutzutage kommt Skorbut nur noch selten vor. Doch bei einer extrem schlechten Ernährung kann man noch immer daran erkranken.

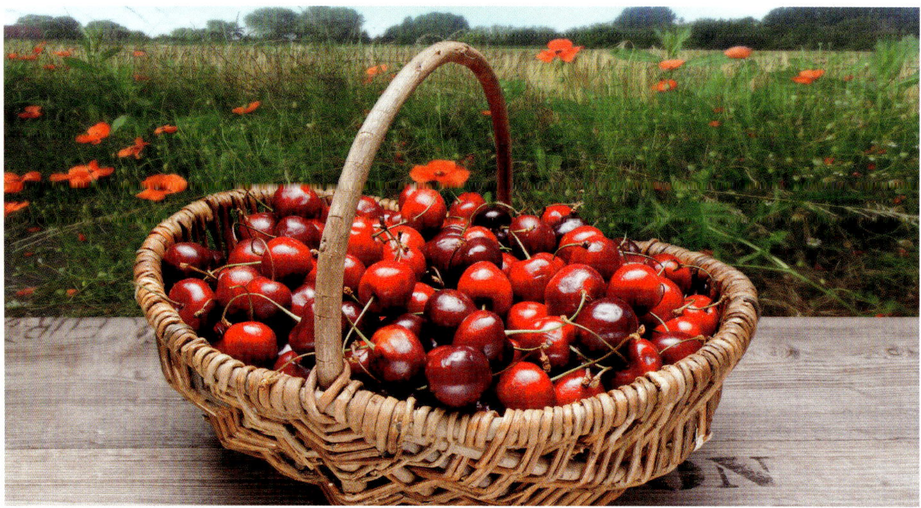

Abbildung 27: Frisches Obst fördert die Kollagensynthese

Zudem benötigt der Organismus zum Aufbau von Kollagen Proteine. Aus diesem Grund sollte die Nahrung ausreichend Eiweiß beinhalten. Dabei sollten die Proteine aus pflanzlichen Quellen stammen, da tierisches Eiweiß den Nachteil hat, dass es zum einen den pH-Wert des Körpers senkt und zum anderen, dass diese Proteine häufig Lieferanten von Arachidonsäure sind, aus welchen Entzündungsmediatoren produziert werden können [10]. Darüber hinaus haben die essentiellen Aminosäuren Lysin, Methionin, Threonin sowie Valin eine wichtige Funktion bei den Proteinen der kollagenen und elastischen Fasern. Methionin findet sich vor allem im Bereich der Basalmembranen und Threonin insbesondere im Knochengewebe. Als nicht-essentielle Aminosäure stimuliert Arginin die entsprechenden Zellen der Kollagensynthese und nimmt daher eine wichtige Funktion während der Wundheilung ein (siehe Abschnitt „Wundheilung") [10]. Um die Kollagensynthese anzuregen, empfiehlt es sich, auf eine rein pflanzliche Ernährung umzusteigen. In der nachfolgenden Tabelle werden wichtige Proteinquellen angeführt, die sich positiv auf die Kollagensynthese auswirken:

Aminosäuren	Lebensmittel
Lysin, Methionin, Threonin, Valin	Unpolierter Reis, Roggenvollkornbrot, Mais, Hirse, Gerste, Weizen, Buchweizen, Dinkelmehl, Haferflocken, Erbsen, Kichererbsen, Limabohnen, Linsen, Sojabohnen, Mandeln, Erdnüsse, Feldsalat, Kartoffeln, Porree, Grünkohl, Brokkoli, Rosenkohl, Hefe

Tabelle 16: Proteinreiche Lebensmittel zur Förderung der Kollagensynthese

4

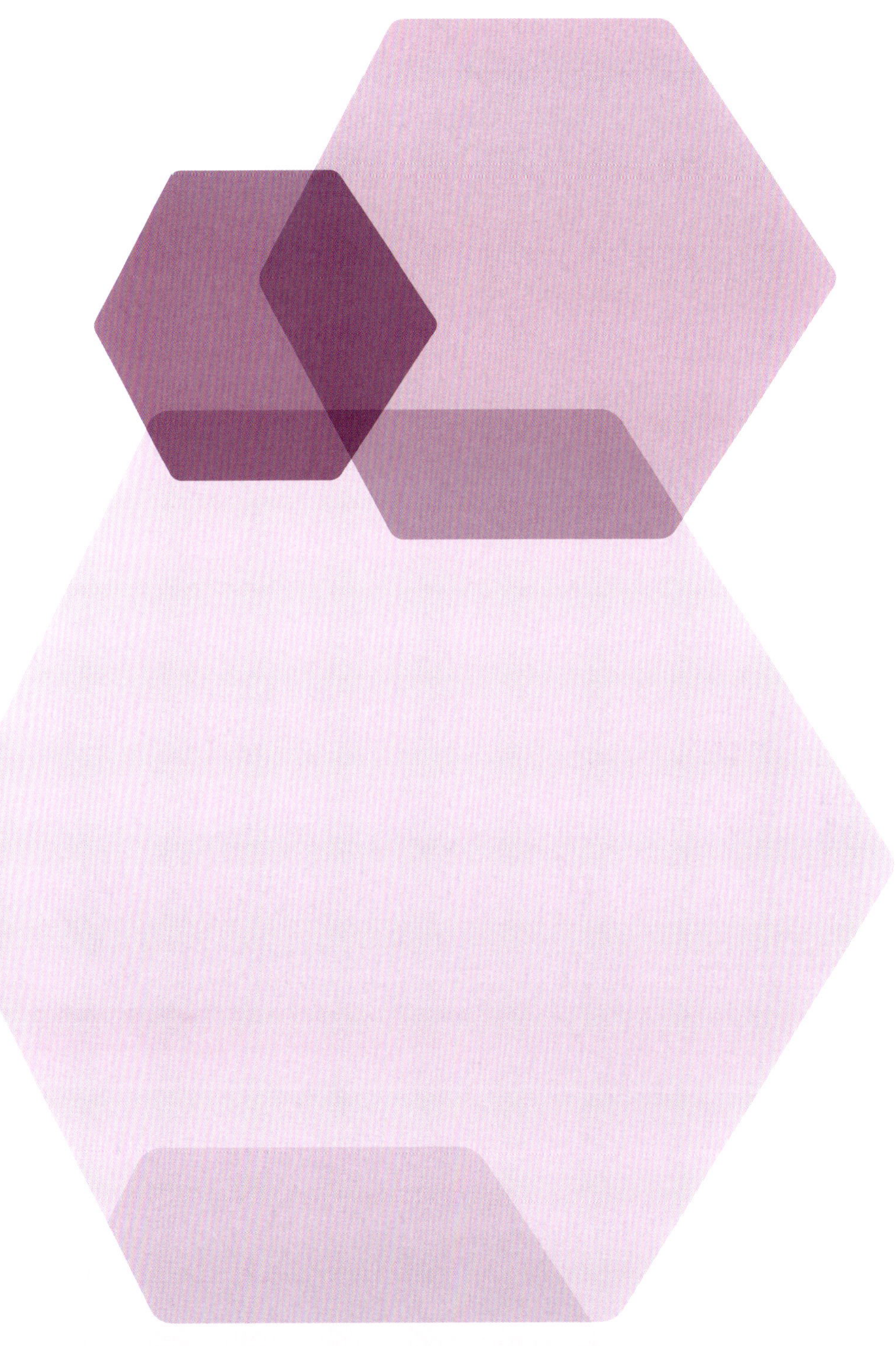

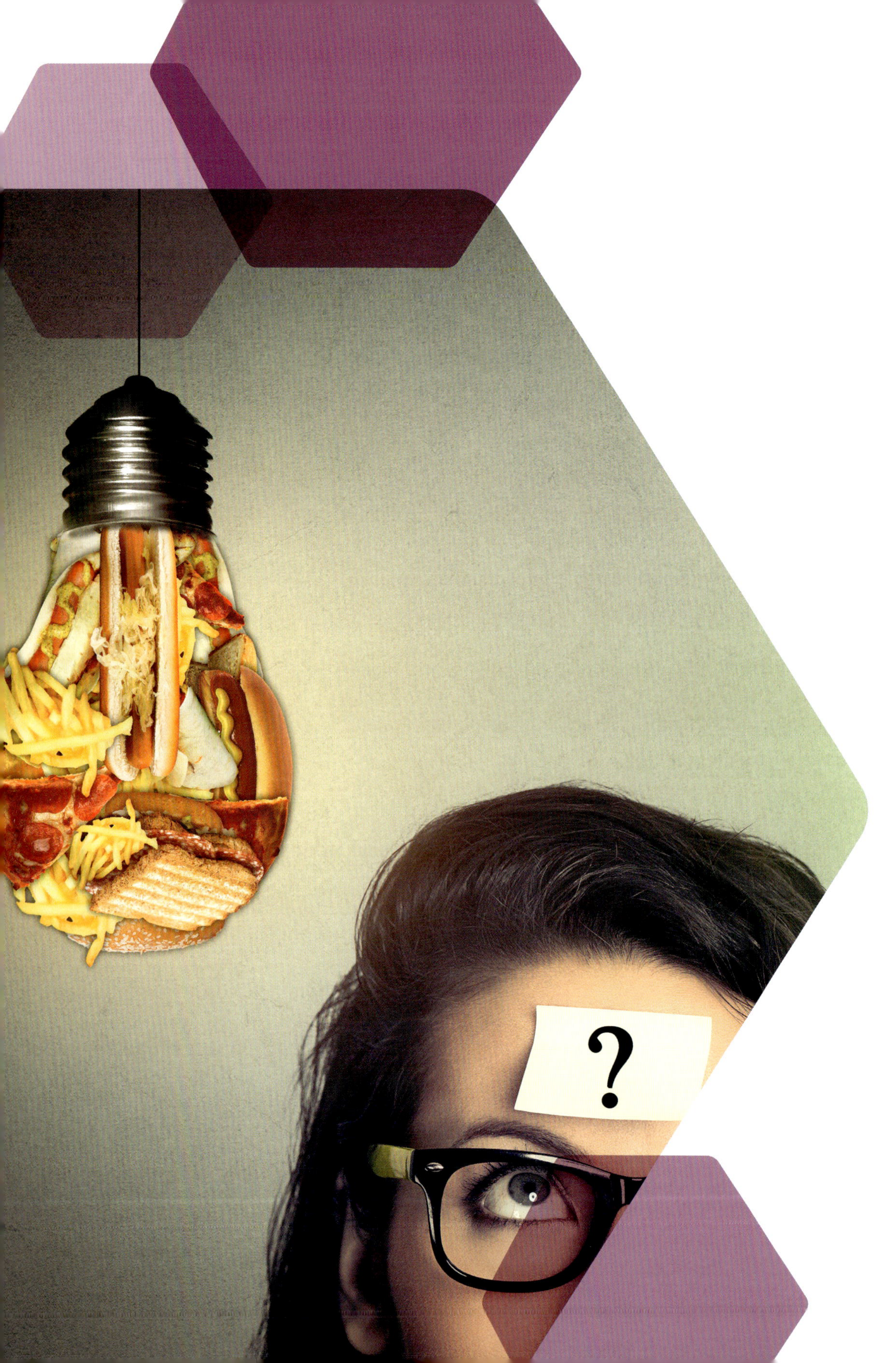

Richtig Essen

5

5.1 IM TRAINING

5.1.1 Vegane Ernährung und Training

Es besteht kein Zweifel daran, dass ein leistungsorientierter Sport auch mit einer veganen Ernährung funktioniert. Dass eine rein pflanzliche Kost Athleten zu einer sportlichen Hochleistung bringen kann, ist für viele undenkbar, gilt es doch, dass Fleisch ein Stück Lebenskraft ist. In vielen Köpfen herrscht die Vorstellung, dass Fleisch Kraft geben würde und es für Männlichkeit steht.

Symbolik von Nahrung

In der Welt der Ernährung existiert eine Reihe von Lebensmitteln, die von den Zeichen der Männlichkeit oder Weiblichkeit durchwachsen sind. In der Regel kann gesagt werden, dass Nahrung, die viel gebissen oder gekaut werden muss, eher im männlichen Kontext einzuordnen ist, während weniger Beißen und Kauen auf Genuss, Narzissmus und Weiblichkeit hinweist. So stellen Fleisch und Blut eine eher männliche Speise dar, während pflanzliche Lebensmittel und Milch eher weiblich sind. Ebenfalls gilt Braten und Rösten eher als männlicher Akt, Backen und Kochen hingegen ist eher weiblich. Frauen kochen meist im Haus, Männer eher außerhalb [8].

Die Theorie, dass eine Ernährung mit Fleisch und anderen tierischen Produkten Stärke, Ausdauer und Kraft im Training verleiht, ist von der Wissenschaft bereits überholt worden. Es gibt zahlreiche Beispiele für Athleten, die durch eine vegane Ernährung ein höheres Leistungspensum erzielen konnten, wie der Triathlet Markus Rolli, der Kampfsportler Patrik Baboumian, der Gewichtheber Kendrick Farris, der Bodybuilder Robert Cheeke, der Boxer Mike Tyson, die Läuferin Sally Eastall, die Bergsteigerin Gerlinde Kaltenbrunner, der Radsportler Robert Millar oder der Fußballspieler Marco Sailer. Diese Liste lässt sich sicherlich noch erweitern, jedoch soll durch diese Beispiele verdeutlicht werden, dass sich eine vegane Ernährung in vielen Bereichen des Leistungssportes durchgesetzt hat, ohne dass für die Sportler Nachteile entstanden sind. Doch wie kann dieses Phänomen aus wissenschaftlicher Sicht betrachtet werden?

Eine fleischfreie Ernährung kann dazu beitragen, die Sauerstoffversorgung bei Sportlern zu fördern. In einer Studie wurden die kardiorespiratorische Fitness sowie die Kraft von Vegetariern und Omnivoren getestet. Hierzu wurde zum einen die Sauerstoffversorgung über die maximale Sauerstoffaufnahme während eines Laufes auf einem Laufband erfasst und zum anderen die Kraft der Beinmuskulatur gemessen. Die Ergebnisse zeigen, dass die maximale Sauerstoffaufnahme in der vegetarischen Gruppe höher als in der Gruppe der Allesesser war. Hinsichtlich der Kraft traten allerdings keine signifikanten Unterschiede auf. Aufgrund dieser Erkenntnisse kommen die Autoren der Studie zu der Folgerung, dass einerseits eine vegetarische Ernährung keinen negativen Einfluss auf die Leistungsfähigkeit von Sportlern hat und andererseits durch eine vegetarische Ernährungsweise die Sauerstoffversorgung von Sportlern während des Trainings verbessert werden kann [65]. Leider kann in diesem Zusammenhang kein direkter Bezug zu vegan lebenden Athleten hergestellt werden, da zwischen Veganern und Vegetariern im Rahmen der Studie nicht unterschieden wurde.

In einer weiteren Untersuchung wurde ein veganer Ultra-Triathlet mit einer Kontrollgruppe von zehn gleichaltrigen Ironman-Triathleten (Omnivoren) untersucht. Der vegane Athlet zeigte keine Anzeichen von Mangelernährung oder gesundheitlicher Beeinträchtigung. Im Vergleich zur Kontrollgruppe wies der vegane Athlet am Atemkompensationspunkt eine höhere Sauerstoffaufnahme auf. Dieser Fall zeigt, dass auch sportliche Höchstleistungen, wie die eines dreimaligen Ironmans, auf veganer Basis möglich sind [58].

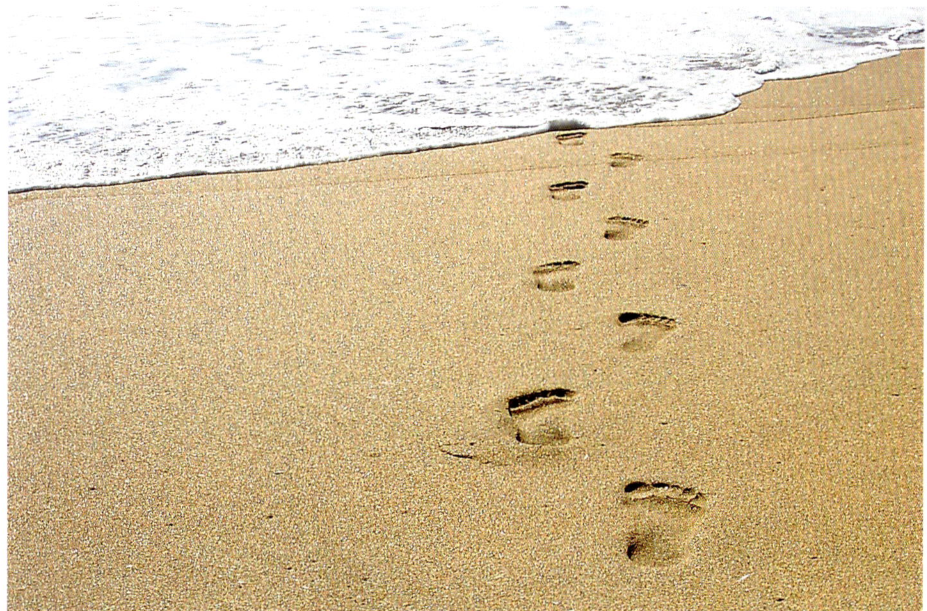

Abbildung 28: Mehr Ausdauer im Training dank einer veganen Ernährungsweise

Doch wie sieht eine vegane Ernährungsweise in Trainingsphasen aus, um Höchstleistungen vollbringen zu können? Sowohl Freizeit- als auch Wettkampfsportler sind oftmals auf der Suche nach einem Ernährungsprogramm, durch welches sie Höchstleistungen erbringen können und sie sich somit zu den Gewinnern zählen können. Häufig neigen jedoch solche Athleten dazu, Proteinpulver, Nahrungsergänzungsmittel oder Pillen einzunehmen, was auf Kosten der Ernährung geht, die einen wichtige Leistungsfaktor darstellt. Auch wenn genetische, physische und psychologische Faktoren gemeinsam eine wichtige Funktion übernehmen, um die sportlichen Möglichkeiten auszureizen, vergessen viele Sportler, dass schlechte Essgewohnheiten und ein Nährstoffmangel die Leistung erheblich beeinflussen können. Infolgedessen sollte eine geeignete Ernährung sowohl dem Training als auch dem Wettkampf zuträglich sein.

5.1.2 Brennstoff Kohlenhydrate

Kohlenhydrate sind der zentrale Brennstoff bei intensiven körperlichen Belastungen. Ein Mangel kann sich insbesondere während der Belastung in einer reduzierten muskulären und mentalen Leistungsfähigkeit bemerkbar machen. Der Bedarf an Kohlenhydraten ist sehr individuell. Die Zufuhr muss, um Trainingsleistung, Regeneration und allgemeine körperliche und geistige Leistungsfähigkeit zu maximieren, optimal an den Bedarf angepasst werden. Infolgedessen scheint es problematisch zu sein, generelle Empfehlungen auszusprechen. Festgehalten werden kann jedoch, dass die Ernährung ballaststoffreich ist und sich durch komplexe Kohlenhydrate auszeichnet. Dabei sollte der Kohlenhydratanteil mindestens 60 Prozent der täglichen Energiezufuhr betragen oder 6 bis 10 g/kg Körpergewicht. Ein weiteres Maß stellt die Trainingsdauer dar. Hierbei sollten je 30 bis 60 g Kohlenhydrate je Stunde Training konsumiert werden [79]. Ein arbeitender Muskel während des Trainings besitzt im Vergleich zum Ruhestand einen 300-fach höheren Energieumsatz. Die hierfür notwendige chemische Energie gewinnt der Organismus direkt aus Adenosintriphosphat (ATP). Die ATP-Speicher in den Muskelzellen sind jedoch relativ begrenzt, sodass ATP kontinuierlich regeneriert werden muss. Bei der aeroben Energiebereitstellung wird bei allen maximalen und hochintensiven Belastungen der Glykogenspeicher herangezogen. Eine Erschöpfung der Glykogenspeicher im Muskelgewebe ist zwangsweise mit einem Leistungsabfall verbunden [11].

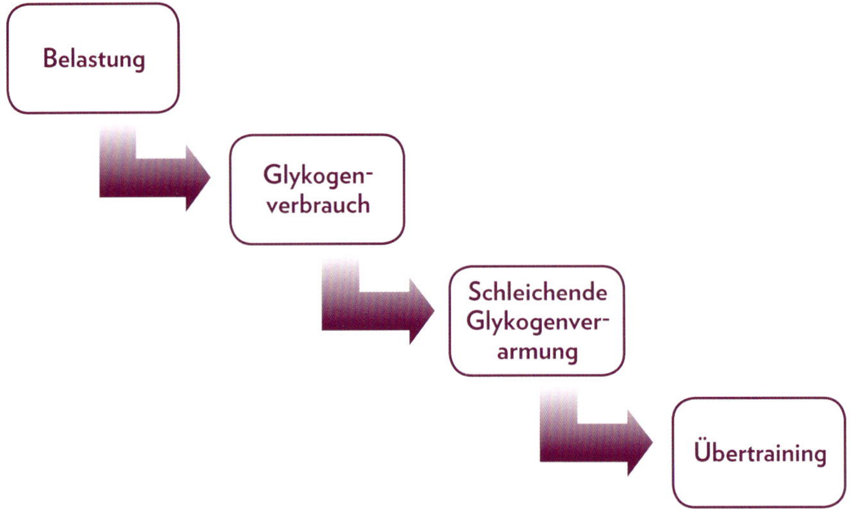

Abbildung 29: Zusammenhang zwischen Kohlenhydratzufuhr und Leistungsfähigkeit [38]

Um langfristig eine optimale Auffüllung der Glykogenspeicher in der Leber und der Muskulatur erzielen zu können, sollten komplexen Kohlenhydraten daher eine wichtige Rolle zugesprochen werden. Zu bevorzugen sind komplexe Kohlenhydrate aus Vollkorngetreide, Hülsenfrüchten, Gemüse und Obst. Zucker in Form von beispielsweise Süßigkeiten oder stark verarbeiteten Lebensmitteln ist zu reduzieren oder am besten ganz zu meiden. Viele Leistungssportler bevorzugen häufig weiße Nudeln oder weißen Reis, was infolgedessen den Blutzuckerspiegel rapide ansteigen und auch wieder schnell absinken lässt. Das hat zum einen den Nachteil, dass diese Form der Kohlenhydrate nicht lange satt halten kann, und zum anderen, dass stoffwechselbedingte Erkrankungen hierdurch begünstigt werden können. Sollten allerdings sehr lange und intensive Trainingseinheiten geplant sein, so kann es sinnvoll sein, zwei bis drei Stunden vorher auf eine kleinere Mahlzeit mit schnell verdaulichen Kohlenhydraten zurückzugreifen.

5.1.3 Protein-Power

Proteine sind in zweierlei Hinsicht am Muskelaufbau beteiligt. Zum einen bestehen Muskeln aus Proteinen und zum anderen wirken diese auf den Regulationsmechanismus, die sogenannte „Proteinbiosynthese“[1]. Dabei reicht ein alleiniges Training nicht dazu aus, um Muskeln aufbauen zu können. Zwar bewirkt ein regelmäßiges Training, dass die Proteinbiosynthese in Gang gesetzt wird, allerdings müssen hierzu ausreichend Proteine im Organismus zur Verfügung stehen. Um einen optimalen Muskelaufbau erreichen zu können, sollte etwa 1,5 bis 3 Stunden vor dem Training eine eiweißreiche Mahlzeit konsumiert werden. Weiterhin hat es sich bewährt, während des Trainings eine Kombination aus Proteinen und Kohlenhydraten aufzunehmen. Das hat zur Folge, dass die Proteine für den Muskelaufbau genutzt werden und die Kohlenhydrate die notwendige Energie zur Verfügung stellen [38]. Nachfolgend finden Sie Tipps, wie Sie Ihren Eiweißbedarf um das Training herum optimal decken können:

- Zu einem Salat sollten Sie eine Auswahl an Bohnen essen, wie beispielsweise Kichererbsen oder schwarze Bohnen. Diese Proteinlieferanten enthalten rund 7 bis 10 g Eiweiß pro Portion.
- Erfrischend ist ein Shake aus milchfreiem Eis und frischem Obst oder gefrorenen Früchten. Hierdurch erhalten Sie einen köstlichen und cremigen Shake, der Sie ausreichend mit Protein versorgt.
- Für unterwegs eignen sich Sojashakes oder Sportriegel, die schnell und einfach den Energiebedarf decken.

1 Auf die Proteinbiosynthese wird im Rahmen der Regeneration genauer eingegangen.

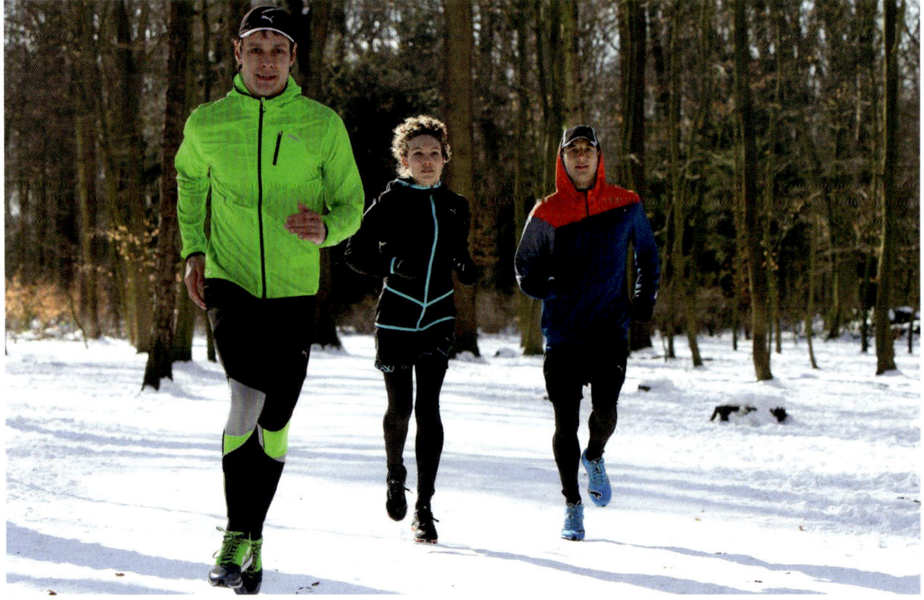

Abbildung 30: Die kombinierte Aufnahme von Proteinen und Kohlenhydraten gibt Ihnen richtig viel Power für das Training

5.1.4 Fette für die Muskeln

Fette sind neben den Kohlenhydraten ein entscheidender Energielieferant, im Speziellen bei mehrstündigen Belastungen. Athleten ernähren sich oftmals fälschlicherweise fettarm, weil sie der Auffassung sind, dadurch mehr Muskeln und weniger *Körperfett* aufzubauen. Dabei übernehmen Fettsäuren bei Sportlern die Aufgabe der Energieproduktion in den Körperzellen, was entscheidend für die Leistungsfähigkeit, den Aufbau von Muskeln sowie die Regeneration des Muskelgewebes ist [112]. Wichtig ist es daher in der Trainingsphase, dass der Nahrungsfettanteil getrost erhöht werden kann, da es ansonsten zu einem Ungleichgewicht zwischen Fettzufuhr und Fettverbrauch kommt und infolgedessen körpereigene Fettdepots abgebaut werden.

Das bedeutet jedoch nicht, dass wahllos Lebensmittel verzehrt werden sollten, die eine schlechte Fettqualität aufweisen. Dies kann auf Dauer zu krankmachenden Prozessen führen. Veganer sollten daher die Qualität der Fettzufuhr verbessern. Das bedeutet konkret, dass insbesondere auf Transfettsäuren verzichtet werden sollte, die beispielsweise in Margarine, Back- und Süßwaren sowie frittierten Kartoffelprodukten und Fertiggerichten enthalten sind. Nicht nur für die Trainingsphase, sondern als ein täglicher Bestandteil der Ernährung eignen sich vor allem verschiedene Pflanzenöle (z. B. Olivenöl, Rapsöl, Sesamöl), Avocados und Walnüsse, da sie wichtige Fettsäuren liefern und den Körper sowie die Muskeln vor Entzündungsprozessen schützen können.

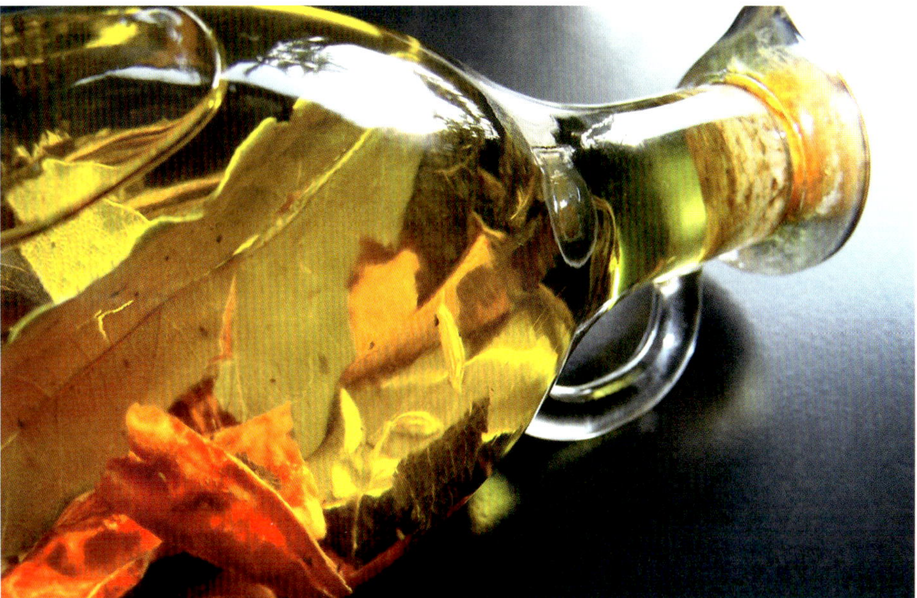

Abbildung 31: Hochwertige Öle sollten täglicher Bestandteil eines veganen Sportlers sein

5.1.5 Richtig trinken

Auch wenn eine rein pflanzliche Ernährung einen deutlich höheren Wassergehalt aufweist, als es bei einer gemischten Kost der Fall ist, sollte nicht vergessen werden, im Training auf eine ausreichende Flüssigkeitszufuhr zu achten. Denn mit dem Training steigt auch der Bedarf an Flüssigkeit. Dabei stellt Wasser einen idealen Flüssigkeitslieferanten dar und bietet sich speziell für diejenigen sportlichen Aktivitäten an, die nicht länger als eine Stunde dauern. Für Aktivitäten, die diesen Zeitrahmen überschreiten, können sogenannte „Sportdrinks" verwendet werden, die Elektrolyte oder Kohlenhydrate enthalten. Kleiner [47] empfiehlt folgende Richtlinien, um sich vor einer Dehydration zu schützen:

- Zwei Stunden vor dem Training sollte ein halber Liter Flüssigkeit getrunken werden.
- Während des Trainings sollten alle 15 bis 20 Minuten 100 bis 250 ml Flüssigkeit aufgenommen werden.
- Nach dem Training sollten 500 bis 600 ml für jedes Pfund getrunken werden, das Sie verloren haben. Es ist daher insbesondere bei längeren und intensiveren Trainingseinheiten sinnvoll, sich vor und nach dem Training zu wiegen.

Das „richtige" Trinken ist allerdings ein sehr umstrittenes Thema, zu welchem eine Vielzahl an Meinungen existiert. Einerseits wird behauptet, dass nur dann getrunken werden sollte, wenn man durstig ist, und auf der anderen Seite wird angenommen, dass das Trinken in regelmäßigen Zeitabständen erfolgen sollte. Bei der Betrachtung dieser unterschiedlichen Ansätze scheint es so, als ob es sich hierbei um eine Glaubensfrage handelt. An dieser Stelle möchten wir aber dringlich darauf hinweisen, dass eine ausreichende Flüssigkeitszufuhr sowohl beim Training als auch beim Wettkampf höchste Priorität hat. Sollte in sehr aktiven Phasen erst dann getrunken werden, wenn sich der Durst meldet, so kann dies unter Umständen zu schwerwiegenden gesundheitlichen Problemen, wie Kopfschmerzen, Müdigkeit und Hitzekrämpfen sowie Hitzschlag, führen [47].

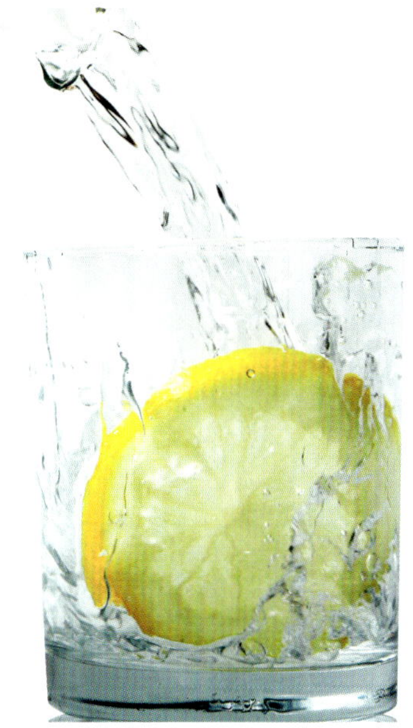

Abbildung 32: Richtig trinken – Eine Glaubensfrage?

5.2 IM WETTKAMPF

5.2.1 Pflanzlicher Treibstoff – Kohlenhydrate

Vegetarische Diäten weisen typischerweise einen höheren Anteil an Kohlenhydraten und Antioxidantien auf, was für die sportliche Leistung, insbesondere für Ausdaueraktivitäten, von Vorteil sein kann [63]. Kohlenhydrate stellen beim Wettkampf einen wichtigen Energielieferanten dar. Ein intensiver und langer Wettkampf über 90 Minuten führt jedoch dazu, dass die Kohlenhydratspeicher schnell geleert werden. Dies macht sich insbesondere dadurch bemerkbar, dass trotz großem Ehrgeiz die Kräfte schwinden. Diesem Effekt kann vorgebeugt werden, wenn dem Körper während des Wettkampfes 60 Gramm leicht verdauliche Kohlenhydrate pro Stunde zugeführt werden. Hierbei ist es nicht vonnöten, unbedingt auf Power-Gels oder ähnliche Produkte auszuweichen. Einen sehr guten Energielieferanten stellt die Hirse dar, die es auch in Form von Hirsekeksen zu kaufen gibt. Hirse ist sehr gut bekömmlich und zudem auch leicht verdaulich. Der glykämische Index (GI) ist mit knapp über 70 sehr hoch und deutet darauf hin, dass die Kohlenhydrate relativ schnell vom Körper aufgenommen und wiederverwertet werden können. Auf den GI werden wir in der Regenerationsphase nochmals genauer eingehen.

Untersuchungen an Radsportlern konnten zeigen, dass durch eine Mischung der Kohlenhydrate Glukose und Fruktose in einem Verhältnis von 2:1 die Kohlenhydratverwertung während des Wettkampfs erhöht werden kann. Während der intensiven Belastung bewirkt dies eine Leistungssteigerung von bis zu acht Prozent. Dieser Gesichtspunkt kann damit erklärt werden, dass beim Verzehr von Glukose und Fruktose der Organismus auf duale Transportmechanismen zurückgreift, um die Kohlenhydrate effektiv aufzunehmen. Dies führt dazu, dass der Körper beinahe doppelt so viel Kohlenhydrate aufnehmen kann und die Muskeln deutlich besser versorgt werden [38]. In der Praxis ist es daher empfehlenswert, auf eine Mischung aus Getreide, etwas Zucker sowie Obst zu setzen. Oftmals tritt jedoch der Fall ein, dass Leistungssportler vor einem wichtigen Wettkampf zu aufgeregt sind, um zu essen, und es macht sich ein flaues Gefühl in der Magengegend bemerkbar. Dennoch sollte versucht werden, zwischendurch einen kleinen Snack zu verzehren, wie beispielsweise Bananenstücke oder Reiscracker. Generell kann davon ausgegangen werden, dass in Wettkampfsituationen kleinere und ballaststoffärmere, aber dafür regelmäßige Portionen dafür sorgen können, dass die Verdauung nicht überfordert wird.

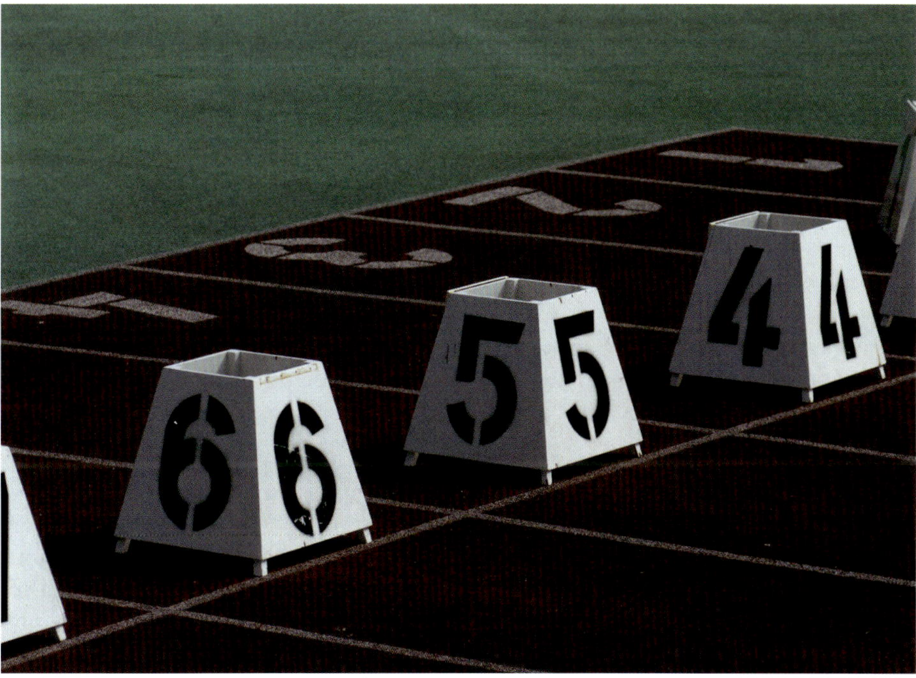

Abbildung 33: Auch im Wettkampf kann auf eine vegane Ernährung gesetzt werden

Da unmittelbar vor und während des Wettkampfes die gleichen Empfehlungen gegeben werden können wie im Training, wird an dieser Stelle nicht mehr explizit auf die Proteinversorgung eingegangen. Zudem ist kurz vor einem Wettkampf die Proteinzufuhr der Auffüllung der Kohlenhydratreserven untergeordnet.

5.2.2 Fette

Auch in der Wettkampfphase müssen sich Sportler nicht vor Fetten fürchten. Grundsätzlich gilt jedoch, dass zu viele Fette den Organismus im Wettkampf beeinträchtigen können, da fettreiche Mahlzeiten durchaus lange im Magen verweilen. Am Abend vor dem Wettkampf sollten daher keine fettreichen Speisen mehr verzehrt werden und der Schwerpunkt sollte auf die Aufnahme von Kohlenhydraten gelegt werden.

5.3 NACH DEM WETTKAMPF - IN DER REGENERATION

5.3.1 Kohlenhydrate füllen die Speicher auf

Wer nach dem Wettkampf seine Speicher schnell wieder auffüllen möchte, greift bestenfalls zunächst zu kurzkettigen Kohlenhydraten, welche schnell einen Einfluss auf den Blutzuckerspiegel haben. Denn die intensive Belastung hat zur Folge, dass eine Verarmung der Muskulatur an Glykogen erzeugt wird und somit ein hoher Wiederauffüllungsbedarf besteht. Wer zeitnah nach dem Wettkampf auf eine kohlenhydratreiche Mahlzeit zurückgreift, kann hierdurch die Regeneration beschleunigen. Wird die Nahrungszufuhr jedoch verzögert, so führt dies zu einem Leistungsabbau. Vor allem nach einem anstrengenden Wettkampf sind hochglykämische Kohlenhydrate in Verbindung mit Proteinen sinnvoll. Je stärker ein *Kohlenhydrat* verarbeitet ist, umso kürzer ist seine Molekularstruktur. Zudem unterliegt der GI weiteren Faktoren. Hierzu zählen die Zusammensetzung eines Lebensmittels (Vorhandensein von Fett, Proteinen, Ballaststoffen etc.) sowie die küchentechnische Zubereitung. Je geringer der Verarbeitungsgrad und je größer der Anteil an komplexen Kohlenhydraten (Polysacchariden) und Ballaststoffen ist, desto niedriger ist der GI und desto flacher verläuft die Blutzuckerkurve nach dem Essen. Fett- oder proteinreiche Lebensmittel verringern den glykämischen Index ebenfalls.

Der glykämische Index (GI) ist daher eine wichtige Größe zur Eingruppierung von Nahrungskohlenhydraten. Der GI sagt demnach aus, wie stark der Blutzuckerspiegel durch die Zufuhr von Kohlenhydraten ansteigt. Die nachfolgende Tabelle zeigt einige Lebensmittel mit einem hohen und mittleren GI:

Lebensmittel	GI
Hoher GI >70	
Cornflakes	81
Gebackene Kartoffeln	85
Baguette	95
Traubenzucker	100
Mittlerer GI 50-70	
Porridge mit Instant-Haferflocken	66
Roggenvollkornbrot	58
Banane	52
Grüne Erbsen	48

Tabelle 17: Lebensmittel mit hohem und mittlerem GI

Aber Vorsicht! Diese Kohlenhydrate sollten lediglich nach einem anstrengenden und intensiven Wettkampf konsumiert werden. Ansonsten gilt, dass die Wahl wieder auf „gesunde" Kohlenhydrate gelegt wird, die einen niedrigen GI aufweisen, wie beispielsweise Brokkoli, Bulgur, Erdbeeren, frische Gemüsesäfte, Sojanudeln, Kichererbsen oder Kidneybohnen. Zudem kann es nach dem Wettkampf hilfreich sein, wenn Fruchtsäfte oder Schorlen getrunken werden. Der Kaliumgehalt in den Säften sorgt dafür, dass die Regeneration der Kohlenhydratreserven gefördert wird, indem ein Enzym aktiviert wird, welches zur Kohlenhydratspeicherung benötigt wird [38].

5.3.2 Proteine zur Regeneration

Insbesondere nach einem intensiven *Training* wird der Körper deutlich höher belastet als zuvor. Direkt nach einer solchen Belastungsphase ist dem Körper möglich, etwa die dreifache Menge an Aminosäuren im Muskel aufzunehmen als zuvor. In der Regenerationsphase geht es in erster Linie um die Proteinsynthese. Durch die Aufnahme von Aminosäuren wird die Glykogenresynthese beschleunigt [73]. Als Glykogenresynthese bezeichnet man den Vorgang der Wiederauffüllung der Kohlenhydratspeicher in Muskulatur und Leber.

Für die Proteinbiosynthese spielt das L-Leucin eine zentrale Rolle. Diese Aminosäure ist für die Proteinsynthese *verantwortlich*, sprich, für den Aufbau von Eiweiß im Muskel und in der Leber. Um eine bestimmte Muskelmasse erhalten zu können, ist eine ausreichende Zufuhr an dieser essentiellen Aminosäure erforderlich. Eine weitere wichtige Funktion des Leucins besteht darin, die Insulinausschüttung aus der Bauchspeicheldrüse anzuregen, um somit den Blutzuckerspiegel zu regulieren. Dies führt wiederum dazu, dass Aminosäuren über die Muskeln schneller aufgenommen werden und somit deren Aufbau begünstigen können. Auch wird hierdurch die Freisetzung von Cortisol, einem Stresshormon, gesenkt. Darüber hinaus ist dieses Protein auch entscheidend an der Fettverbrennung beteiligt. Aufgrund der Tatsache, dass diese Aminosäure nicht vom Körper produziert werden kann, muss sie über die Nahrung aufgenommen werden. Leucin ist allerdings hauptsächlich in tierischen Lebensmitteln zu finden. Jedoch wird davon ausgegangen, dass wenn auch nur geringe Mengen dieser Aminosäure zugeführt werden, ein gesundheitlicher Nutzen für die Regeneration besteht [29]. Folgende Lebensmittel sollten Sie daher in der Regenerationsphase bevorzugt verzehren:

- Produkte aus Vollkornmehl,
- ungeschälten Reis,
- Hülsenfrüchte,
- Nussmischungen,
- Oliven.

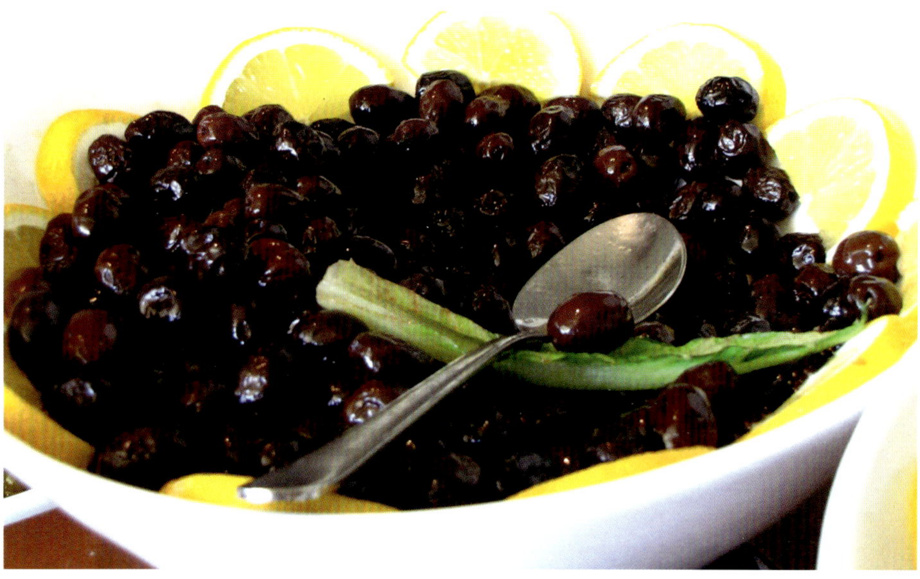

Abbildung 34: Oliven – reich an Leucin

Zu beachten ist allerdings, dass Leucin nur dann ausreichend aufgenommen werden kann, wenn mit der Nahrung eine ausreichende Menge an Vitamin B6 zugeführt wird. Da dieses Vitamin in fast allen Getreidesorten und vielen Obst- und Gemüsearten enthalten ist, brauchen sich Veganer diesbezüglich keine Sorgen zu machen. Darüber hinaus ist anzuführen, dass im Rahmen der Regeneration ausreichend freie Aminosäuren im Blut vorhanden sein sollten, damit ein Muskelabbau verhindert werden kann. Freie Aminosäuren sind ohne Peptid-Bindungen und können sofort in den Organismus, wie in die Muskeln, eingebaut werden. Proteine aus tierischen Lebensmitteln werden nicht direkt vom Körper resorbiert. Zuerst muss das Protein verdaut und in Aminosäuren umgewandelt werden. Um dies zu erreichen, spalten Verdauungsenzyme im Körper die Peptidbindungen der Proteine. Die Aminosäuren werden dann im Darm absorbiert. Dieser Prozess dauert im Allgemeinen drei bis vier Stunden. Im Gegensatz dazu müssen freie Aminosäuren nicht weiter verdaut werden und Ihr Körper kann sie in etwa 30 Minuten absorbieren. Dabei liefern pflanzliche Proteine eine ausreichende Menge an freien Aminosäuren. Besonders reich an freien Aminosäuren sind Pollen, Blüten, frische Wildkräuter/Kräuter, Microgreens sowie gekeimte Samen.

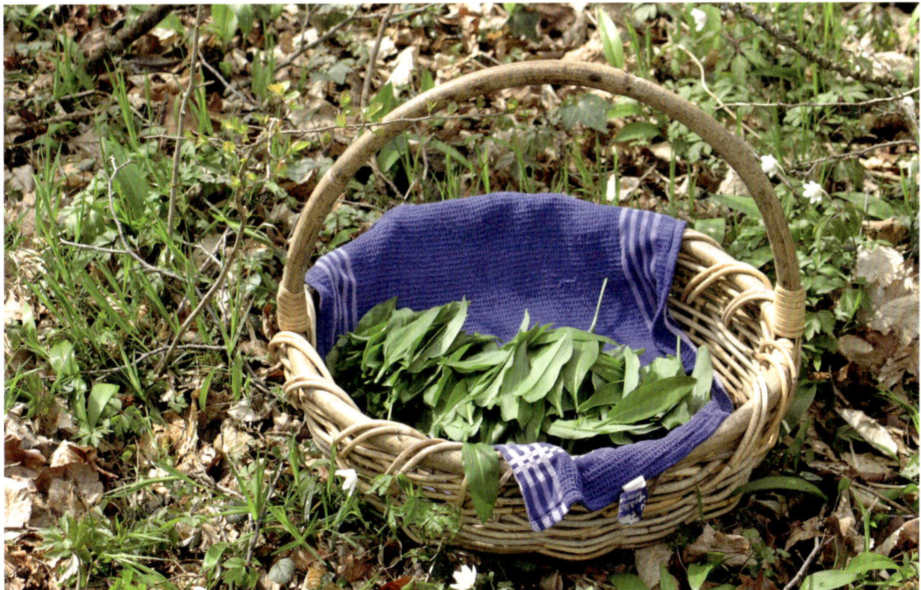

Abbildung 35: Nutzen Sie die Regeneration doch einfach, um Wildkräuter sammeln zu gehen

Bevor die Muskeln und der gesamte Organismus nach einem Wettkampf nicht ausreichend regeneriert sind, sollte unter keinen Umständen eine große Trainingsbelastung erfolgen, um einer längeren Leistungsstagnation oder einem Übertraining entgegenzuwirken. Da der Ablauf der Regeneration durch Vitamine und Mineralstoffe beschleunigt werden kann, ist davon auszugehen, dass eine vegane Ernährung aufgrund ihrer hochwertigen Zusammensetzung zu einem schnelleren Prozess beisteuern kann. Dies birgt den Vorteil, dass Sie sich wieder schnell auf Ihr Training konzentrieren und Ihre Leistung deutlich verbessern können. Auch nach dem Wettkampf und in der Regeneration spielt die Aufnahme von Fetten eine eher untergeordnete Rolle. Demnach gelten auch hier die allgemeinen Empfehlungen für das Training.

5.4 IN DER REHABILITATION

5.4.1 Verlust an Muskelmasse

Der Aspekt der Ernährung wird hinsichtlich des Heilungsprozesses bei Athleten oftmals vernachlässigt. Dabei kann eine gezielte Zufuhr von spezifischen Nährstoffen unterstützend auf die Heilung wirken. Eine zentrale Problematik während der Verletzungsphase liegt darin, dass oftmals ein Muskelschwund als Folge der Unbeweglichkeit eintritt. Verletzungen führen in der Regel zu einer Beendigung oder zumindest zu einer Verringerung der Teilnahme am Sport und einer verminderten körperlicheren Aktivität. Insbesondere durch eine lange Ruhestellung erfolgt ein Verlust der Skelettmuskel und ein daraus folgender Rückgang der Gesundheit sowie der funktionellen Kapazität, insbesondere während der frühen Stadien in der ersten bis zweiten Woche. Das Ausmaß des Muskelverlustes während der „Schonzeit" beeinflusst stark die Dauer der erforderlichen Rehabilitation [105]. Diese Veränderungen sind sehr schnell bemerkbar und je länger die Inaktivität dauert, desto zügiger schreitet der Muskelschwund voran. Dabei führt die Immobilisierung sowohl zu einem Rückgang der Proteinsynthese als auch zu einem Proteinabbau der Muskeln. In diesem Zusammenhang überwiegt allerdings die Abnahme der Proteinsynthese, sodass von einer negativen Muskelproteinbilanz ausgegangen werden muss [101].

5.4.2 Gesamtenergiezufuhr

Aufgrund der verminderten Trainingsmöglichkeiten während der Rehabilitation und des gleichzeitigen Rückgangs des Proteinumsatzes sinkt zunächst der Energieverbrauch des Athleten, sodass eine Reduzierung der Energiezufuhr eine logische Schlussfolgerung darstellt. Jedoch kann angeführt werden, dass der Rückgang des Energieverbrauchs zum Teil nicht so hoch erscheint, wie oftmals angenommen wird. So kann vermutet werden, dass der Energiebedarf während des Heilungsprozesses, je nach Schwere der Verletzung, um 15 bis 50 Prozent höher liegen kann [1].

Wenn allerdings die Einschränkung der Energiezufuhr zu stark ist, wird die Erholung aufgrund negativer metabolischer Konsequenzen deutlich verlangsamt sein. Angesichts der Tatsache, dass eine verringerte Synthese von myofibrillären Proteinen der wichtigste metabolische Faktor für den Muskelabbau ist, führt dieses Energiedefizit, wenn es aufrechterhalten wird, zu einem beschleunigten Verlust von Muskelmasse [101]. Aber das bedeutet nicht automatisch, dass ein übermäßiger Energieüberschuss für die Rehabilitation wünschenswert ist. So stellen die Autoren um Biolo [13] heraus, dass eine positive Energiebilanz während der Inaktivität mit einer stärkeren Muskelatrophie und einer Aktivierung der systemischen Entzündung und der antioxidativen Abwehr verbunden ist. Die Optimierung der Kalorienaufnahme kann daher eine nützliche Strategie sein, um den Muskelverlust während chronischer Inaktivität zu mildern. Um eine bedarfsgerechte Energiezufuhr sicherzustellen, kann es sinnvoll sein, beispielsweise durch die indirekte Kalorimetrie, den tatsächlichen

Energiebedarf des Sportlers zu bestimmen [1]. Grundsätzlich ist jedoch festzuhalten, dass vegane Athleten nicht an die empfohlene Kalorienaufnahme herankommen [104]. Folglich ist es notwendig, dass mehrere kleinere Mahlzeiten über den Tag aufgenommen werden sollten, um die erforderliche Energiezufuhr erreichen zu können.

Beispiel zur Berechnung des Energiebedarfs für einen 25-jährigen männlichen Sportler [1]:

- Grundumsatz (GU) (Mittelwert aus Faustformel, Harris & Benedict, WHO) = 1.721 kcal pro Tag
- Energiebedarf ohne Training bei PAL Faktor 1,2 = 2.065 kcal pro Tag
- Energiebedarf mit Training bei PAL Faktor 1,7 = 2.926 kcal pro Tag
- Energiebedarf ohne Training bei PAL Faktor 1,2 und Verletzung/Heilung (+1550 Prozent GU) = 2.375 bis 3.098 kcal pro Tag

5.4.3 Proteine

Eine höhere Proteinzufuhr von täglich 2 bis 2,5 g pro kg Körpergewicht scheint während der Immobilisierung notwendig zu sein. Zumindest sollte darauf geachtet werden, die absolute Proteinzufuhr nicht zu reduzieren, auch wenn allgemein weniger Nahrung aufgenommen wird. Zudem existieren Belege für die Verwendung von Omega-3-Fettsäuren und Kreatin, um dem Muskelabbau entgegenzuwirken [101]. An dieser Stelle erscheint es nicht nur sinnvoll, die tägliche Proteinzufuhr zu erhöhen, sondern auch auf die tägliche Verteilung sowie die Aminosäurezusammensetzung zu achten. Wall, Morton und van Loon [105] legen nahe, über den Tag verteilt vier bis sechs kleinere proteinreiche Mahlzeiten aufzunehmen (ca. 20 bis 35 g je Mahlzeit), da die maximale Proteinsynthese etwa zwei Stunden nach der Essensaufnahme erreicht wird. Die vorrangige Ernährungsempfehlung für verletzte Sportler sollte daher eine ausgewogene, proteinreiche Ernährung sein, die auf ganz oder minimal verarbeiteten Lebensmitteln und Zutaten auf Basis einer Vollwertkost basiert [101]. Folgende Eiweißquellen sollten Sie täglich in Ihren Speiseplan integrieren:

- Hülsenfrüchte,
- Nüsse,
- Lupinen,
- gekeimte Lebensmittel,
- Süßkartoffeln,
- bei Bedarf veganes Proteinpulver.

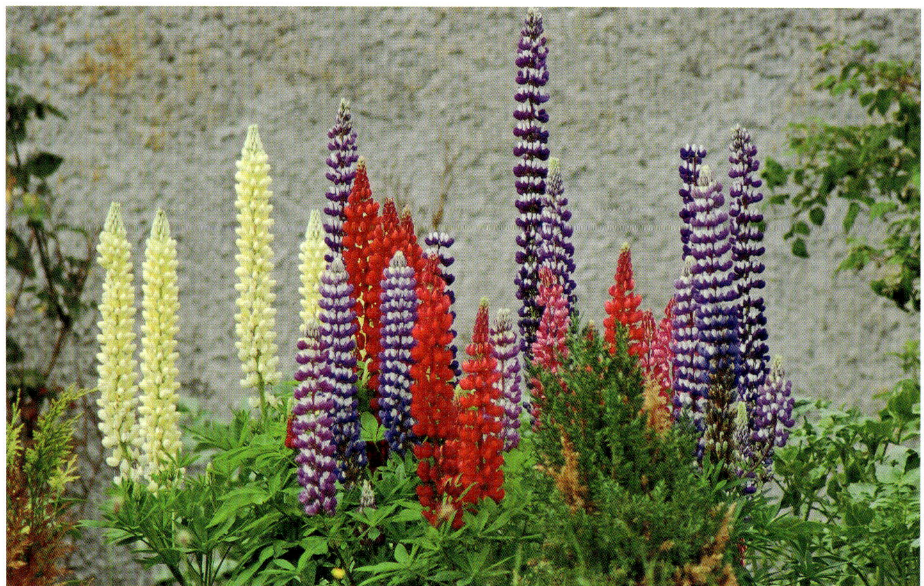

Abbildung 36: Lupinen sind gut verträgliche Proteinquellen

5.4.4 Fette

Fette haben eine hohe Energiedichte und eignen sich daher besonders, um die benötigte Energiezufuhr sicherzustellen. Jedoch soll bei der Fettaufnahme nicht übertrieben werden, denn ein Zuviel an Fettsäuren kann dazu führen, dass zum einen die Insulinsensitivität der Muskelzellen und zum anderen die Proteinsynthese negativ beeinträchtigt werden [1]. Vielmehr hat jedoch das Verhältnis von Omega-3- zu Omega-6-Fettsäuren eine zentrale Bedeutung. Denn bei akuten Verletzungen und zur Unterdrückung von starken Entzündungsprozessen sollte der Fokus auf die Omega-3-Fettsäuren gelegt werden. Eine Ernährung, die reich an Omega-3-Fettsäuren ist, scheint daher eine effektive Strategie darzustellen, die Rehabilitation zu beschleunigen. So ist eine Zufuhr von Omega-6- zu Omega-3-Fettsäuren von 3:1 bis 1:1 erstrebenswert [1]. In den meisten heutigen Ernährungsformen werden viel zu viele Omega-6-Fettsäuren aufgenommen. Daher gilt es, den Anteil dieser zu reduzieren und die Omega-3-Fettsäuren zu erhöhen. Auch wenn Omega-3 in vielen Fettfischen zu finden ist, bietet die vegane Küche viele Quellen für dieses gesunde Fett, wie beispielsweise grünes Blattgemüse, Kräuter und Wildpflanzen.

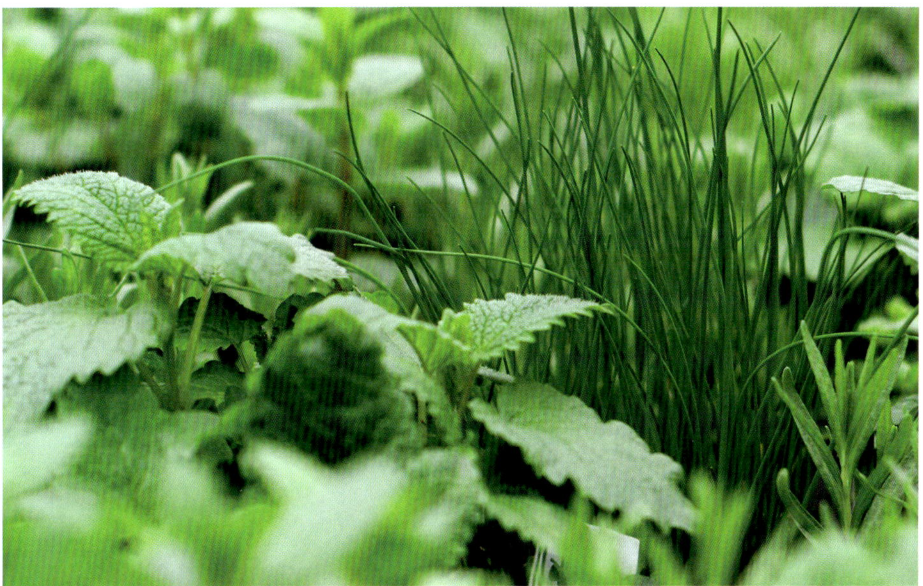

Abbildung 37: Kräuter sind sehr gute Omega-3-Fettsäure-Lieferanten

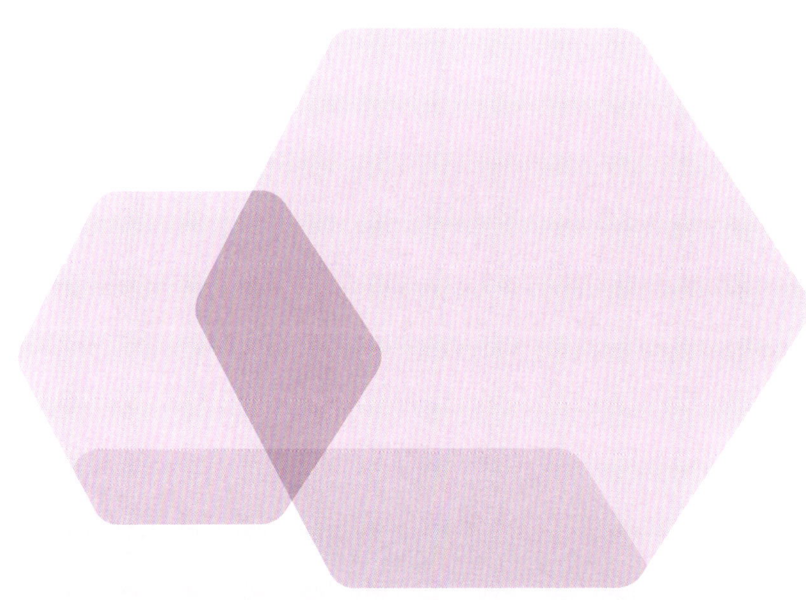

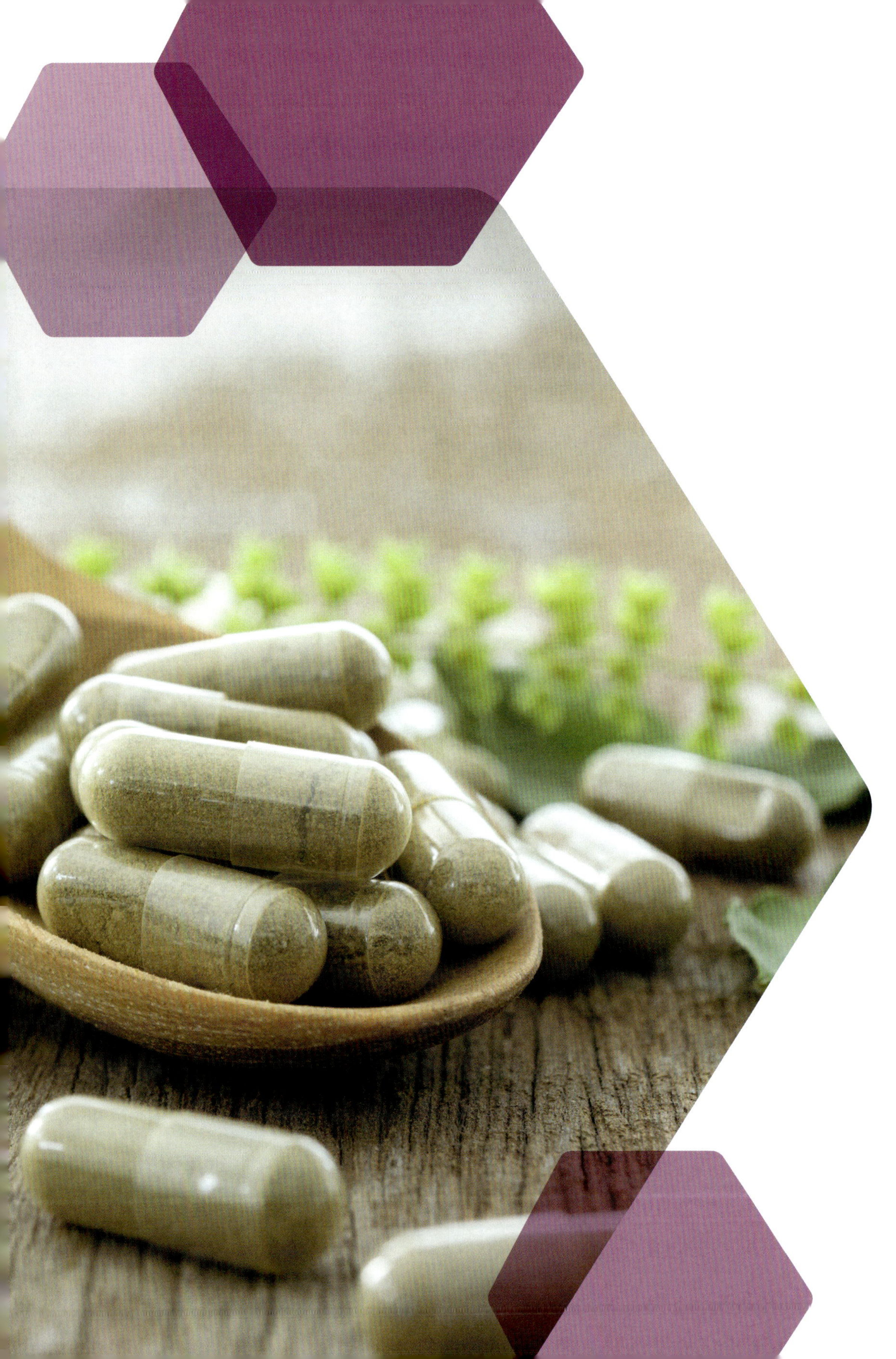

Supplementierung & Nahrungs-ergänzung

6

6.1 KREATIN UND β-ALANIN

Setzt man sich in diesem Zusammenhang mit der Supplementierung und der Nahrungsergänzung von veganen Sportlern auseinander, so lässt sich zunächst einmal die These aufstellen, dass diese Ernährungsform die Bedürfnisse der meisten Sportler zufriedenstellend erfüllen kann. Allerdings legt Rogerson [91] nahe, dass eine Kreatin- und β-Alanin-Ergänzung für vegane Athleten von besonderem Nutzen sein könnte, da eine rein pflanzliche Ernährung ein niedrigeres Muskelkreatin und niedrigere Muskel-Carnosinspiegel bei den Betroffenen fördert. Allerdings verweist der Autor darauf, dass hierzu empirische Forschungen notwendig sind, um die Auswirkungen einer veganen Ernährung in athletischen Populationen zu untersuchen, um sicherzustellen, dass die Gesundheit und Leistung von sportlichen Veganern in Übereinstimmung mit den Entwicklungen in der Sporternährungswissenschaft optimiert wird.

6.2 VITAMIN B12

Da Vitamin B12 in wesentlichen Mengen nur in tierischen Lebensmitteln vorkommt, besteht bei Vegetariern und insbesondere bei Veganern das Risiko eines Mangels an diesem essentiellen Vitamin. Die Chlorella-Alge ist eine im Handel erhältliche Vollwertnahrungsergänzung, von der angenommen wird, dass sie die physiologisch aktive Form des Vitamins enthält. Merchant et al. [68] gingen der Frage nach, ob die tägliche Zugabe von 9 g Chlorella pyrenoidosa helfen könnte, einem Vitamin-B12-Mangel bei Vegetariern und Veganern entgegenzuwirken. Hierzu wurden 17 vegane oder vegetarisch lebende Erwachsene zwischen 26 und 57 Jahren untersucht, die einen Vitamin-B12-Mangel aufwiesen. Täglich nahmen die Probanden 9 g dieser Alge als Nahrungsergänzung in einem Zeitraum von rund 60 Tagen auf. Die Ergebnisse dieser Studie legen nahe, dass das Vitamin B12 in Chlorella eine ausreichende Bioverfügbarkeit hat und eine solche Nahrungsergänzung eine natürliche Möglichkeit für Vegetarier und Veganer darstellt, das Vitamin B12 aufzunehmen, das sie benötigen.

6.3 VITAMIN D

Insbesondere dann, wenn die körpereigene Produktion zur Deckung des Vitamin-D-Bedarfs nicht mehr ausreichend ist, kann es empfehlenswert sein, diesen Nährstoff von außen zuzufügen. Grundsätzlich halten sich gesundheitsbewusste

Veganer häufiger und länger im Freien auf als Omnivoren. Aufgrund dessen ist bei ihnen eine höhere Vitamin-D-Produktion messbar. Problematisch sind in diesem Zusammenhang jedoch die Wintermonate. Im Vergleich zu Mischköstlern weisen Veganer in dieser Zeit schlechtere Werte auf. Studienergebnisse können zeigen, dass lediglich 20 Prozent der Veganer im Winter und Frühling, bzw. 45 Prozent im Sommer und im Herbst, den 25(OH)D-Zielwert von mindestens 75 nmol/l erreichen [22]. Allerdings gilt eine Serumkonzentration von mindestens 50 nmol/l erst als ausreichend, um die Knochen zu versorgen [28]. So zeigen Crowe et al. [22] auch in ihrer Untersuchung deutlich auf, dass Veganer weniger als 1 µg Vitamin D täglich aufnehmen. Vor diesem Hintergrund ist es für vegane Sportler sinnvoll, die Vitamin-D-Konzentration im Serum bestimmen zu lassen. Solch eine Bestimmung ist besonders wichtig, da alleine über die Ernährungsanalyse die tatsächliche Versorgung mit Vitamin D nicht ausreichend wiedergegeben werden kann. Der Grund hierfür liegt darin, dass die Eigensynthese in der Haut nicht erfasst werden kann. Wird ein Vitamin-D-Mangel festgestellt, so kann pro 1 µg Vitamin-D-Supplement täglich der Gehalt im Blutserum um zwischen 0,7 nmol/l und 2,0 nmol/l erhöht werden [28].

Zusammenfassend ist anzuführen, dass der Vitamin-D-Bedarf hierzulande in den Monaten April bis September in der Regel durch einen regelmäßigen Aufenthalt im Freien gedeckt werden kann. Auch lässt sich der Bedarf nur schwer über die Aufnahme von Lebensmitteln erreichen und es können keine Rückschlüsse gezogen werden, wie viel Vitamin D dem Organismus zur Verfügung steht. Es ist für erwachsene Personen zu empfehlen, täglich 800 IE bis 2.000 IE Vitamin D2 oder D3 zu supplementieren. Vitamin D2 (Ergocalciferol) kommt so gut wie in allen Pflanzen vor und Vitamin D3 (Cholecalciferol) findet sich im Speziellen in tierischen Produkten wieder. Somit sind Nahrungsergänzungsmittel mit Vitamin D2 immer vegan, während das Vitamin D3 nur dann vegan ist, wenn es auch so deklariert ist. Weiterhin kann davon ausgegangen werden, dass das Vitamin D3 deutlich wirksamer ist als Vitamin D2. Mittlerweile gibt es aber auch veganes Vitamin D3, welches aus einer bestimmten Flechtenart extrahiert wird.

6.4 OMEGA-3-FETTSÄUREN

Überdies empfehlt Li [60], neben einer Vitamin-B12-Supplementierung die zusätzliche Aufnahme von n-3-PUFAs, also Omega-3-Fettsäuren. Insbesondere dann, wenn eine chronische Erkrankung vorliegt oder man sich nicht sicher ist, ob die aufgenommenen Mahlzeiten ausreichend für die Fettsäureversorgung sind, kann sowohl durch einen Mediziner als auch mit Hilfe eines Selbsttestes der Omega-3-Index bestimmt werden, um hierauf aufbauend die Versorgung an Omega-3-Fettsäuren zu optimieren. Für vegane Sportler, die auf Nahrungsergänzung setzen möchten, eignen sich im Speziellen vegane Algenpräparate. Denn Meeresalgen liefern die langkettigen Omega-3-Fettsäuren DHA und EPA sofort, ohne dass erst eine Umwandlung im Körper stattfinden muss. Die Supplementierung von Omega-3-Fettsäuren kann möglicherweise auch dann erforderlich sein, wenn ein Einfluss auf die Proteinbiosynthese genommen werden möchte. So konnten Smith et al. [94] zeigen, dass die Aufnahme von 4 Gramm Omega-3-Fettsäuren über einen Zeitraum von acht Wochen beim Menschen zu einer Steigerung der Muskelproteinsynthese führt. Die genauen Mechanismen, mit denen Omega-3-Fettsäuren auf die Muskelproteinsynthese einwirken, sind bislang noch nicht gänzlich geklärt, aber erste Ergebnisse zeigen, dass es zumindest teilweise über eine verstärkte Aktivierung des mTOR-Signalwegs vermittelt wird. Dieser mTOR-Signalweg wird als ein integraler Kontrollpunkt für das Muskelzellwachstum angesehen. Die Supplementierung von Omega-3-Fettsäuren bei veganen Sportlern kann auch dadurch legimitiert werden, dass diese Fettsäuren zudem durch Minderung des oxidativen Stresses nach einer Verletzung den Heilungsprozess unterstützen und den Muskelproteinabbau reduzieren [1].

6.5 WIRKUNG VEGANER SUPPLEMENTE

Es gibt jedoch nur ein limitiertes Angebot an Nahrungsergänzungsmitteln, die derzeit für vegane Sportler erhältlich sind. Darüber hinaus ist die Wirksamkeit einer veganen Pre-Workout-Nahrungsergänzung, die keine tierischen Inhaltsstoffe aufweist, derzeit nicht bekannt. In einer Studie wurde versucht, die Auswirkungen eines unverarbeiteten veganen Pre-Workout-Supplements auf die hochintensive Leistung im Radsport zu untersuchen. Der Konsum einer veganen Supplementierung verbessert die Leistung im Vergleich zu einer isokalorischen (genauer Bedarf an Kalorien) und kalorienfreien Ergänzung nicht signifikant. Die Ergebnisse dieser Studie zeigen, dass bei denjenigen Sportlern, die ein veganes Pre-Workout-Supplement erhielten, keine leistungssteigernde Wirkung messbar war [32].

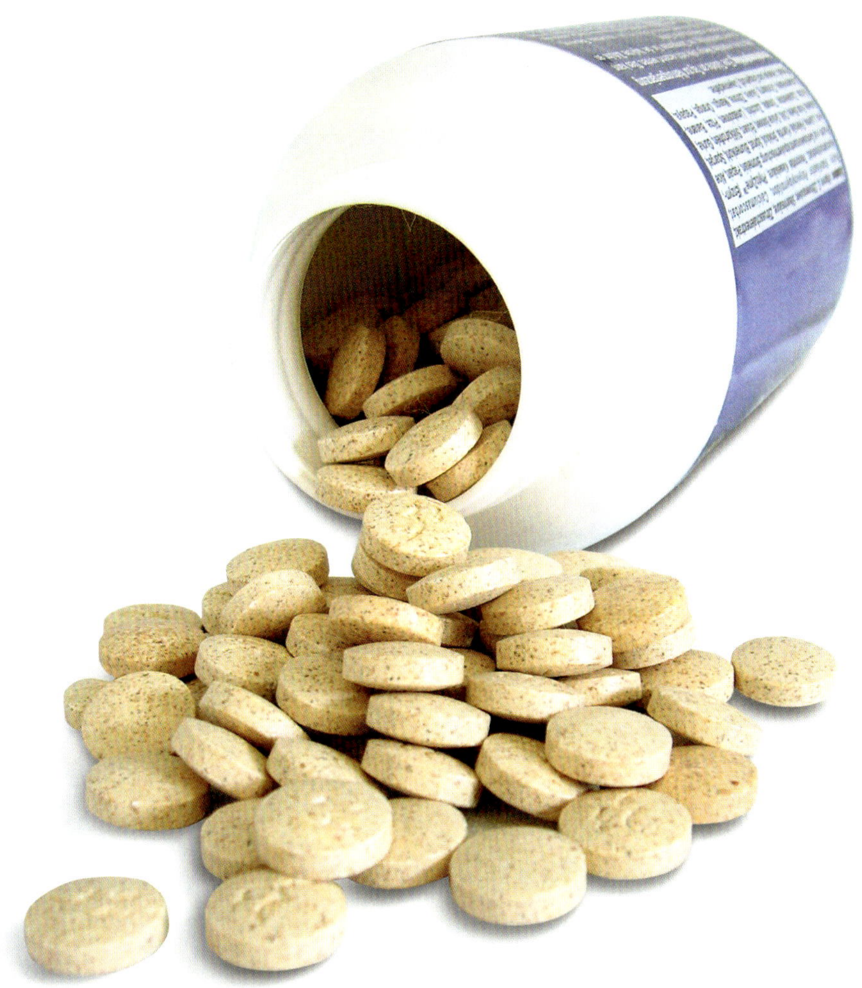

Abbildung 38: Müssen Veganer Nahrungsergänzungsmittel einnehmen?

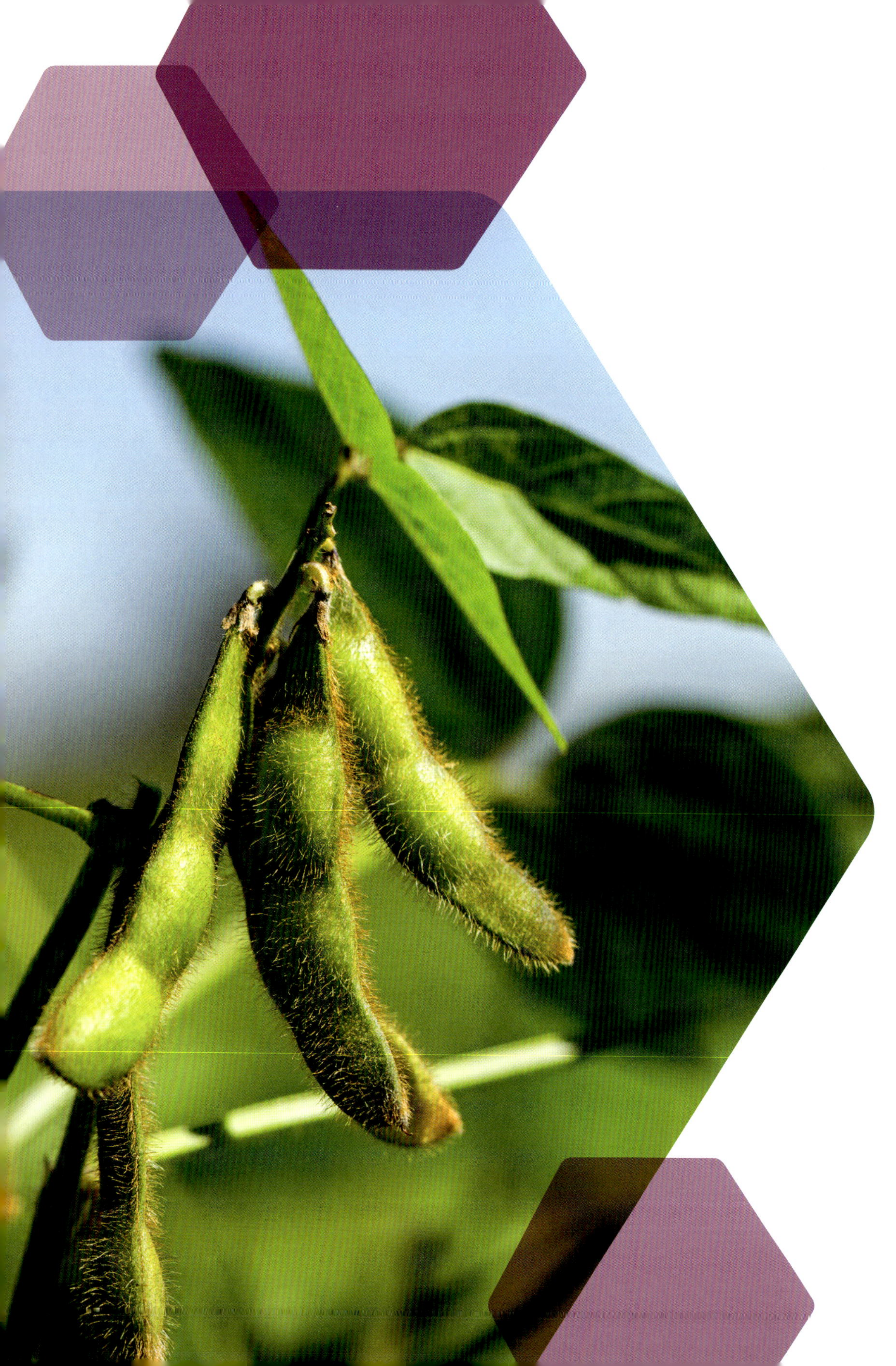

7

Kritische Betrachtung von Soja

Auch wenn sich Soja und Produkte aus Soja bei Veganern einer zunehmenden Beliebtheit erfreuen, sollte mit diesem Lebensmittel nicht gedankenlos umgegangen werden. In den vergangenen Jahren konnten sich pflanzliche Alternativen zu Tierprodukten bei den Konsumenten etablieren und viele Unternehmen erweiterten ihre Produktpalletten, um auch die vegane Zielgruppe zu erreichen. Dabei werden insbesondere Sojamilch, -sahne und Tofu konsumiert. Mittlerweile gibt es auch Säuglingsnahrung, die auf Grundlage von Soja hergestellt wird. Parallel zum steigenden Sojaverzehr werden aber auch kritische Stimmen lauter. So muss hinterfragt werden, wie gesund eigentlich Soja ist und inwiefern durch den Anbau die Umwelt belastet wird. Grundsätzlich kann davon ausgegangen werden, dass Soja ein sehr nahrhaftes Lebensmittel darstellt. Es weist einen hohen Proteingehalt auf und versorgt den Körper mit allen essentiellen Aminosäuren. Dadurch, dass Vegetarier und Veganer tierische Lebensmittel durch Sojaprodukte ersetzen, werden vermehrt gesunde Fettsäuren aufgenommen. Die gesundheitliche Wirkung von Pflanzenhormonen wird kontrovers diskutiert und einerseits wird behauptet, dass hierdurch positive Gesundheitseffekte erreicht werden, zum anderen werden jedoch die Gefahren hervorgehoben. Aber: Soja und die hierin enthaltenen Isoflavone (pflanzliche Hormone) können sich negativ auf den Organismus auswirken. Nach dem American Institute for Cancer Research [3] enthält Soja eine Vielzahl von sekundären Pflanzenstoffen und Wirkstoffen:

- Isoflavone: Eine Gruppe von Phytoöstrogenen, die Genistein, Daidzein und Glycitein enthält.
- Saponine: Studien legen nahe, dass diese Verbindungen den Cholesterinspiegel im Blut senken, vor Krebs schützen und den Blutzuckerspiegel beeinflussen können.
- Phenolsäuren: Diese Gruppe von Phytochemikalien wird auf ihr Potenzial untersucht, die Ausbreitung von Krebszellen zu stoppen.
- Phytinsäure: Häufig in Getreide und Hülsenfrüchten, kann sie als ein Antioxidans wirken.
- Enzym-regulierende Proteine: Dazu gehören Protease-Inhibitoren und Protein-Kinase-Inhibitoren.
- Sphingolipide: Sie scheinen eine Rolle bei der Regulierung des Zellwachstums, der Selbstzerstörung abnormaler Zellen und der Progression von Tumoren zu spielen.

So ist Genistein ein Isoflavon, welches von der Sojabohne synthetisiert wird. An dieser Stelle besitzt Genistein sowohl östrogene als auch goitrogene Wirkungen. Dies hat zum einen zur Folge, dass die Produktion von Östrogen gesteigert werden kann, und zum anderen, dass es zu einer Vergrößerung der Schilddrüse kommen kann [26]. Einige frühe Studien an Nagetieren deuteten darauf hin, dass Genistein das Wachstum von Östrogenrezeptor-positiven (ER+) Brustkrebszellen erhöhte und das Wachstum von Brustkrebs förderte. Untersuchungen zeigen, dass Ratten und Mäuse Phytoöstrogene wie Genistein anders verstoffwechseln als Menschen (und andere, nichtmenschliche Primaten). Für Soja und ihre Komponenten bleibt die

Relevanz von Tierversuchen für den Menschen unklar. Der Nagetiermetabolismus führt zu viel höheren Konzentrationen der aktiven Form von Isoflavonen im Vergleich zum Menschen [3].

Aber auch Vorteile von Genistein wurden in zahlreichen experimentellen, epidemiologischen und klinischen Studien untersucht, die die Prävention von Brust- und Prostatakrebs, die Linderung von postmenopausalen Symptomen und die Verhinderung oder Verlangsamung von Osteoporose herausstellen konnten [26]. Bei der Mehrzahl der Laboruntersuchungen, bei denen Soja und Krebsrisiko eine Rolle spielen, wurden die Soja-Isoflavone Genistein und Daidzein eingesetzt. In Zell- und Tierstudien haben Genistein, Daidzein und andere Sojazusammensetzungen das Krebszellenwachstum verlangsamt und die Tumorbildung verhindert. In Laborstudien haben Soja und Genistein das Tumorwachstum verringert und die Selbstzerstörung von Prostatakrebs erhöht. Soja und ihre Phytochemikalien scheinen die Krebsentwicklung zu verhindern, indem sie die Entzündung reduzieren und die Aktivierung von Proteinen, die das Zellwachstum fördern, hemmen [3]. Auswirkungen von Sojaprodukten auf die Schilddrüsen- und Fortpflanzungsfunktionen sowie auf bestimmte Arten der Karzinogene erfordern in diesem Zusammenhang weitere Untersuchungen. Insgesamt sind die vorhandenen Daten zu widersprüchlich oder unzureichend, um die gesundheitlichen Vorteile des Verzehrs von Sojaprotein zu belegen [114].

Kritisch ist weiterhin zu betrachten, dass Sojaprodukte eine Vielzahl an Störfaktoren aufweisen, wie Phytate (mineralblockierende Effekte), Trypsin-Hemmer (Trypsin ist ein Enzym der Eiweißverdauung, Pankreas), Isoflavone (Phytoestrogene), die Hormonstörungen auslösen können, schlechte Verdaulichkeit durch denaturiertes Eiweiß, Soja-Lecithine (unverträglich), Goitrogene, Pestizide und andere Gifte (in industriellen Produkten). Bei der Herstellung von Sojaprodukten entstehen freie Glutaminsäuren. Darüber hinaus werden in vielen Soja-Lebensmitteln Geschmacksverstärker, meist Mononatriumglutamat (ein Nervengift), hinzugefügt, um den unangenehmen Geschmack von Soja zu überdecken. Zudem darf die toxische Belastung von Soja nicht unterschätzt werden. Denn Sojaprodukte enthalten eine durchaus relevante Konzentration an Aluminium, welches toxisch auf das Nervensystem wirkt und insbesondere für die Nieren ein Problem darstellt, sowie Cadmium, Mangan und Fluor. Herauszustellen ist, dass insbesondere Fluor das Jod im Organismus verdrängt und somit einen negativen Einfluss auf die Hormonproduktion der Schilddrüse hat. Ebenso kann das Mangan in Babynahrung dazu beitragen, dass Schäden im Stoffwechselsystem von Babys entstehen und Verhaltensstörungen die Folge sind. Zwar nehmen Säuglinge geringe Mengen Mangan aus der Muttermilch auf, allerdings enthält Babynahrung auf Sojabasis 200-mal so viel Mangan wie die Muttermilch. Symptome der Kinder, die mit Sojanahrung gefüttert wurden, sind extremes Gefühlsverhalten (Aggressivität, ADHS, Kriminalität), Asthma, Schwächung des Immunsystems, Hypophysenschwäche, Schilddrüsenstörungen und Reizdarmsyndrom [29].

Häufig wird der gesundheitliche Aspekt von Sojaprodukten mit dem Argument begründet, dass Menschen in Asien regelmäßig Sojaprodukte aufnehmen und somit auch den Anteil der nutritiven Pflanzenhormone erhöhen. Kuchenbaur [56] propagiert in diesem Zusammenhang, dass Asiatinnen ein um 25 Prozent geringeres Risiko aufweisen, an Brustkrebs zu sterben, als Vergleichspersonen, die nur wenig Soja konsumieren. Jedoch muss an diesem Punkt hervorgehoben werden, dass die Sojaprodukte in den westlichen Ländern ganz anders beschaffen sind als in Asien. In asiatischen Gebieten werden oftmals die ganzen Bohnen verwendet und meist auch fermentiert, wie etwa bei Miso, Sojasoße, Natto oder Tempeh. Überdies sind viele fermentierte Sojaprodukte stark gesalzen, sodass diese weitgehend nur als Gewürz Verwendung finden und kaum eine Relevanz in Bezug auf gesundheitliche Fragen haben. Hierzulande hingegen findet sich in den Sojawürstchen und Co. meist nur isoliertes Protein. Es handelt sich hierbei um ein hochverarbeitetes Nahrungsmittel, das nur noch wenig mit der Sojabohne an sich zu tun hat. Die Fermentierung von Soja hat den Vorteil, dass die Isoflavone als Glykoside auftreten und in Equol umgewandelt werden können. Equol soll dazu beitragen, eine vor Krebs schützende Hormonlage zu begünstigen. Ebenso spielen hierbei die Genetik und die Bakterienbesiedlung im Darm eine entscheidende Rolle. Denn nur jede vierte US-Amerikanerin beherbergt Darmbakterien, die Equol bilden, während es in Japan, China und Korea 50 bis 60 Prozent der Erwachsenen sind [18].

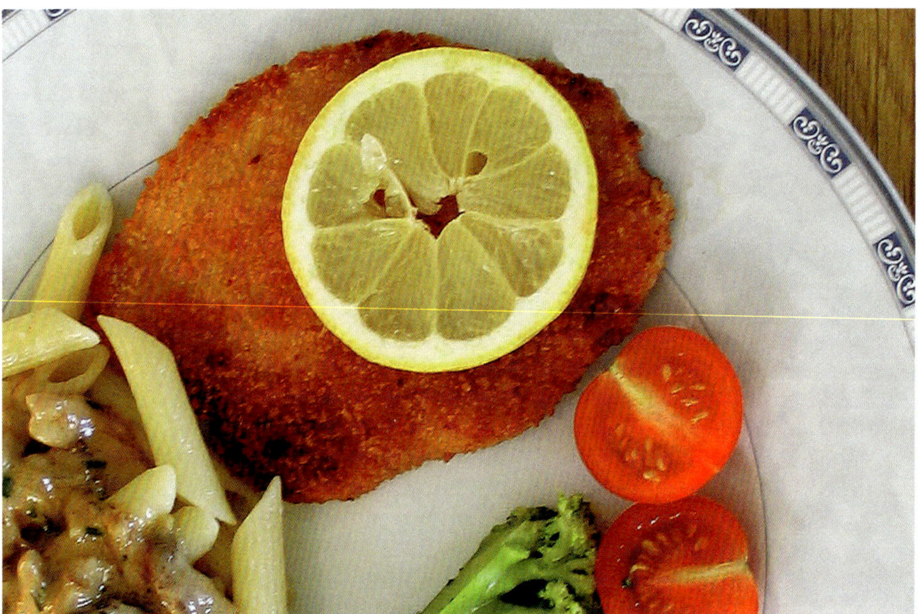

Abbildung 39: Veganer sollten auf Produkte aus texturiertem Soja verzichten

Diese genannten Kritikpunkte sollten jeden Veganer dazu animieren, Sojaprodukte zu hinterfragen. Sicherlich kann angeführt werden, dass auch hier die Dosis das Gift macht und gegen einen gelegentlichen Konsum nichts einzuwenden ist. Soja gilt in Maßen für erwachsene Personen als unbedenklich. So sind Aufnahmen von täglich 100 g Tofu und 200 ml Sojamilch als problemlos zu betrachten. Zudem sind

Sojaprodukte, wie beispielsweise Sojaproteinisolate und texturiertes Soja, die in Sojaschnetzeln und Sojagranulaten enthalten sind, nicht empfehlenswert. Auch Nahrungsergänzungen mit hochkonzentrierten und isolierten Sojaisoflavonen sollten nicht bedenkenlos konsumiert werden. In diesem Zusammenhang kann angeführt werden, dass Soja dennoch kein Bestandteil von täglichen Mahlzeiten sein sollte und zahlreiche andere Möglichkeiten bestehen, die vegane Küche kreativ zu nutzen. Worauf wir aber unbedingt hinweisen möchten, ist, dass Soja in Babynahrung nichts zu suchen hat. Auch Kinder sollten auf Sojaprodukte verzichten, um das empfindliche Gleichgewicht der Hormone im Kinderkörper nicht zu schädigen, da die Sojabohnen viele Phytoöstrogene enthalten.

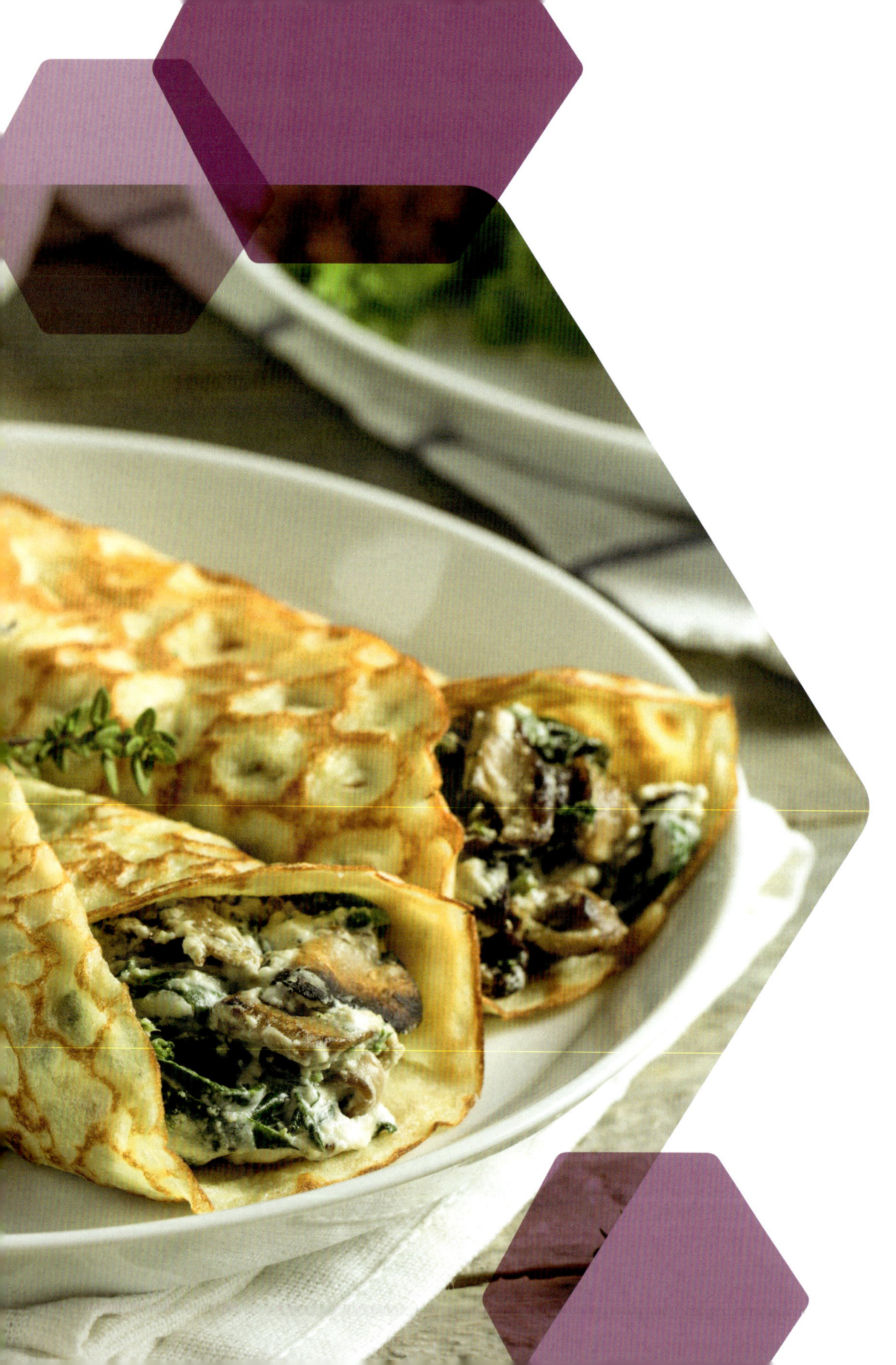

8 Ernährungspläne

8.1 TRAINING

8.1.1 Frühstück

Graupen-Frühstück

1 Portion

Zutaten

- 160 ml Wasser
- 250 g schnellkochende Graupen
- 1 Banane, geschnitten
- 1 TL ungesalzene Sonnenblumenkerne
- 1 TL Agavensirup

Zubereitung

1. Das Wasser zusammen mit den Graupen in einer Schüssel vermischen. In einer Mikrowelle auf höchster Stufe sechs Minuten erwärmen.
2. Danach umrühren und für zwei Minuten auf die Seite stellen.
3. Anschließend in einer kleineren Schüssel mit Bananen, Sonnenblumenkernen und Agavensirup servieren.

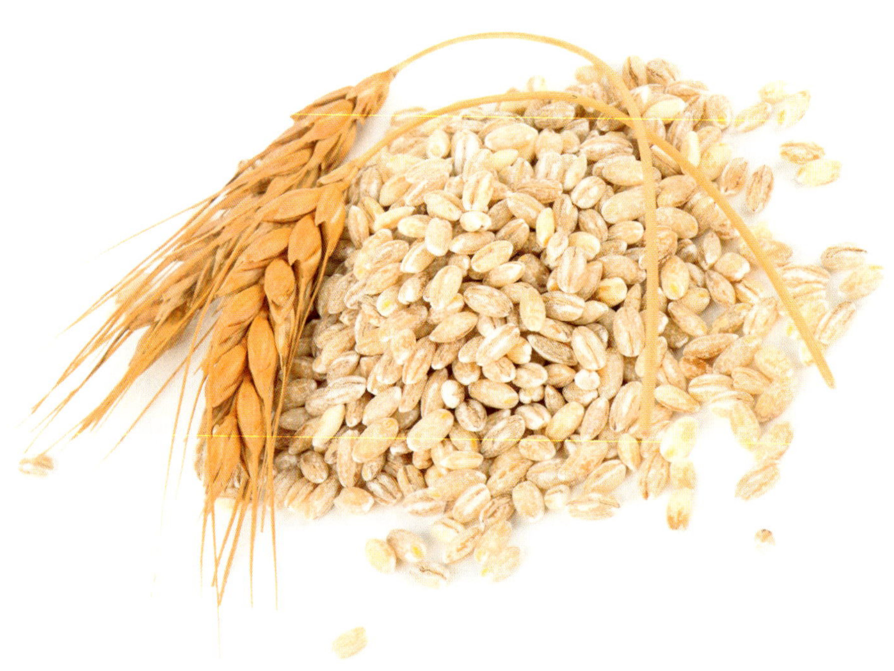

Mango-Smoothie-Schale

4 Portionen

Zutaten

- 2 große Mangos, geschält, geschnitten, gefroren
- 240 ml Kokosmilch
- 240 ml Mandelmilch
- 2 TL Agavensirup
- 1 gefrorene Banane
- Chiasamen für den Belag
- Frische Mango für den Belag
- Beeren nach Wahl
- Mandelflocken

Zubereitung

1. Die gefrorene Mango sowie Banane, Milch und den Agavensirup in einen Mixer geben.
2. Mixen, bis die Mischung eine gute Konsistenz erreicht hat.
3. Auf zwei Schalen verteilen.
4. Anschließend die oben genannten Beläge darauf verteilen.

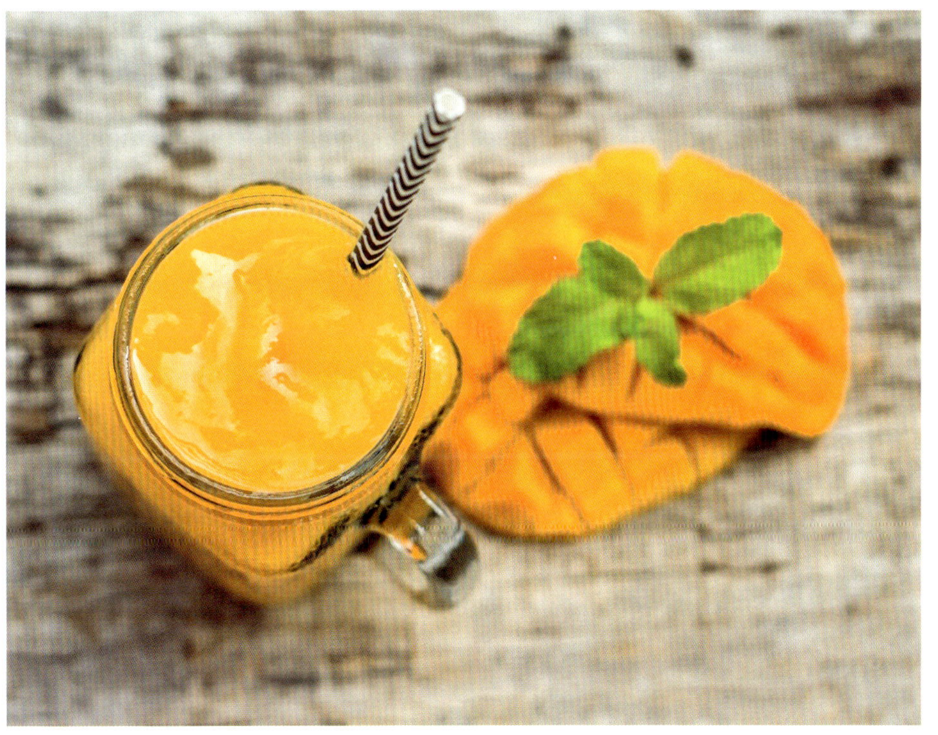

Gebackene Haferflocken

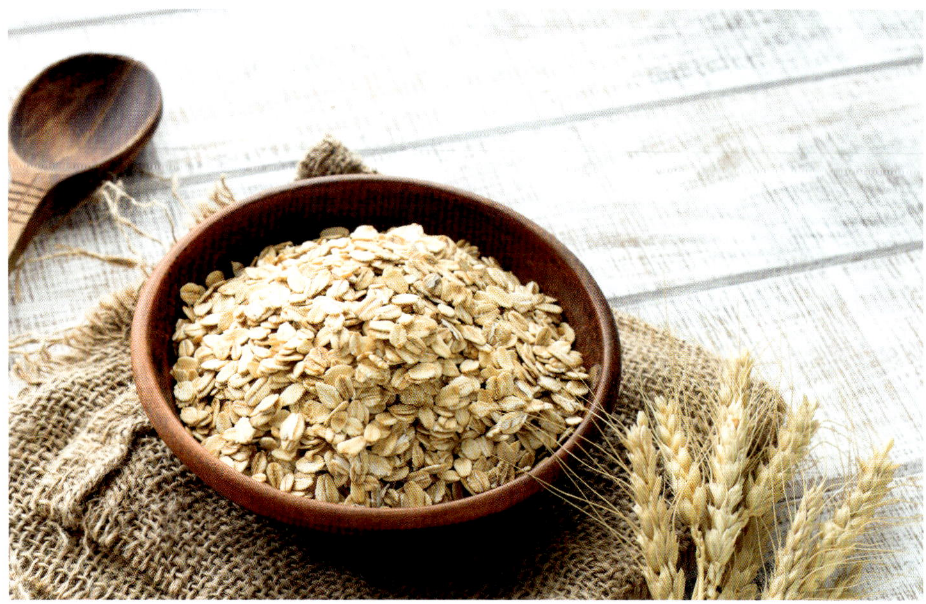

6 Portionen

Zutaten

- 280 g Haferflocken
- 1 TL Backpulver
- ½ TL Salz
- 1 TL Zimt
- 240 ml pflanzliche Milch
- 2 mittelgroße Bananen, eine gut püriert, eine in Scheiben geschnitten
- 2 EL Erdnussbutter
- 2 EL Ahornsirup
- 1 TL purer Vanilleextrakt

Zubereitung

1. Den Backofen auf 190 Grad vorheizen.
2. Eine mittelgroße Auflaufform einfetten und beiseitestellen.
3. In einer großen Schüssel Haferflocken, Backpulver, Salz und Zimt mischen. Milch, die pürierte Banane, Erdnussbutter, Ahornsirup und Vanille hinzufügen. Das Ganze gut verrühren.
4. Anschließend die Mischung in die gefettete Auflaufform gießen.
5. Für etwa 20-30 Minuten backen, bis die gewünschte Konsistenz erreicht ist. Wenn eine cremigere, weniger zusammenhaltende Textur gewünscht wird, einfach die Backzeit reduzieren.
6. Nach dem Backen mit der geschnittenen Banane servieren.

8.1.2 Mittag

Pfannkuchen

12 Portionen

Zutaten

- 175 g Buchweizenmehl
- 150 g Vollkorn-Weizenmehl
- 1 TL Weinstein-Backpulver
- 100 g feinkörniger Zucker
- 1 TL Zimt
- ½ TL Salz
- 1 TL Vanillepulver
- 2 EL Fruchtpüree
- 60 ml Essig
- ½ Tasse Öl

Zubereitung

1. Alle Zutaten in einer großen Rührschüssel vermischen.
2. Eine heiße Grillplatte einfetten (wenn vorhanden, ansonsten eignet sich auch eine ganz normale Pfanne).
3. Den Pfannkuchenteig mit einer Schöpfkelle auf die heiße Grillplatte (Pfanne) geben. Wenn Blasen auf der Oberseite des Pfannkuchens zu sehen sind, ist es Zeit, diesen umzudrehen.
4. Nach dem Drehen des Pfannkuchens für weitere 1-2 Minuten backen, danach können die Pfannkuchen serviert werden.

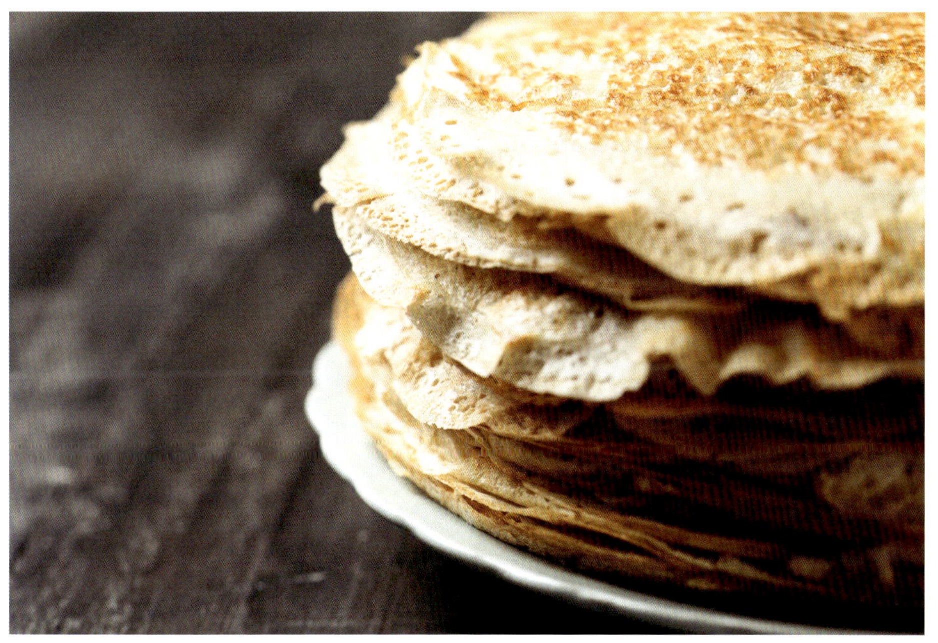

Rotkohl mit Äpfeln

4 Portionen

Zutaten

- 1 TL Olivenöl
- 1 mittelgroße Zwiebel, geschnitten
- 500 g ungekochter Rotkohl, geschnitten
- 1 EL Agavensirup
- 120 ml Wasser
- ½ TL Kümmel
- 1 kleiner Apfel, geschält, entkernt und gewürfelt
- Salz und Pfeffer

Zubereitung

1. Das Öl in einer großen Teflon-Pfanne oder einem Schmortopf erhitzen.
2. Die Zwiebel kurz anbraten.
3. Kohl, Agavensirup, Kümmel sowie 120 ml Wasser unterrühren. Anschließend bedecken und köcheln lassen, bis der Kohl zart ist (ungefähr acht Minuten).
4. Nun Apfel, Salz und Pfeffer hinzufügen, das Ganze erneut abdecken und weitere sechs Minuten köcheln lassen.
5. Hierzu eignen sich als Beilage Kartoffeln.

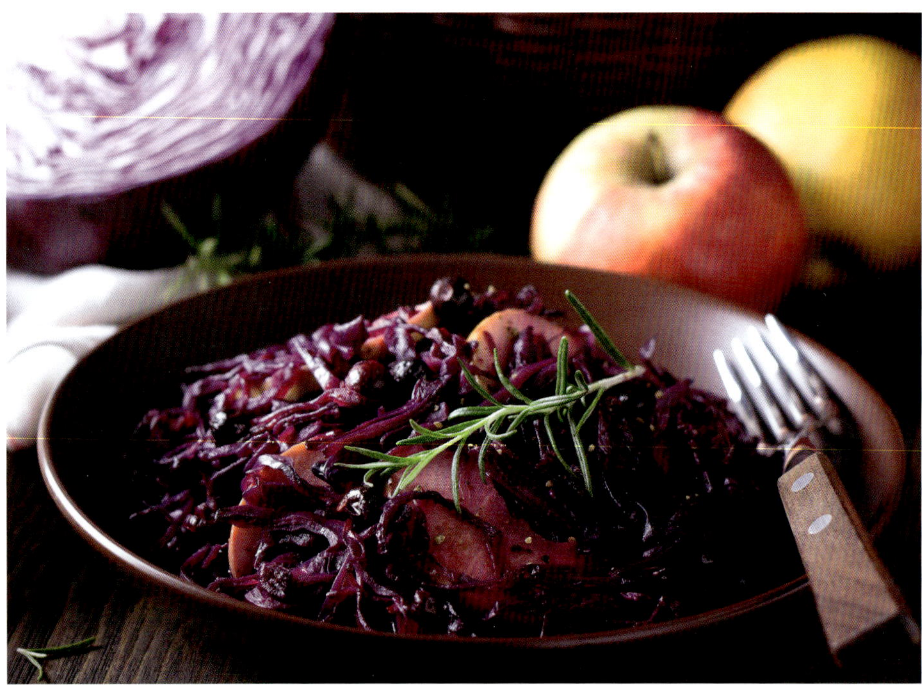

Reisnudelpfanne

4 Portionen

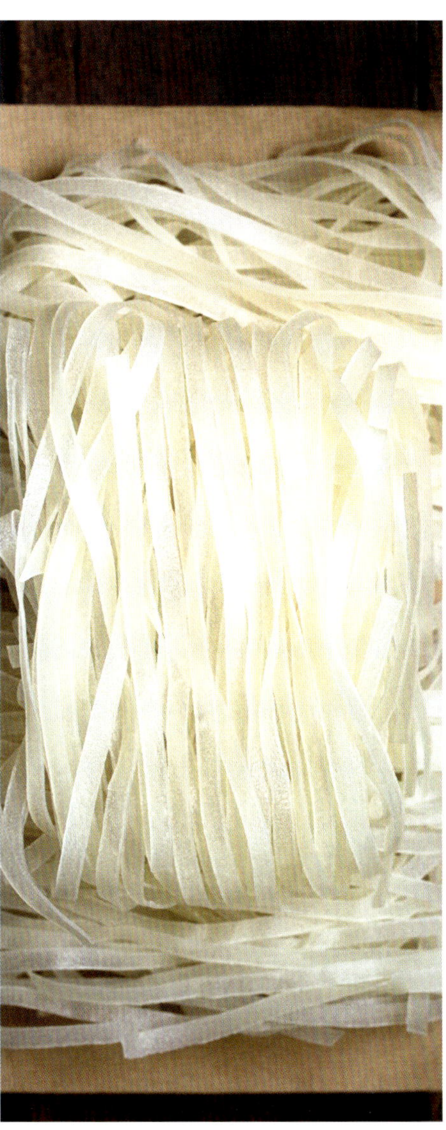

Zutaten

- 340 g getrocknete Reisnudeln
- 1 TL Pflanzenöl
- 1 Zwiebel, fein gewürfelt
- 3 Knoblauchzehen, gehackt
- 1 kleiner Kopf Weißkohl, klein geschnitten
- 4 Karotten, klein geschnitten
- 60 ml Sojasoße
- 2 Zitronen, keilförmig geschnitten, zum Garnieren

Zubereitung

1. Die Reisnudeln in einen großen Topf füllen, warmes Wasser darüber gießen. Wenn die Nudeln weich sind, können diese abgeschüttet und zur Seite gestellt werden.
2. Das Öl in einem Wok oder einer großen Pfanne bei mittlerer Flamme erhitzen. Danach die Zwiebel sowie den Knoblauch kurz anbraten.
3. Anschließend folgen Kohl, Karotten und Sojasoße. Danach werden die Reisnudeln hinzugefügt und so lange umgerührt, bis die Masse die richtige Konsistenz erreicht hat.
4. Nun kann serviert werden. Die Zitronen eignen sich am besten für eine schöne Garnitur.

8.1.3 Abend

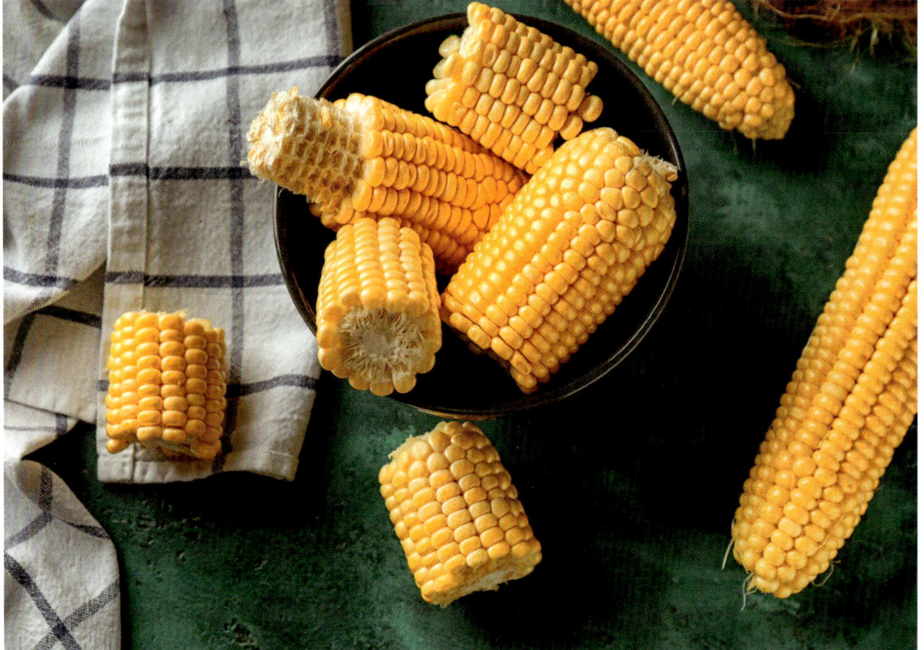

Frischer Maiskorn-Salat

4 Portionen

Zutaten

- 4 frische Ähren Mais
- 1 TL Olivenöl
- 175 g orange Paprika, in dünne Streifen geschnitten
- 2 rote Zwiebeln, dünn geschnitten
- Grobes Salz und Pfeffer
- Basilikum zum Servieren

Zubereitung

1. Die Maiskörner von den Kolben abschneiden.
2. Öl in einer großen Pfanne erhitzen. Danach Mais, Paprika und Zwiebel hinzufügen. So lange bei mittlerer Hitze braten, bis die Paprika und die Zwiebel knusprig sind. Mit Salz und Pfeffer würzen.
3. Den Salat warm oder kalt anrichten. Danach mit Basilikum bestreuen.

Veganes Risotto

2 Portionen

Zutaten

- 4 Knoblauchzehen, fein gehackt
- 1 kleine Zwiebel, gewürfelt
- 60 g Quinoa
- 60 g brauner Reis
- etwas frischen Oregano und Rosmarin
- Schwarzer Pfeffer
- 6 g Algen (Spirulina)
- 600 ml Gemüsebrühe
- 10 g Nährhefe

Zubereitung

1. Zwiebeln und Knoblauch glasig dünsten.
2. Quinoa sowie den braunen Reis hinzufügen.
3. Umrühren und Kräuter, Algen und 500 ml Gemüsebrühe hinzugeben.
4. So lange kochen, bis der Reis und die Quinoa die richtige Konsistenz erreicht haben und nahezu die gesamte Flüssigkeit verdampft ist.
5. Mehrfach umrühren, damit es nicht am Boden der Pfanne kleben bleibt.
6. Nach ca. 20 Minuten können die Nährhefe und die restlichen 100 ml Gemüsebrühe beigegeben werden. Kochen lassen – die Flüssigkeit muss erneut verdampfen.
7. Zu guter Letzt würzen.

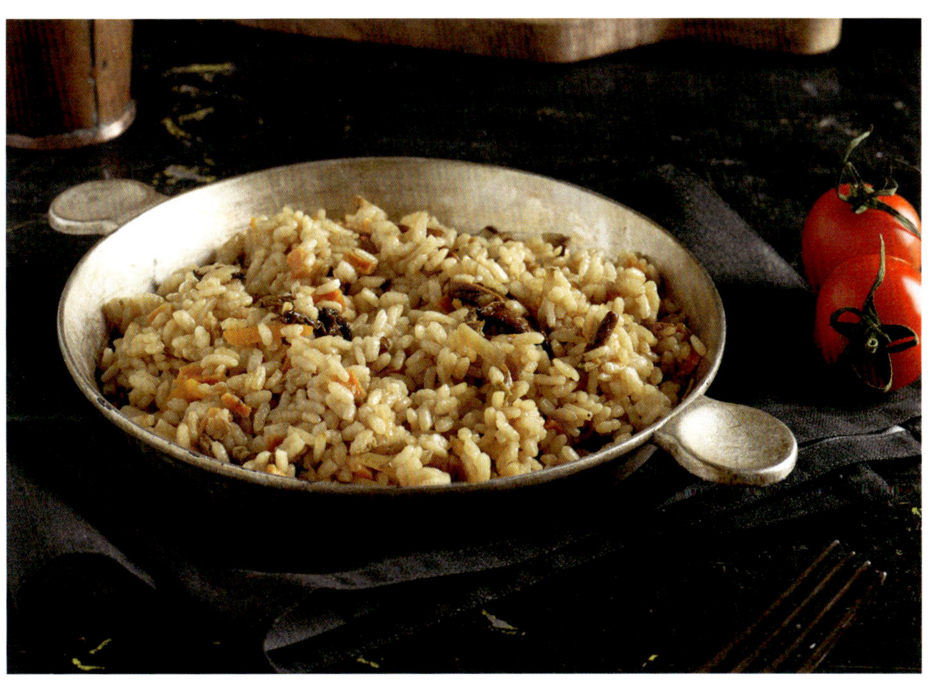

Nussige Bratkartoffeln

2 Portionen

Zutaten

- 400 g Kartoffeln
- 1 Zwiebel, fein gewürfelt
- 2 Knoblauchzehen, in Scheiben geschnitten
- 30 g Walnusskerne, gehackt
- 30 g Cashewkerne, gehackt
- Salz und Pfeffer
- Öl zum Braten

Zubereitung

1. Kartoffeln schälen, waschen und in dünne Scheiben schneiden.
2. Sobald die Kartoffeln gebräunt sind, Zwiebeln, Knoblauch und gehackte Nüsse hinzufügen.
3. Die Kartoffeln einige Minuten weiter garen und mit Salz und Pfeffer abschmecken.

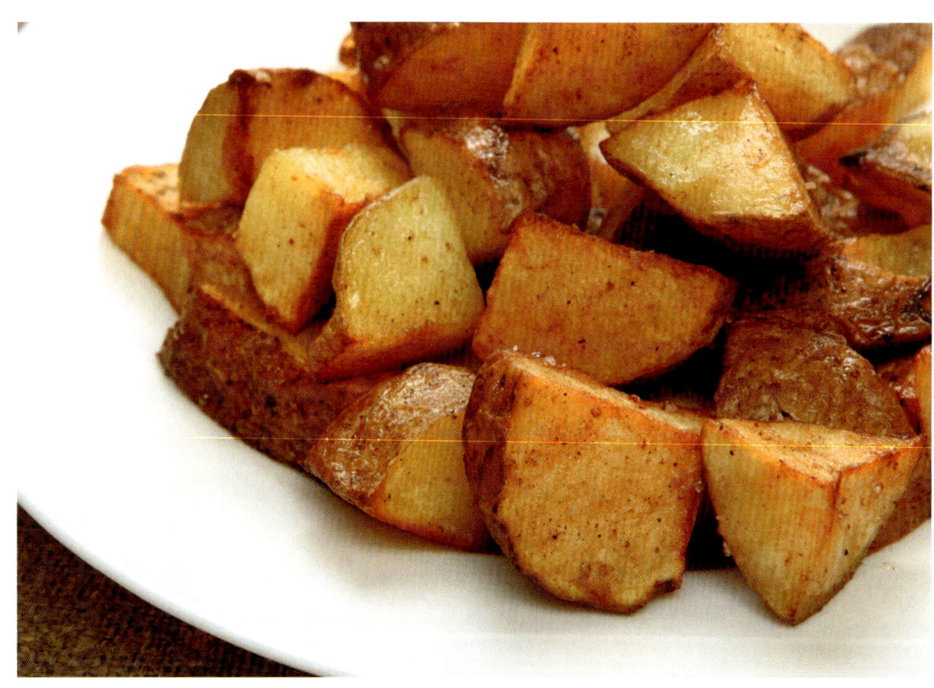

8.1.4 Zwischenmahlzeiten

Joghurt-Parfait

6 Portionen

Zutaten

- 2 x 450 g Sojajoghurt Vanille
- 6 EL gehackte Datteln
- 40 g Walnüsse, geröstet
- 3 EL Agavensirup
- Gemahlener Zimt (optional)

Zubereitung

1. Je ½ Tasse Joghurt in jedes der sechs Parfait-Gläser füllen.
2. Danach werden alle Portionen mit einem Esslöffel gehackte Datteln, 2 Teelöffeln gehackten und gerösteten Walnüssen und ½ Teelöffel Agavensirup bedeckt.
3. Abdecken und 1 Stunde lang kalt stellen.
4. Bei Bedarf mit Zimt bestreuen.

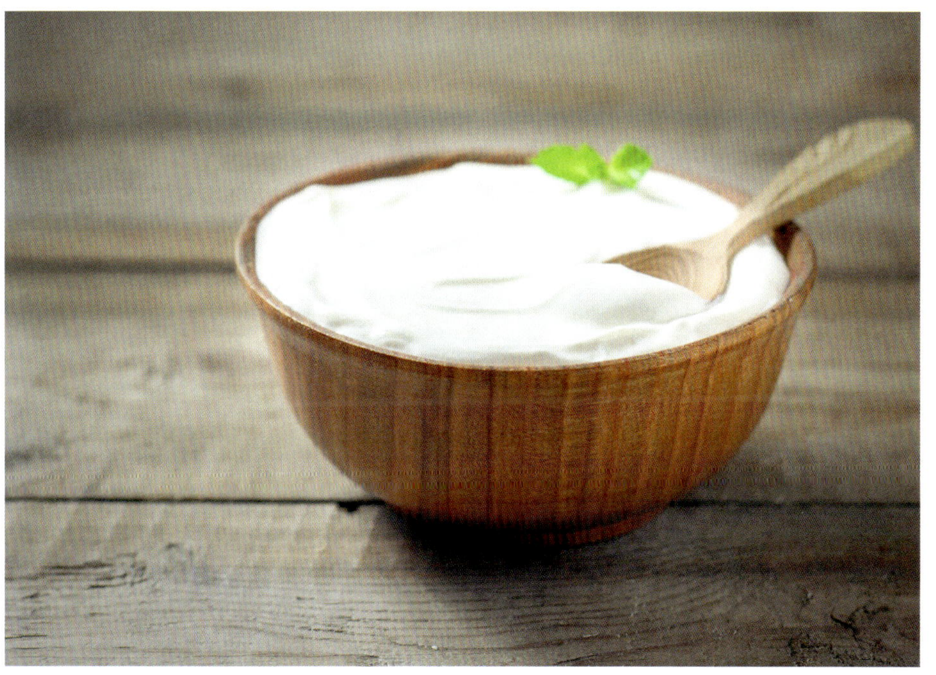

Gegrillte Ananas

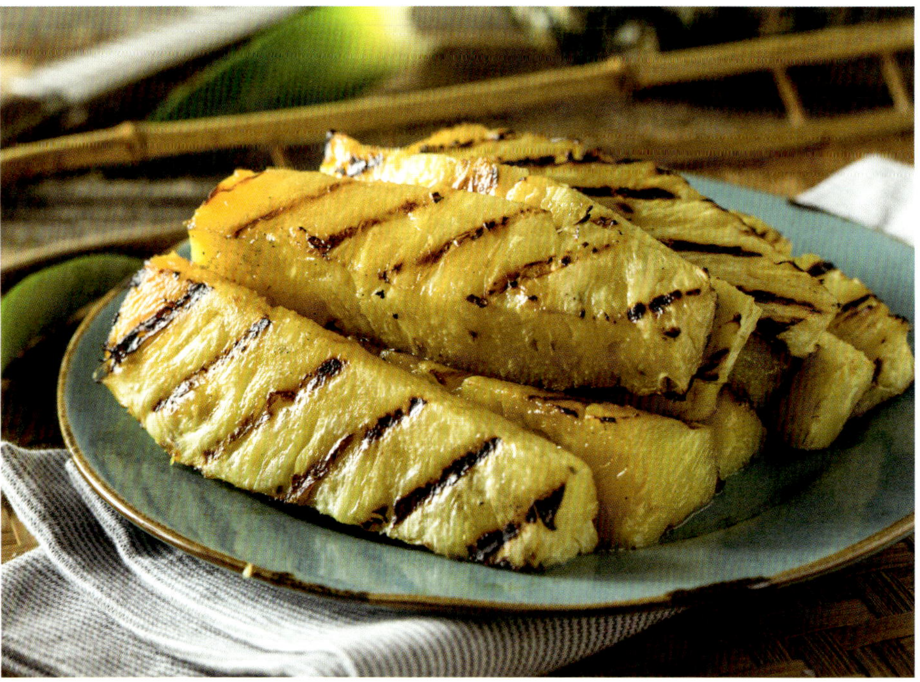

4 Portionen

Zutaten

- 4 Scheiben frische Ananas
- 1 ½ EL Reissirup
- 2 EL Brandy
- 1 TL Zitronensaft

Zubereitung

1. Reissirup, Brandy und Zitronensaft in einer kleinen Schüssel mischen. Ananas hinzufügen. Anschließend werden die Scheiben mit der Mischung gut bestrichen.
2. Schale abdecken und eine Stunde in den Kühlschrank stellen.
3. Grill auf mittlerer Hitze vorheizen und leicht ölen.
4. Die Ananas aus der Schüssel nehmen und die übrig gebliebene Marinade entsorgen. Ananasscheiben direkt auf den Rost oder in einen Grillkorb legen und ca. zehn Minuten grillen, bis die Ananas heiß und karamellisiert ist.

Fruchtiges Bohnenmus

2 Portionen

Zutaten

- 600 g schwarze Bohnen
- 100 ml Mandelmilch
- 50 g Rohrzucker
- 1 Prise Salz
- 1 Prise Natron
- 400 g frische Himbeeren (alternativ gefroren)

Zubereitung

1. Bohnen, Mandelmilch, Zucker, Salz und Natron mit einem Pürierstab zu einem Mus verarbeiten.
2. Das Mus in zwei Gläser füllen.
3. Himbeeren waschen und das Bohnenmus damit garnieren.

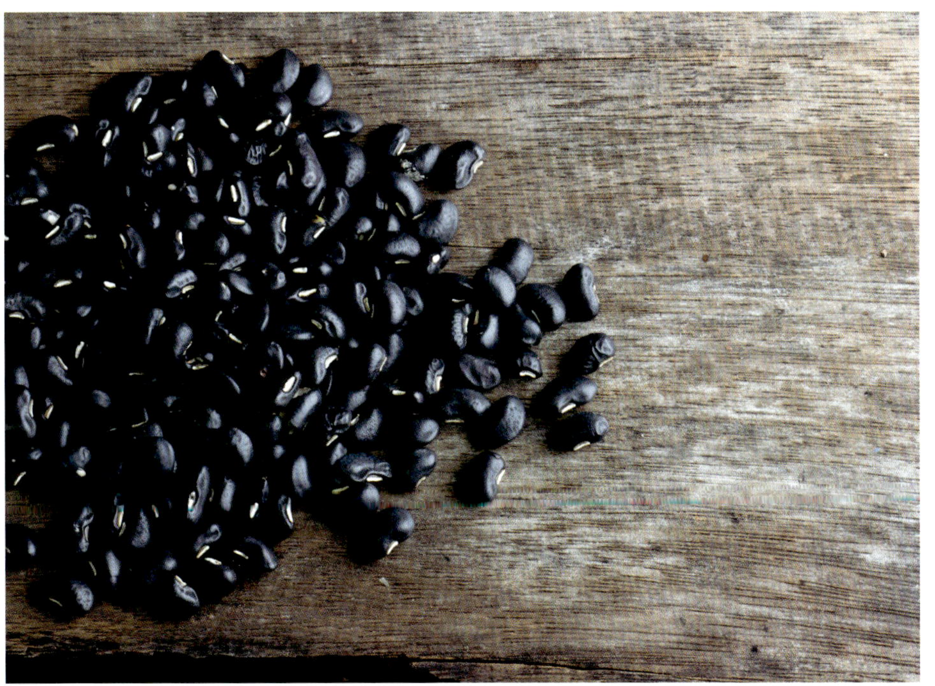

8.2 WETTKAMPF

8.2.1 Frühstück

Bulgur-Haferbrei

4 Portionen

Zutaten

- 500 ml Mandelmilch
- 125 g Bulgur
- 100 g Vollkorn-Haferflocken
- 75 g Rosinen
- ½ TL Salz
- 200 ml Wasser
- 6 TL brauner Zucker
- 200 g Erdbeeren

Zubereitung

1. In einem mittleren Topf Milch, Bulgur, Haferflocken, Rosinen, Salz und Wasser vermischen. Dann das Ganze zum Kochen bringen.
2. Die Hitze reduzieren und gelegentlich umrühren, bis der Bulgur zart ist (ungefähr 10-15 Minuten).
3. Auf vier Schalen verteilen und schließlich mit braunem Zucker bestreuen.
4. Haferbrei warm mit Erdbeeren servieren.

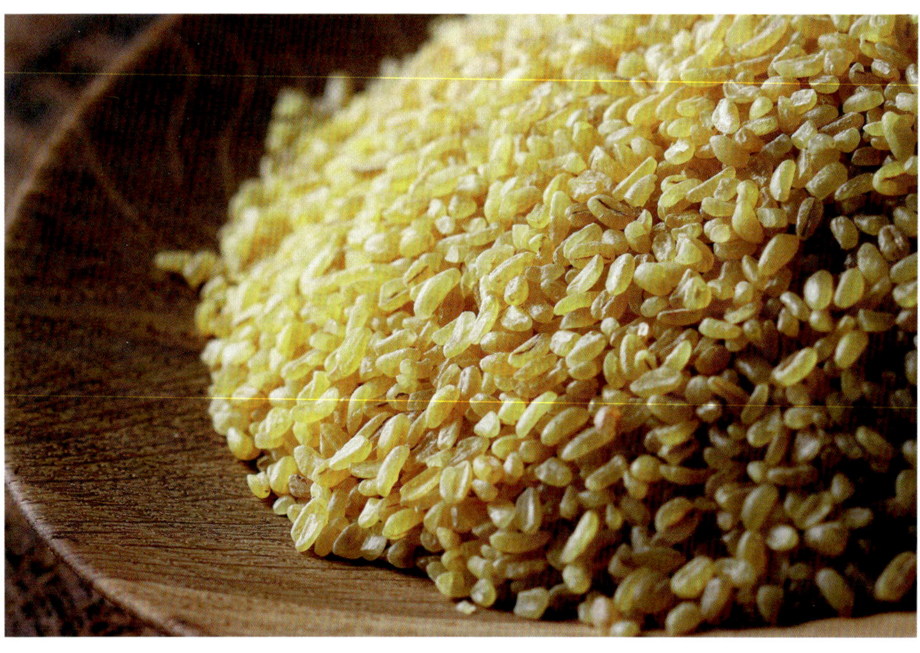

Joghurt mit Pinienkernen

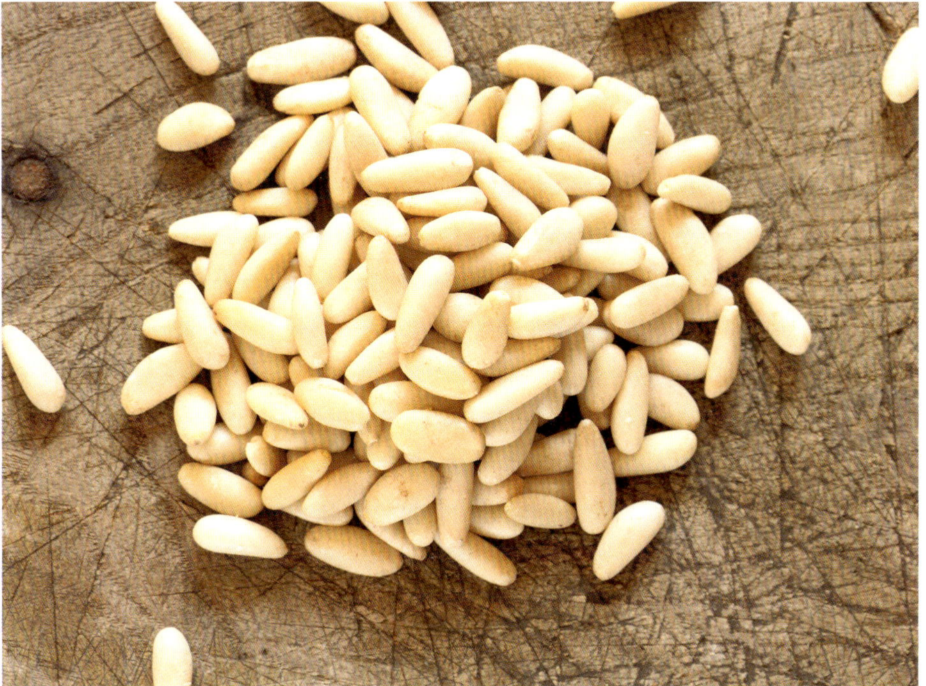

2 Portionen

Zutaten

- 15 g Pinienkerne
- 20 g Agavensirup
- 450 g veganer Joghurt
- 4 frische Feigen, halbiert

Zubereitung:

1. Pinienkerne in einer trockenen kleinen Pfanne bei mittlerer Flamme rösten und dabei oft wenden, bis diese goldbraun sind – etwa vier Minuten. Sofort auf einen Teller geben.
2. Den Agavensirup in einem kleinen Topf ebenfalls bei mittlerer Flamme erhitzen und gelegentlich umrühren, sodass dieser sehr flüssig wird – etwa eine Minute (nicht kochen lassen); danach abkühlen lassen.
3. Den Joghurt mit den Feigen servieren und mit dem warmen Agavensirup beträufeln. Pinienkerne drüberstreuen.

Kirsch-Bananen-Smoothie

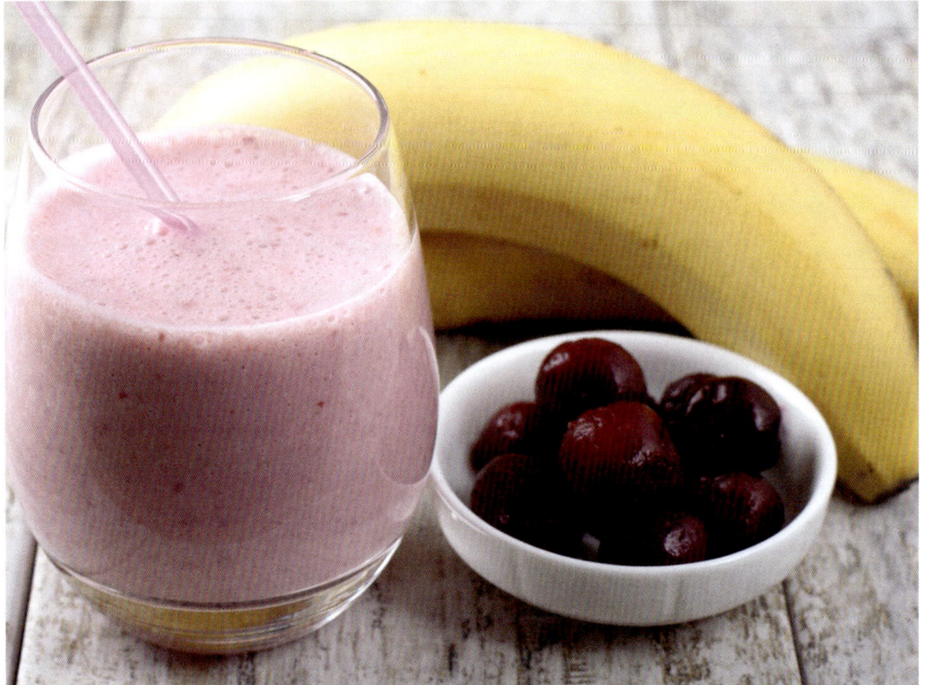

1 Portion

Zutaten

- 250 ml Reis-Kokos-Drink
- 1 reife Banane
- 50 g gefrorene Kirschen

Zubereitung:

1. Alle Zutaten mit dem Mixer so lange pürieren, bis ein cremiger Smoothie entsteht.
2. Werden Samen gut am Wettkampftag vertragen, so kann der Smoothie auch durch einen Esslöffel Chia- oder Leinsamen ergänzt werden.

8.2.2 Mittag

Süßkartoffel mit Hummus

2 Portionen

Zutaten

- 2 große Süßkartoffeln
- 60 g Hummus
- 30 g Walnüsse, grob gehackt und geröstet
- 130 g Granatapfelkerne
- fein geschnittene Minzblätter

Zubereitung

1. Den Ofen auf 210 Grad vorheizen.
2. Stechen Sie mit einer Gabel 5 bis 6 Mal in jede Süßkartoffel. Danach müssen diese auf ein kleines Backblech gelegt werden.
3. Im vorgeheizten Ofen ca. eine Stunde backen lassen, bis die zwei Kartoffeln durch sind.
4. Fünf Minuten abkühlen lassen.
5. Anschließend Süßkartoffel auf einen Teller legen und der Länge nach spalten. Die Kartoffeln vorsichtig öffnen und das Innere mit einer Gabel zerdrücken, bevor es mit Salz und Pfeffer abgeschmeckt wird.
6. Jede Kartoffel mit der Hälfte des Hummus, Walnüssen, Granatapfelkernen und Minze belegen.

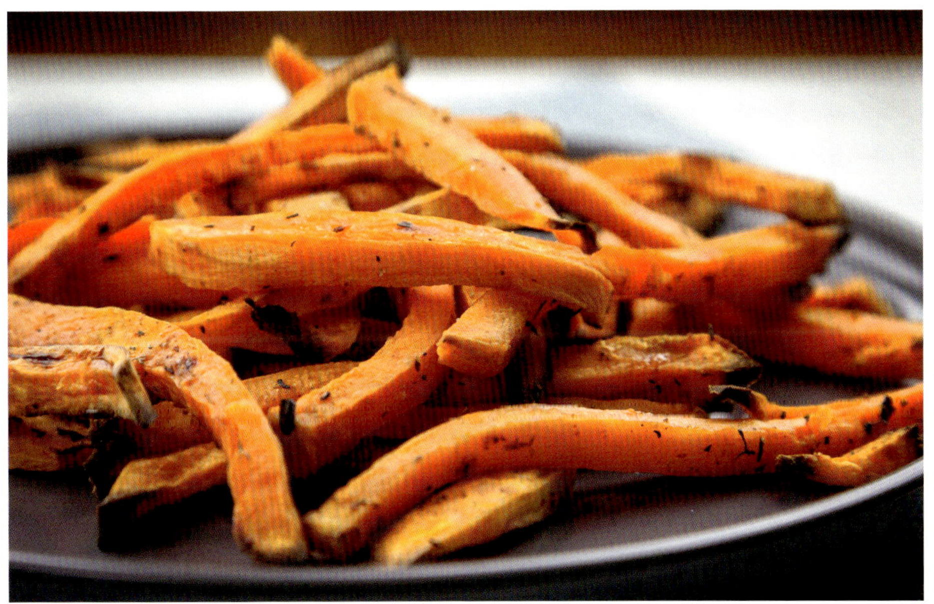

Gefüllte Hirse-Zucchini

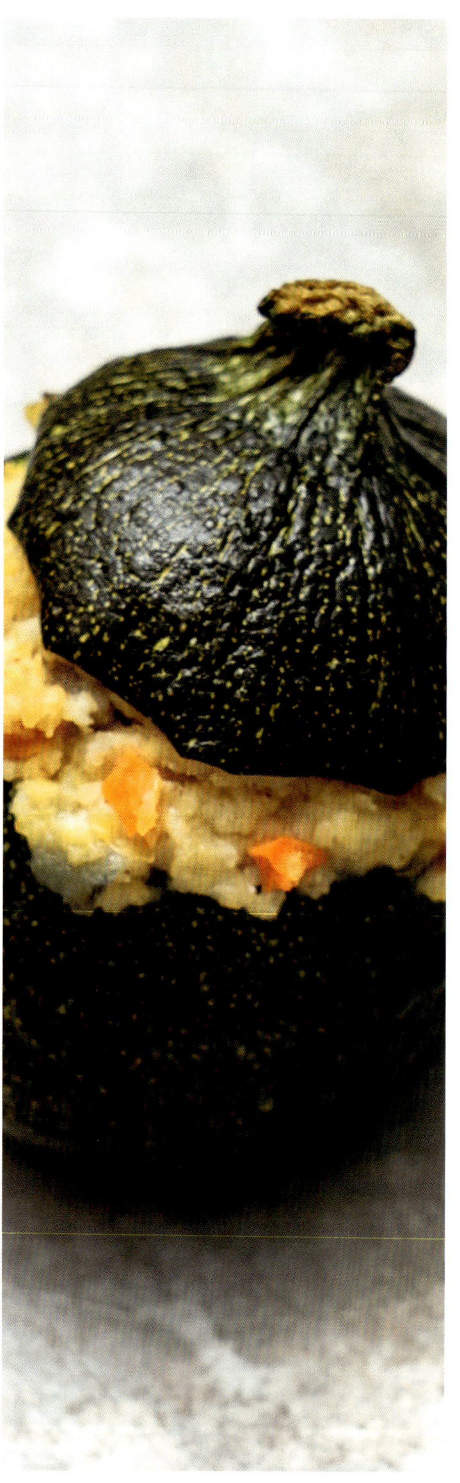

2 Portionen

Zutaten

- 100 g gelbe Hirse
- 2 Zucchini
- 2 Frühlingszwiebeln
- 2 Knoblauchzehen, fein gehackt
- 4-5 eingelegte getrocknete Tomaten
- 200 ml Gemüsebrühe
- 2 EL Tomatenmark
- 2 EL Olivenöl
- Getrocknete Kräuter de Provence
- Salz
- Pfeffer

Zubereitung

1. Etwa 375 ml Wasser zusammen mit der Hirse in einem Topf aufkochen lassen. Bei niedriger Hitze etwa 15 Minuten köcheln lassen.
2. Zucchini waschen, längs halbieren und die Kerne mit einem Teelöffel ausschaben. Frühlingszwiebeln putzen und in Ringe schneiden. Getrocknete Tomaten klein würfeln.
3. Öl in einer Pfanne erhitzen. Knoblauch und Frühlingszwiebeln anbraten sowie Tomaten, Gemüsebrühe und Tomatenmark hinzugeben. Etwa zwei Minuten köcheln lassen und gelegentlich umrühren.
4. Gemisch unter die Hirse ziehen und mit Salz, Pfeffer und Kräuter der Provence würzen.
5. Eine Auflaufform mit Öl einpinseln. Die Hirse-Mischung in die Zucchini füllen und bei 180 Grad im Backofen für etwa 25 Minuten backen.

Quinoa-Salat

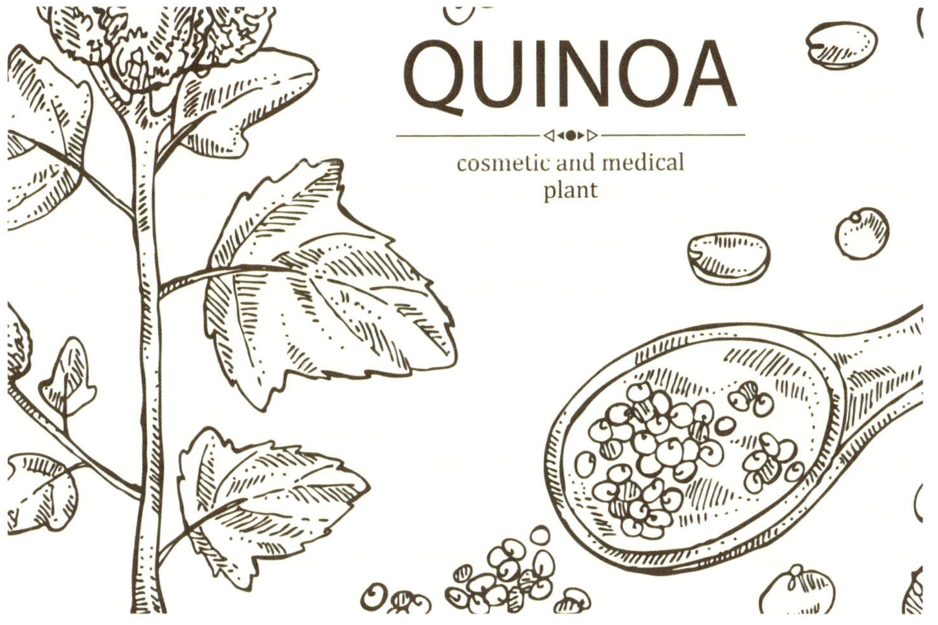

2 Portionen

Zutaten

- Für den Salat
- 80 g Quinoa
- 1 Zwiebel, fein gewürfelt
- 1 Zucchini
- 1 mittelgroße Karotte
- 3 Tomaten
- 200 ml Gemüsebrühe
- Für das Dressing:
- 1 EL Weißweinessig
- etwas Zitronensaft
- Frische Kräuter (Basilikum, Thymian und Rosmarin)
- 2 EL Olivenöl
- Salz
- Pfeffer

Zubereitung

1. Quinoa mit kaltem Wasser abspülen und gut abtropfen lassen.
2. In einem Topf das Öl erhitzen und Zwiebeln sowie Quinoa andünsten.
3. Gemüsebrühe hinzugeben, aufkochen und bei geringer Hitze und mit geschlossenem Deckel etwa 20 Minuten quellen lassen.
4. Zucchini und Karotte putzen und in kleine Stücke schneiden.
5. Tomaten waschen und vierteln.
6. Kräuter waschen und fein hacken.
7. Essig, Zitronensaft, Öl, Salz und Pfeffer in einer Schüssel gründlich verrühren. Gehackte Kräuter hinzugeben.
8. Gemüse und Quinoa zum Dressing geben, unterrühren und gegebenenfalls erneut abschmecken.

8.2.3 Abend

Ananas–Limetten-Reis

6 Portionen

Zutaten

- 250 ml Ananassaft
- 235 ml Wasser
- 1 Jalapeño, halbiert und entkernt
- 2 Knoblauchzehen, gehackt
- 1 TL Salz
- 180 g brauner Reis
- 1 Limettenschale und Saft
- 1 Bund Koriander, Stiele entfernt und Blätter geschnitten

Zubereitung:

1. Ananassaft, Wasser, halbe Jalapeño, Knoblauch und Salz zum Kochen bringen. Danach den Reis hinzufügen.
2. Bedecken und für etwa 50 Minuten köcheln lassen.
3. Die andere halbe Jalapeño klein schneiden.
4. Zu guter Letzt die Jalapeño, Zitronenschale und den gehackten Koriander unterrühren.

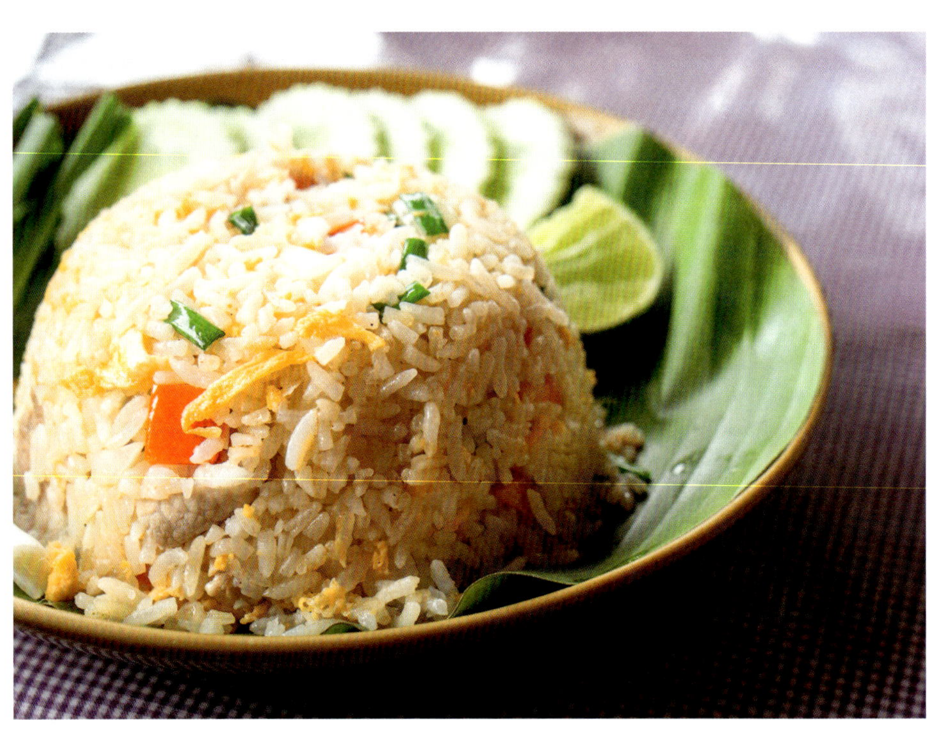

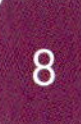

Karotten mit Algen

2 Portionen

Zutaten

- 50 g Algen (Arame)
- 2-3 EL Sojasoße
- Frischer Ingwer, gerieben
- 3-5 Karotten, in Streifen geschnitten

Zubereitung

1. Arame mit Wasser abdecken und für zehn Minuten einweichen lassen.
2. Den Ingwer zusammen mit den Arame und der Sojasoße sanft köcheln lassen, bis der größte Teil der Flüssigkeit verdampft ist.
3. Anschließend die Karotten hinzufügen.
4. Mit geschlossenem Deckel das Ganze so lange kochen, bis die Karotten zart sind und das Wasser verdampft ist.

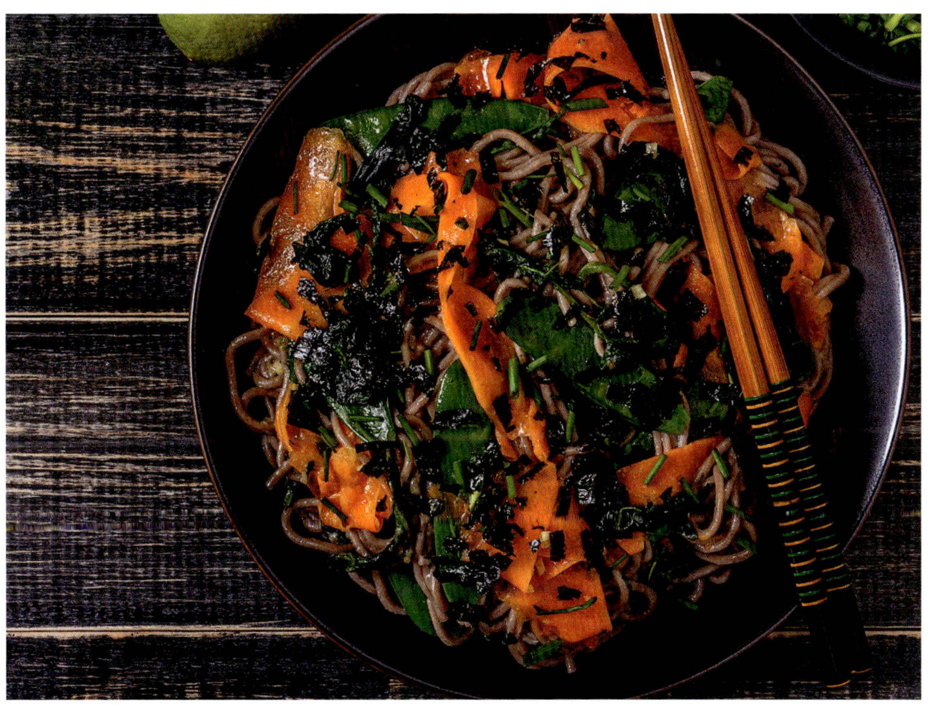

Gemüse-Crêpes mit gekeimter Braunhirse

4 Portionen

Zutaten

- Für den Teig
- 150 g Buchweizenmehl
- 60 g Kartoffelmehl
- 30 g Sojamehl
- ½ Päckchen Backpulver
- 200 ml Mandelmilch
- 200 ml Mineralwasser
- 1 EL Erdnussöl
- 1 Prise Salz
- Für die Füllung
- 150 g Champignons
- 2 rote Paprika
- 1 kleines Stückchen Ingwer, fein gewürfelt
- 1 Stange Staudensellerie
- 4 EL Erdnussöl
- 2 EL gekeimte Braunhirse
- 100 ml Gemüsebrühe
- Frischer Koriander, fein geschnitten
- Salz
- Pfeffer
- Öl zum Braten

Zubereitung

1. Alle Mehlsorten, Backpulver und Salz gut in einer Schüssel vermischen. In eine separate Schüssel Mandelmilch und Erdnussöl geben und zu den festen Komponenten hinzugeben. Gut verrühren, Mineralwasser unterrühren und für 15 Minuten ruhen lassen.
2. Champignons abbürsten und in dünne Scheiben schneiden. Paprika waschen, entkernen und in feine Streifen schneiden. Staudensellerie waschen und ebenfalls klein schneiden. Die Blätter des Selleries können mitverwendet werden.
3. Öl in einer Pfanne erhitzen, Pilze, Ingwer, Paprika und Sellerie anbraten und etwa fünf Minuten braten lassen. Gekeimte Braunhirse hinzugeben und einige Minuten weitergaren lassen.
4. Gemüsebrühe und Koriander unterrühren und mit Salz und Pfeffer würzen.
5. In einer Pfanne Öl erhitzen und zwölf Pfannkuchen (ca. 12 cm Durchmesser) ausbacken.
6. Crêpe auf einen Teller legen, hierauf etwas Gemüse verteilen und einen weiteren Crêpe darauflegen. Diesen Vorgang nochmals wiederholen.

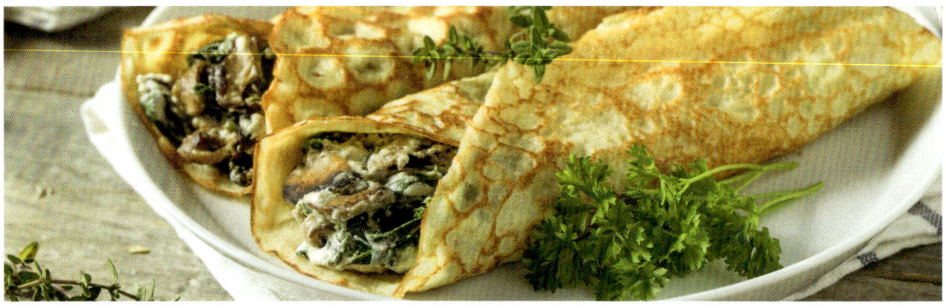

8.2.4 Zwischenmahlzeiten

Erdbeeren mit Balsamessig

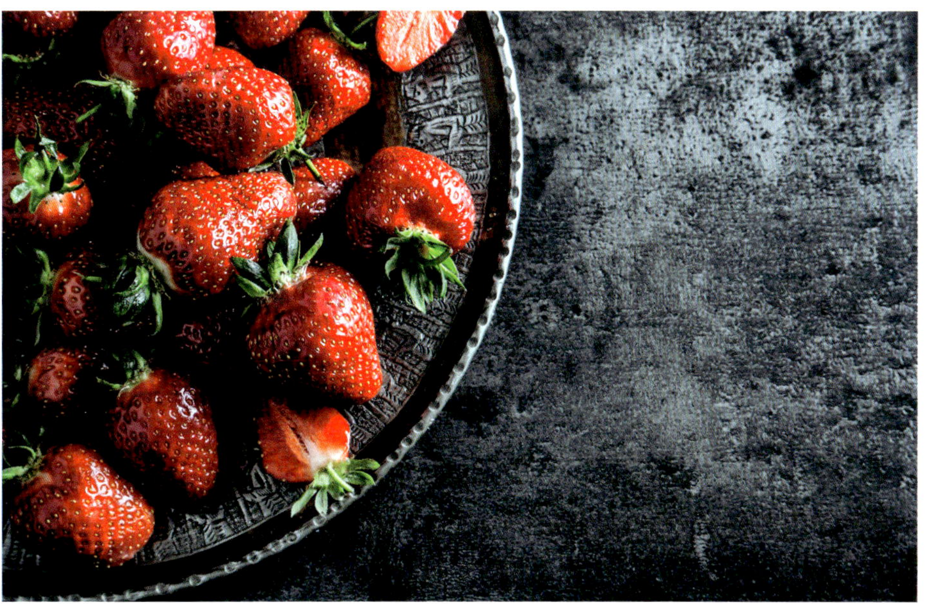

8 Portionen

Zutaten

- 1 kg Erdbeeren, in dicke Scheiben geschnitten
- 5 EL Balsamico-Essig
- 2 EL Zucker
- ¼ TL schwarzer Pfeffer
- Veganes Vanilleeis (1 l)
- Frische geriebene Zitronenschale

Zubereitung

1. Erdbeeren, Balsamico-Essig, Zucker und Pfeffer in einer Schüssel vermischen. Bei Zimmertemperatur zur Seite stellen.
2. Eine Portion des Gemisches in eine Schüssel geben, anschließend eine Kugel Vanilleeis hinzufügen und das Ganze leicht mit der geriebenen Zitronenschale bestreuen.

Dattelbällchen

16 Portionen

Zutaten

- Medjool Datteln
- 30 g Kokosraspeln, plus 20 g extra zum Einrollen
- 120 g Mandelmehl
- 80 ml Kokosöl
- 40 g Kakaopulver
- 1 EL Chiasamen

Zubereitung

1. Die Datteln in eine mittelgroße Schüssel geben und mit Wasser bedecken. Lassen Sie das Ganze für eine Stunde stehen. Abtropfen lassen und die Datteln entkernen.
2. Datteln sowie Mandelmehl, Kokosraspeln, Kokosöl, Kakaopulver und Chiasamen in einen Mixer füllen. Anschließend muss das Ganze 20 Minuten stehen bleiben, damit die Chiasamen weich werden.
3. Die restlichen Kokosraspel in eine flache Schale geben. Aus der Mischung werden nun Kugeln geformt und in Kokosraspel gerollt.

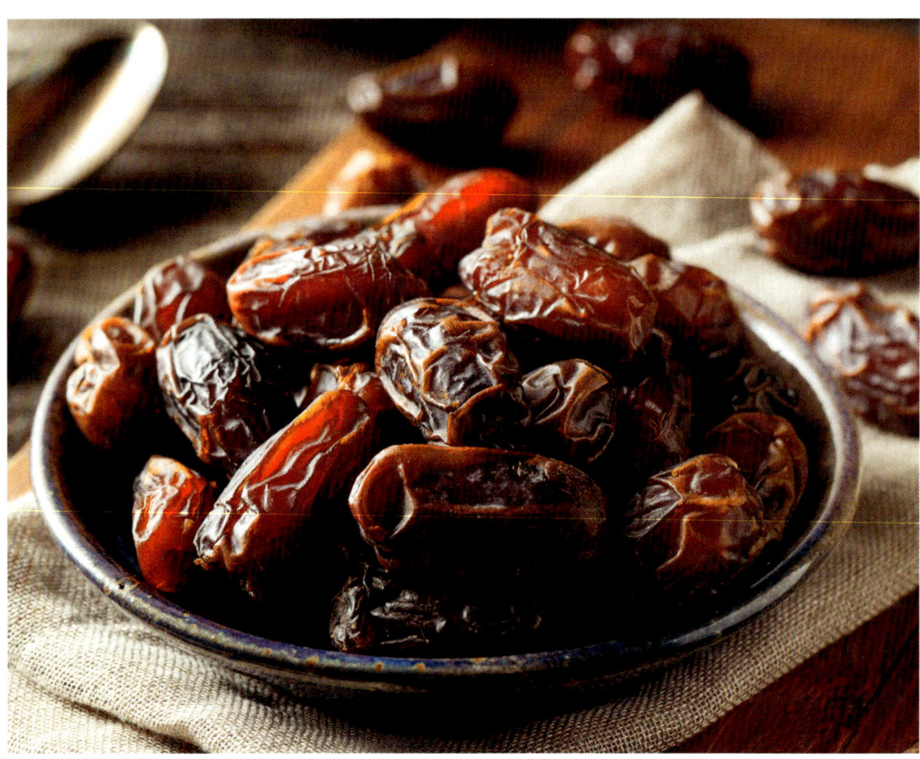

Leckere Müsliriegel

8 Portionen

Zutaten

- 2 EL Dinkelflocken
- 1 EL Leinsamen
- 2 EL Kokosraspel
- 1 EL Erdnüsse, ungesalzen
- 1 EL getrocknete Cranberries
- 1 EL getrocknete Aprikosen
- 30 g vegane Margarine
- 4 EL Rohrzucker
- 1 EL Agavendicksaft
- 70 ml vegane Sahne
- etwas Zimt

Zubereitung

1. Dinkelflocken, Kokosraspel und Samen in eine Schüssel geben. Erdnüsse klein hacken. Getrocknete Früchte klein würfeln und auch in die Schüssel geben. Mischen.
2. In einen Topf Margarine, Rohrzucker und Agavendicksaft geben und unter Rühren karamellisieren lassen.
3. Müsli-Mischung und Sahne hinzugeben und so lange köcheln lassen, bis die Masse gebunden ist. Regelmäßig umrühren.
4. Backblech mit Backpapier auslegen, Backofen auf 180 Grad vorheizen.
5. Müsli-Mischung in der Mitte auf das Blech verteilen und glattstreichen. Für 15-20 Minuten backen.
6. Nach dem Backen etwas abkühlen lassen und in acht Riegel schneiden.

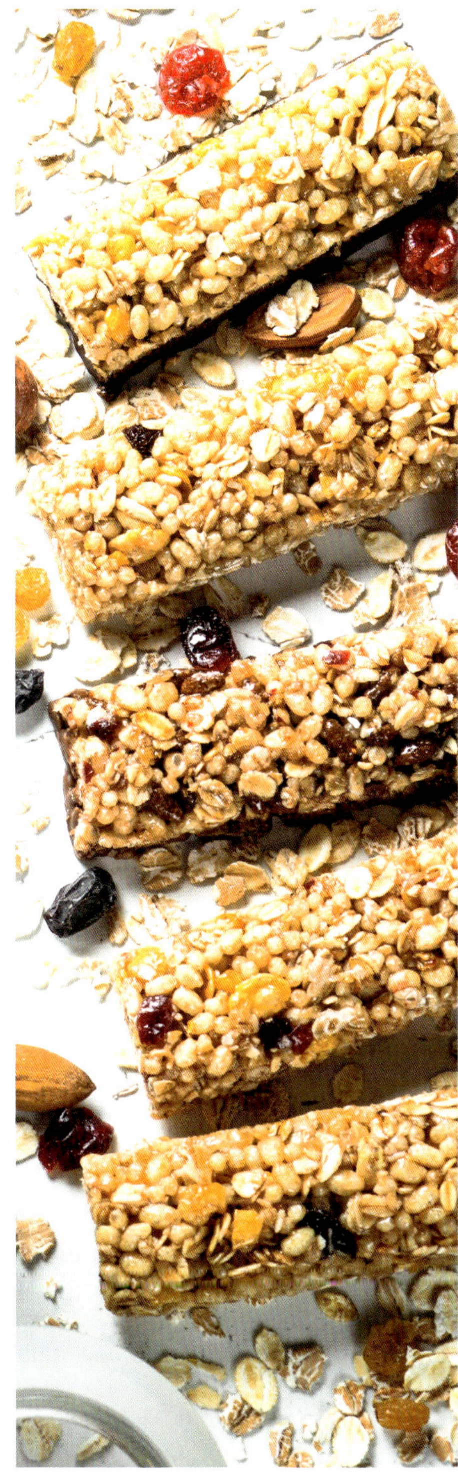

8.3 REGENERATION

8.3.1 Frühstück

Tofu-Rührei

2-3 Portionen

Zutaten

- 425 g Tofu, fest
- ½ TL Zwiebelpulver
- ½ TL Knoblauchpulver
- ½ TL Meersalz
- ¼ TL Kurkuma
- 1 EL Gemüsebrühe
- 1 EL Pflanzenöl

Zubereitung

1. Den Tofu vom Wasser trennen.
2. Öl in einer Pfanne erhitzen.
3. Tofu und Gewürze hinzufügen. Mit einem Küchenschaber den Tofu in der Pfanne zerkleinern, sodass es wie Rührei aussieht.
4. Die Gemüsebrühe dazugeben. Die Brühe zum Kochen bringen, damit der Tofu die Flüssigkeit in sich aufnehmen kann.
5. Das Ganze von der Herdplatte nehmen und bei Bedarf mit Pfeffer und Salz würzen.

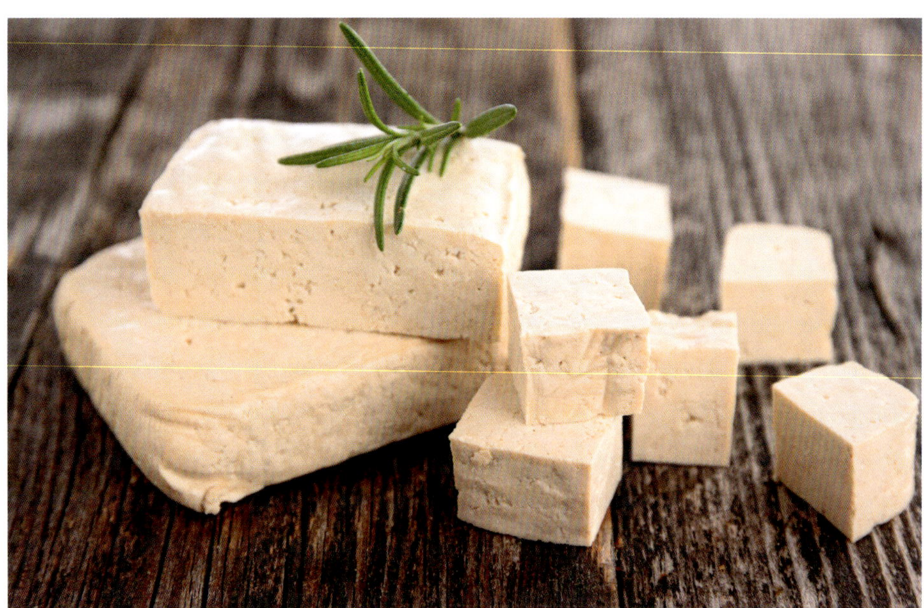

Pico de Gallo

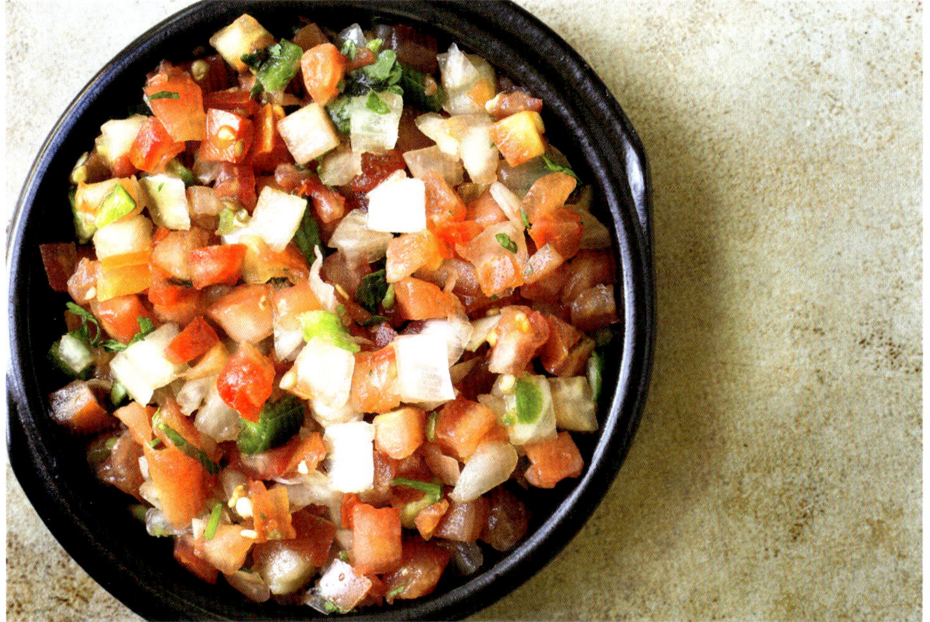

8 Portionen

Zutaten

- 3-4 große Roma-Tomaten
- 1 große Zwiebel
- 4 große Jalapeño-Chilischoten, entkernt und gewürfelt
- ½ Bund gehackter Koriander
- 2 Zitronen, entsaftet (ungefähr 4 EL)
- 1 Prise Salz

Zubereitung

1. Alle Zutaten in eine Schüssel geben.
2. Zutaten mischen, abschmecken und falls nötig, Salz hinzufügen.
3. Sofort servieren oder einfach 30 Minuten lang im Kühlschrank ruhen lassen. Die Salsa sollte am besten noch am selben Tag verzehrt werden.
4. Ein idealer Brotaufstrich.

Protein-Waffeln

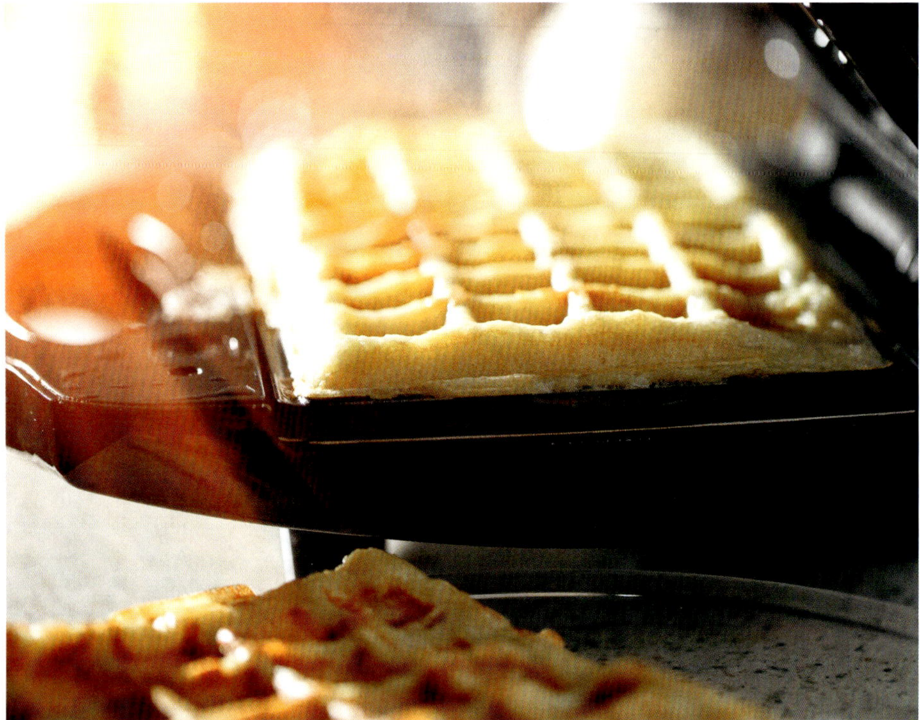

6 Portionen

Zutaten

- 110 g Vollkornmehl
- 300 ml Mandelmilch
- 70 g veganes Proteinpulver (Vanille)
- ½ Päckchen Backpulver
- 50 ml Kokosöl
- 50 ml Ahornsirup
- 1 TL Zitronensaft
- 2 TL Zimt
- 1 Prise Salz
- etwas Öl

Zubereitung

1. In einer Schüssel Milch mit Zitronensaft vermischen. Zum Schluss Ahornsirup unterrühren.
2. Mehl, Proteinpulver, Backpulver, Zimt und Salz in einer separaten Schüssel gut vermengen.
3. Die Milch-Mischung zu den festen Komponenten hinzugeben und verrühren. Kokosöl gut untermischen und etwa 15 Minuten ruhen lassen.
4. Waffeleisen mit Öl einpinseln und vorheizen. Waffeln ausbacken.
5. Die Waffeln können mit verschiedenen Obstsorten oder einem Fruchtmus garniert werden.

8.3.2 Mittag

Grünkohl-Algensalat mit Avocado-Dressing

4 Portionen

Zutaten

- 1 großer Kopf Grünkohl
- ½ Avocado, entkernt und gewürfelt
- 1 mittelgroße Gurke, gewürfelt
- 12 g Algen (Wakame)
- 2 EL Sesamsamen
- Für das Avocado-Dressing
- 1 Avocado, entkernt und geschält
- 2 Knoblauchzehen
- Saft von einer Zitrone
- 15 g Koriander
- 3 EL Olivenöl
- 1 EL Apfelessig
- Salz und Pfeffer

Zubereitung

1. Alle Zutaten für das Dressing in einen Mixer geben und pürieren. Je nach Belieben würzen.
2. Den getrockneten Seetang mit Wasser bedecken und fünf Minuten ruhen lassen, bis dieser weich ist. Abwaschen.
3. Die zähen Enden des Grünkohls mit einem Messer entfernen oder die Blätter einzeln abreißen. Anschließend die Blätter in mundgerechte Stücke zerbrechen.
4. Ein paar Esslöffel Dressing über die Grünkohlblätter tröpfeln und vermischen.
5. Gurke, Avocado und den Seetang zum Salat hinzufügen und nach Bedarf weiteres Dressing hinzugeben. Mit Sesamsamen bestreuen.

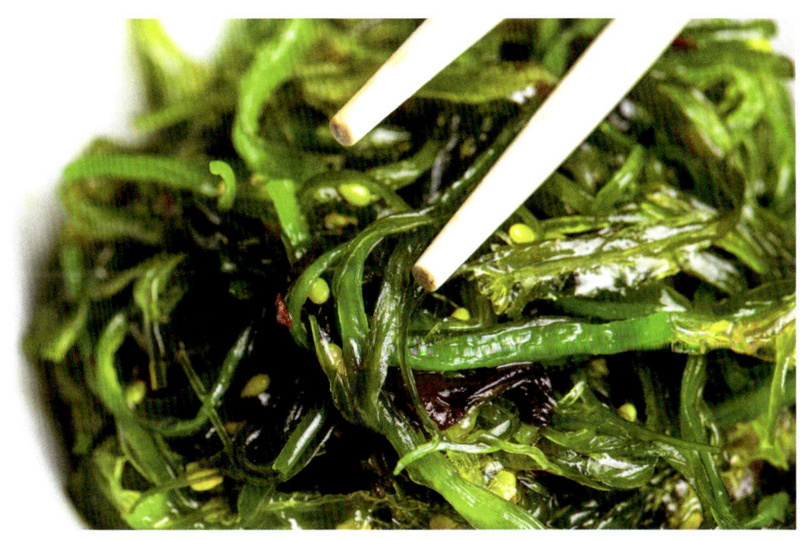

Kichererbsen-Curry

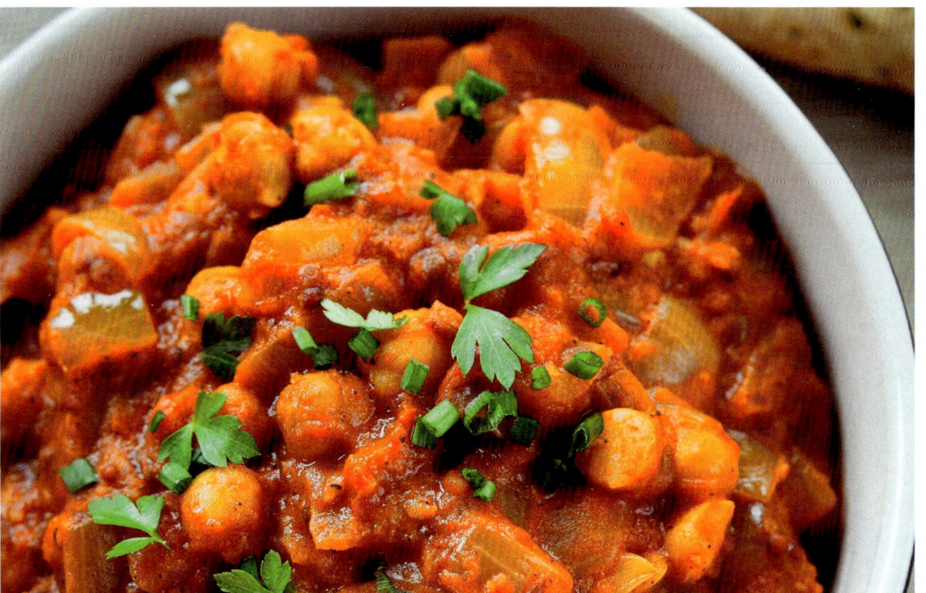

2 Portionen

Zutaten

- 250 g Kichererbsen aus dem Glas oder aus der Dose
- 2 Möhren
- 2 Lauchzwiebeln
- 400 g Tomaten, in Stücken aus der Dose
- 1 Knoblauchzehe, fein gehackt
- 1 Chilischote
- 200 ml Kokosmilch
- 1 EL Curry
- Salz
- Pfeffer
- 1 EL Kokosmehl
- Glatte Petersilie

Zubereitung

1. Möhren und Lauchzwiebeln gut waschen und in kleine Stücke schneiden.
2. Chilischote von den Kernen befreien, klein hacken.
3. Öl in einer Pfanne erhitzen und das Gemüse anbraten. Tomatenstücke hinzugeben.
4. Kichererbsen abtropfen lassen und gemeinsam mit der Kokosmilch zum Gemüse geben.
5. Mit Curry, Salz und Pfeffer würzen. Falls das Curry zu dünn ist, mit Kokosmehl binden.
6. Auf zwei Tellern anrichten und mit der gewaschenen und klein gehackten Petersilie bestreuen.
7. Für eine extra Portion Protein sollte auf Reis als Beilage verzichtet werden. Hierbei eignet sich Quinoa sehr gut.

Gnocchi mit Wildkräutersoße

2 Portionen

Zutaten

- Für die Gnocchi
- 500 g Kartoffeln (vorwiegend festkochend)
- 175 g Weizenmehl
- Salz
- Pfeffer
- Muskat
- Für die Wildkräutersoße
- 2 Handvoll Kräuter (z. B. Löwenzahn, Giersch, Bärlauch, Spitzwegerich, Sauerampfer)
- 100 ml Gemüsebrühe
- 50 ml vegane Sahne
- 2 EL Walnussöl
- Salz
- Pfeffer

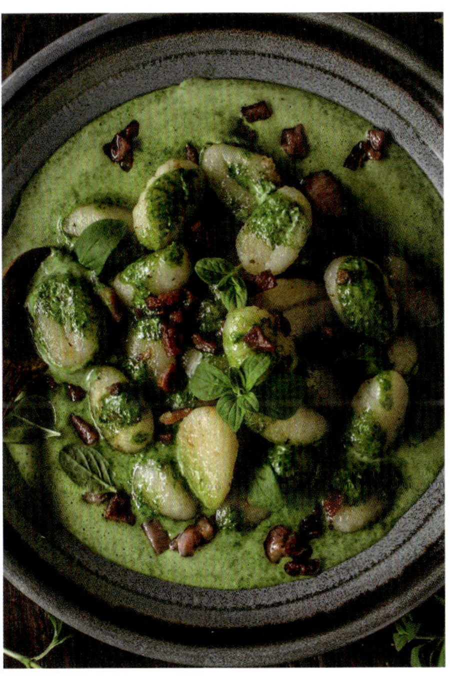

Zubereitung

1. Kartoffeln schälen, vierteln und etwa 15-20 Minuten in Salzwasser garen.
2. Kartoffeln abgießen und in eine Schüssel geben. Kartoffeln stampfen und mit Salz, Pfeffer und Muskat würzen.
3. Sobald die Masse etwas abgekühlt ist, Mehl hinzufügen und mit den Händen einen gleichmäßigen Teig kneten.
4. Wasser in einem großen Topf zum Kochen bringen.
5. Arbeitsfläche bemehlen, den Teig in drei Teile trennen und jedes Drittel zu einer Schlange rollen. Hiervon etwa 1 cm dicke Scheiben abschneiden und mit der Gabel ein Muster reindrücken.
6. Gnocchi in Salzwasser geben. Sie sind fertig, sobald sie an der Oberfläche schwimmen. Warm stellen.
7. Kräuter waschen, etwas klein schneiden und Öl in einer Pfanne erhitzen.
8. Kräuter andünsten und mit Gemüsebrühe und Sahne ablöschen. Mit Salz und Pfeffer abschmecken. Kurz aufkochen lassen.
9. Kräutersoße im Mixer oder mit einem Mixstab pürieren.
10. Gnocchi mit Soße auf zwei Tellern anrichten. Mit Gänseblümchen oder Erdbeer- und Himbeerblättern garnieren.

8.3.3 Abend

Tomaten-Omelett

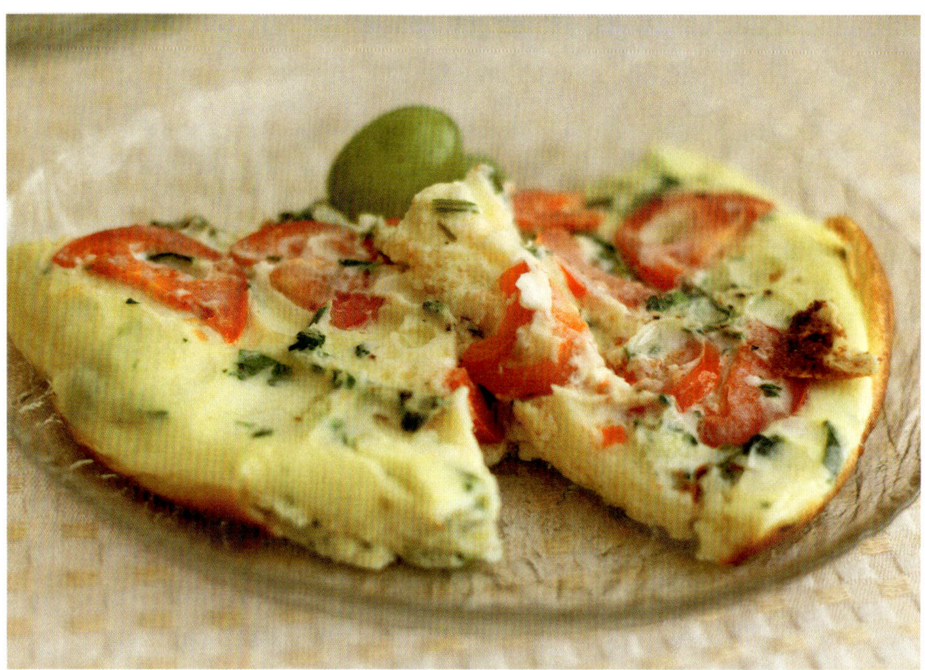

1 Portion

Zutaten

- 2 x 200 g Tomaten, einmal gewürfelt und einmal geschnitten
- 3 Knoblauchzehen, dünn geschnitten
- 4 EL Rote-Linsen-Mehl, mit 8 EL Wasser verrührt
- ½ TL Pflanzenöl

Zubereitung

1. Eine beschichtete Pfanne mit ein wenig Öl erhitzen.
2. Wenn die Pfanne heiß genug ist, die gewürfelten Tomaten, Knoblauch, Pfeffer und Salz hinzufügen.
3. In einer separaten Schüssel das Mehl mit dem Wasser gut verrühren.
4. Anschließend die Masse über das Gemüse schütten und verrühren.
5. Nach einer Minute die Pfanne in den Ofen stellen, bis die Mischung komplett durch ist.
6. Nun kann das Omelett mit den geschnittenen Tomaten serviert werden.

Spinat mit Kichererbsen

4 Portionen

Zutaten

- 2 TL Oliven
- 2 Knoblauchzehen
- 150 g gehackte Zwiebeln
- 280 g gefrorener Spinat, aufgetaut und entwässert
- 425 g Kichererbsen, entwässert und gewaschen
- ½ TL Kreuzkümmel
- Salz

Zubereitung

1. Öl in einer Pfanne erhitzen.
2. Knoblauch und Zwiebeln hinzugeben. Bei mittlerer Hitze ca. fünf Minuten dünsten.
3. Anschließend Spinat, Kichererbsen, Kreuzkümmel und Salz dazu gegeben. Das Ganze so lange kochen, bis es die richtige Konsistenz erreicht hat.
4. Nun die Erbsen leicht mit einem Löffel zerdrücken.
5. Warm servieren.

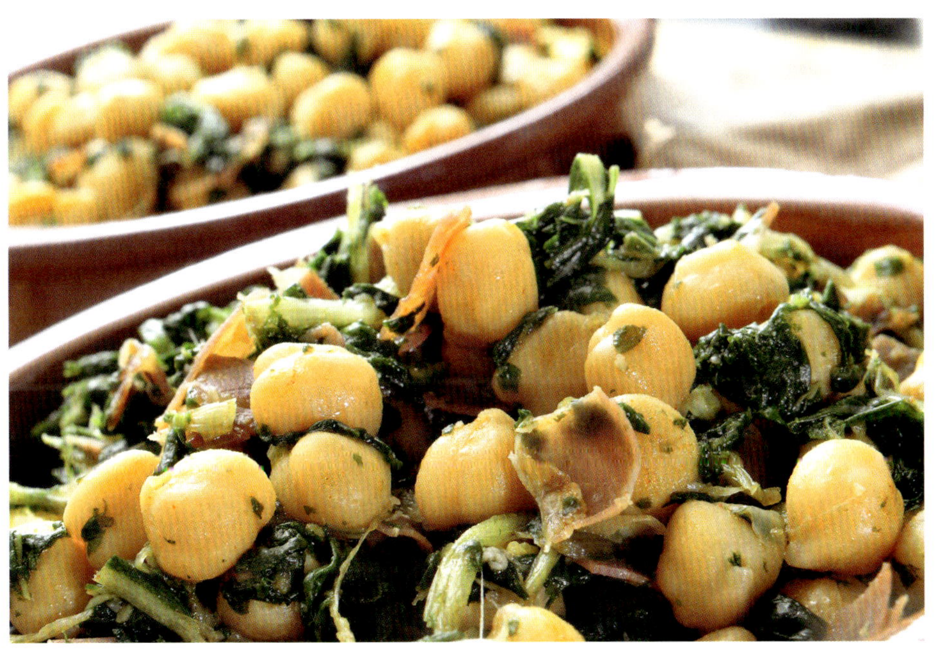

Artischocken-Salat

3-4 Portionen

Zutaten

- 1 Artischockenherz, geviertelt und getrocknet
- 1 Dose Palmherzen, entwässert
- 1 rote Paprika, geschnitten
- 1 Salatgurke, gewürfelt
- 2 Knoblauchzehen, gehackt
- 1 kleine, rote Zwiebel, fein geschnitten
- 2 EL natives Olivenöl extra
- 1 EL Oregano
- Salz
- Saft und Schale einer Zitrone

Zubereitung

1. Alle Zutaten in einer großen Schüssel zusammenfügen und mischen. Salat für etwa eine Stunde in den Kühlschrank stellen, damit sich die Aromen entwickeln können.
2. Der Salat kann ein paar Tage im Kühlschrank aufbewahrt werden.

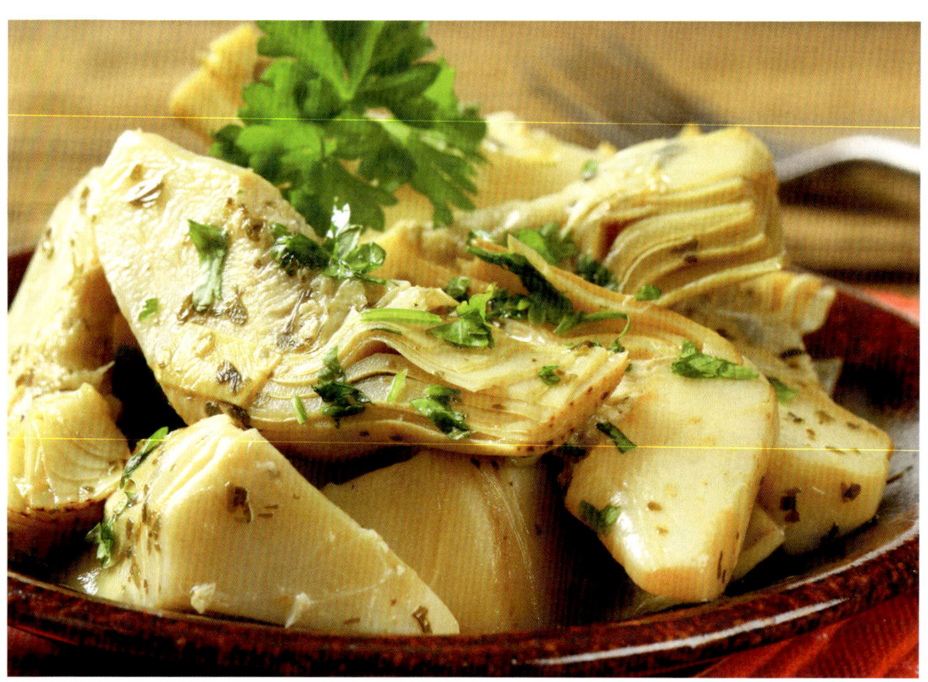

8.3.4 Zwischenmahlzeiten

Fingerfood mit Dip

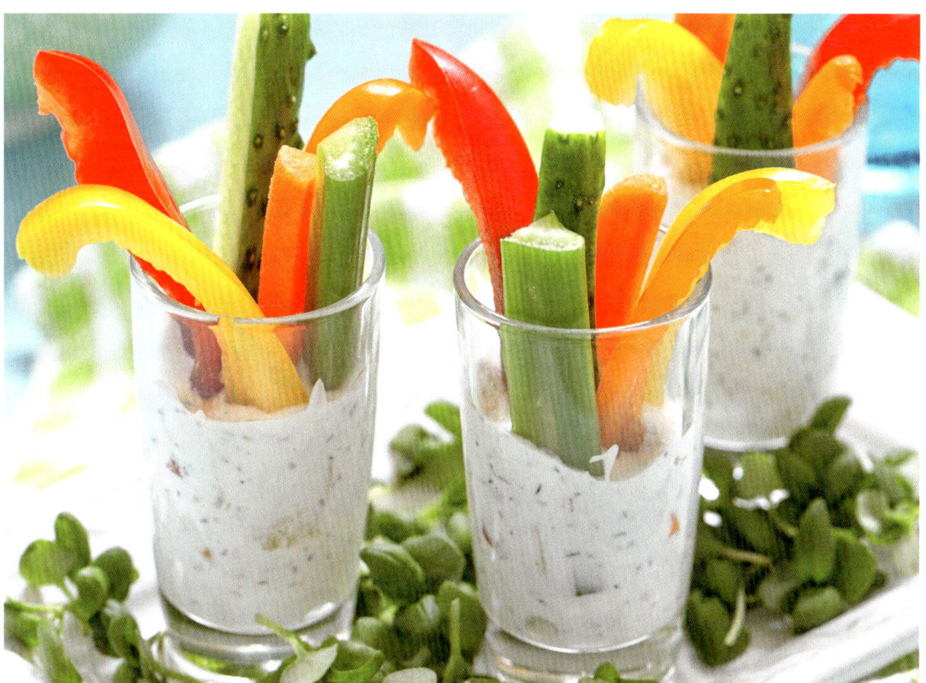

2 Portionen

Zutaten

- 1 rote Paprikaschote
- 1 Salatgurke
- 2 Karotten
- 2 Scheiben Dinkelvollkornbrot
- 200 g Sojajoghurt
- Frische Kräuter nach Belieben
- etwas Zitronensaft
- 1 Prise Zucker
- Salz
- Pfeffer

Zubereitung

1. Gemüse waschen, Paprika entkernen und beides in Streifen schneiden. Brot auch in Streifen schneiden.
2. Kräuter fein hacken.
3. Den Joghurt mit Kräutern, Zitronensaft und Zucker mischen. Mit Salz und Pfeffer abschmecken.
4. Beide Komponenten können gut unterwegs mitgenommen werden.

Kaiserschmarrn mit Himbeerkompott

4 Portionen

Zutaten

- Für den Teig
- 150 g Weizenmehl
- 50 g Rohrzucker
- ½ Päckchen Backpulver
- Mark einer Vanilleschote
- 300 ml Sojamilch
- 100 ml Mineralwasser
- etwas Zitronensaft
- Abrieb einer Zitronenschale
- 25 g vegane Margarine
- 100 g gepuffter Amarant
- Für das Kompott
- 150 ml Apfelsaft
- 30 g Rohrzucker
- 200 g tiefgekühlte Himbeeren
- ½ TL Speisestärke

Zubereitung

1. In einer Schüssel Mehl und Backpulver gründlich mischen. Rohrzucker, Vanillemark, Zitronensaft und Abrieb hinzufügen.
2. Sojamilch und das Mineralwasser dazugeben und mit einem Handrührgerät die Zutaten zu einem glatten Teig verrühren.
3. Amaranth unterheben und für etwa zehn Minuten ruhen lassen.
4. In einem kleinen Topf den Apfelsaft aufkochen lassen.
5. Speisestärke mit zwei Teelöffeln Wasser glattrühren und unter den Saft mischen. Etwa drei Minuten köcheln lassen und dabei ständig rühren.
6. Den Topf vom Herd nehmen und die Himbeeren unterheben. Auskühlen lassen.
7. Margarine in einer Pfanne erhitzen.
8. Den Teig bis zu einer Dicke von etwa 1 cm hinzugeben und bei mittlerer Hitze backen lassen.
9. Nach drei Minuten den Teig umdrehen und ebenfalls weitere drei Minuten backen.
10. Mit Hilfe eines Pfannenwenders den Teig in kleine Stücke zerteilen.
11. Beim restlichen Teig genauso vorgehen.
12. Den Kaiserschmarrn heiß mit dem Kompott servieren. Wer möchte, kann das Gericht noch mit Puderzucker besieben.

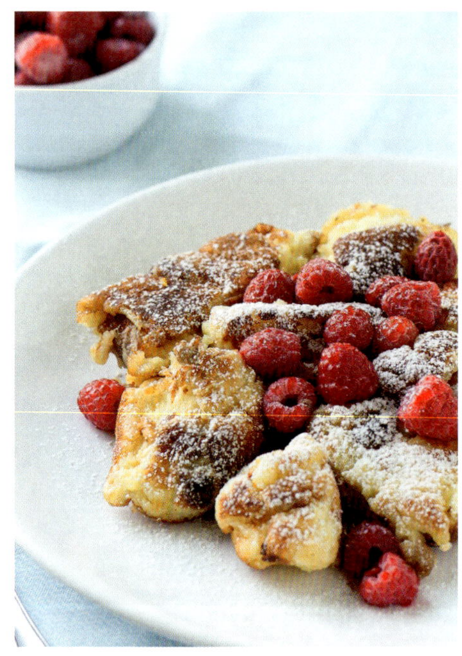

Sellerie mit Kirschen

1 Portion

Zutaten

- 5-10 cm lange Selleriestangen
- 1 EL Erdnussbutter
- 4 getrocknete Kirschen je Stange

Zubereitung

1. Die Selleriestangen mit Erdnussbutter bestreichen und anschließend mit den getrockneten Kirschen bestücken.

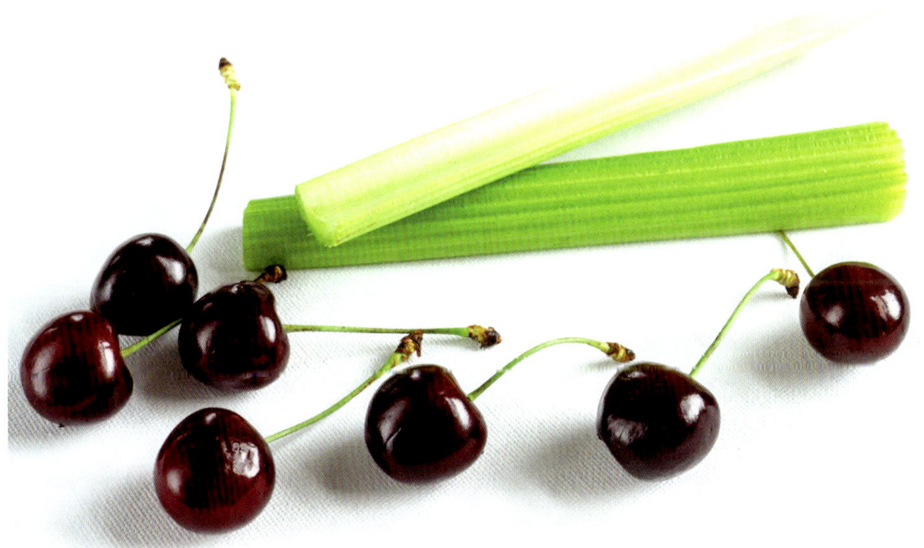

8.4 REHABILITATION

8.4.1 Frühstück

Frühstücksdrink mit Lupinen

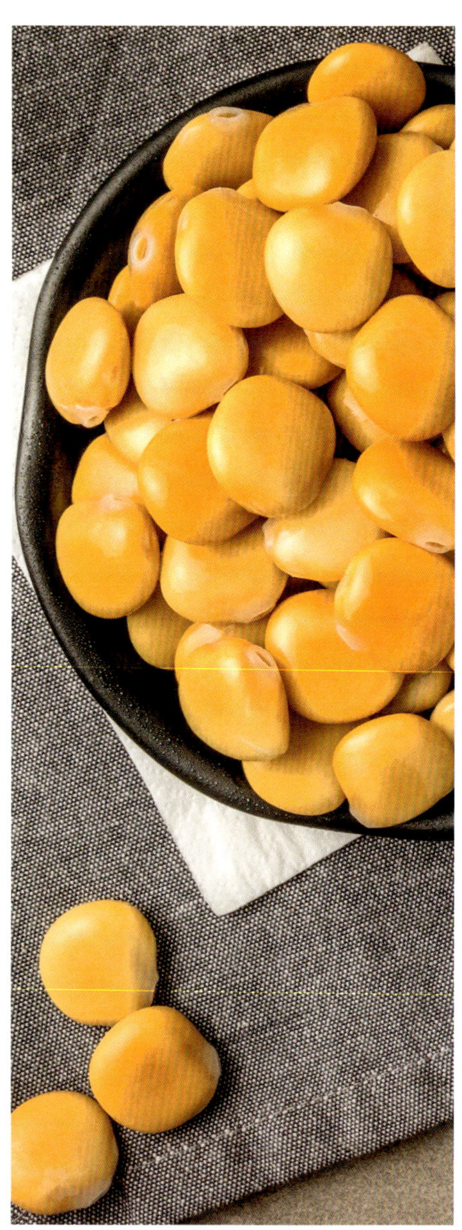

1 Portion

Zutaten

- etwa 200 g Wassermelone
- 2 Aprikosen
- 1 kleine Banane
- 4 große Erdbeeren
- 1 EL Lupinenflocken
- 100 ml kaltes Wasser
- 100 g vegane Eiscreme

Zubereitung

1. Melone von den Kernen befreien, Aprikosen waschen, entkernen und vierteln. Banane schälen und in dicke Scheiben schneiden. Alle Zutaten gemeinsam mit den Lupinenflocken und dem Wasser in einem Mixer pürieren.
2. Den Drink in zwei Gläser füllen.
3. Erdbeeren waschen und mit einer Gabel zerdrücken.
4. Das Eis auf dem Drink anrichten und die zerdrückten Erdbeeren darüber verteilen.

Obstsalat mit Lavendel

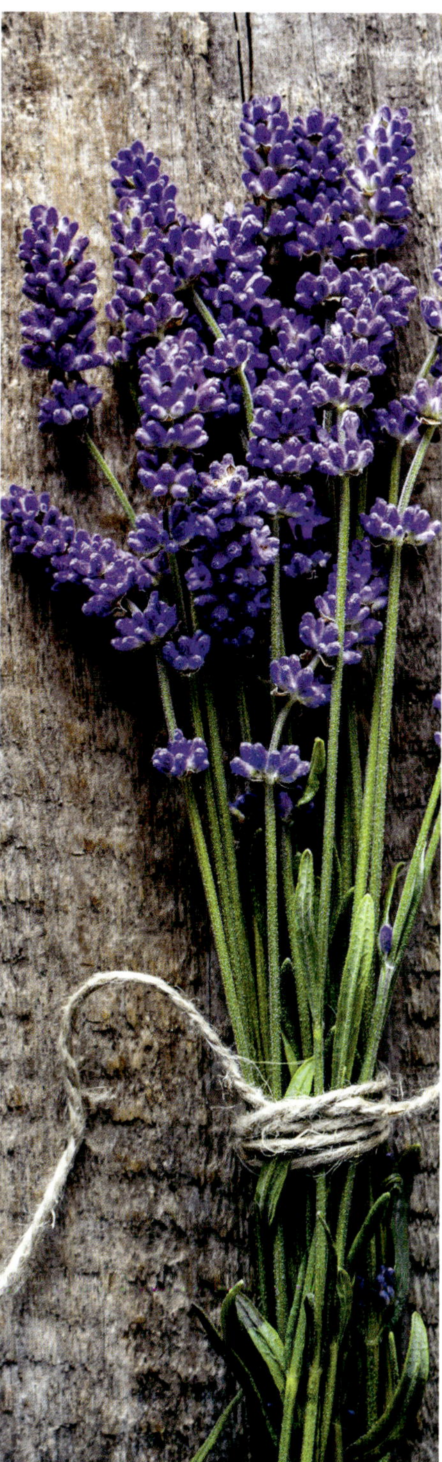

4 Portionen

Zutaten

- 2 Honigmelonen
- 4 Aprikosen
- 10 Ähren eines echten Lavendels

Zubereitung

1. Honigmelonen teilen und die Kerne mit Hilfe eines Löffels entfernen.
2. Mit einem Kugelausstecher Kugeln aus dem Melonenfleisch ausschneiden. Den austretenden Saft aufbewahren.
3. Aprikosen waschen und entkernen sowie in feine Spalten schneiden.
4. Aprikosen und Melonenkugeln vorsichtig mischen. Melonensaft hinzugeben und die Ähren über den Salat streuen.

Herzhaftes Ciabatta

1 Portion

Zutaten

- 1 Ciabatta-Brötchen
- 1 Handvoll Rucola
- 5 schwarze Oliven ohne Stein
- 3 getrocknete und eingelegte Tomaten
- 50 g Räuchertofu
- 1 EL vegane Aioli

Zubereitung

1. Rucolasalat gründlich putzen.
2. Oliven in Ringe schneiden. Tomaten fein zerkleinern.
3. Räuchertofu in Scheiben schneiden. Wer es lieber mag, kann den Tofu auch vorher anbraten.
4. Brötchen aufschneiden, mit Aioli bestreichen und mit den Zutaten belegen.

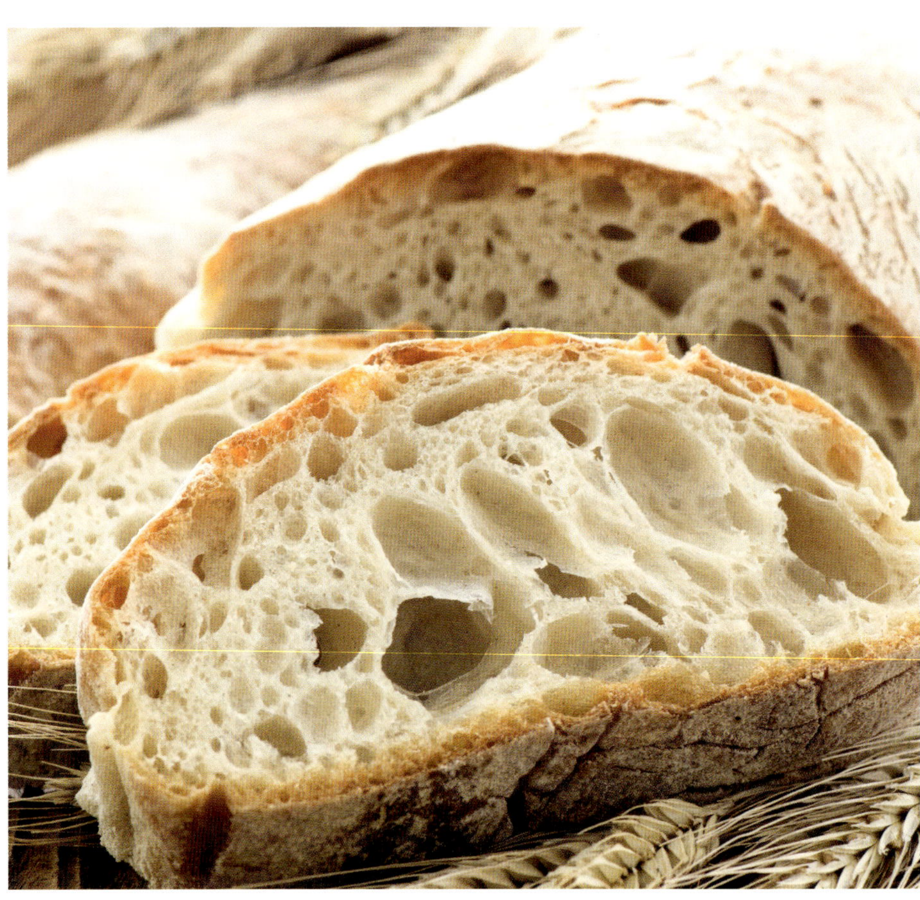

8.4.2 Mittag

Vegane Buletten

6 Portionen

Zutaten

- ½ Zwiebel, klein geschnitten
- 400 g schwarze Bohnen, gut entwässert
- 2 Scheiben Brot, zerkleinert
- ½ TL Gewürzsalz
- 1 TL Knoblauchpulver/Zwiebelpulver
- 60 g Mehl
- Salz und Pfeffer
- Öl zum Braten

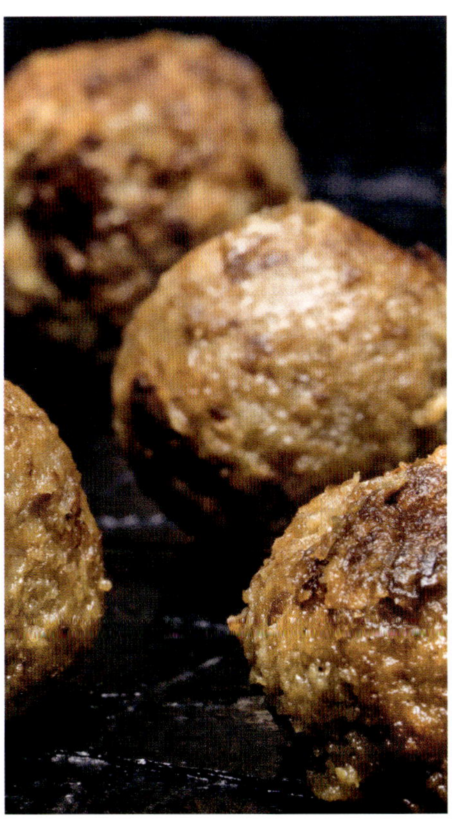

Zubereitung

1. Die Zwiebel in einer Pfanne kurz anbraten.
2. In einer großen Schüssel werden die Bohnen klein gestampft, bis diese fast geschmeidig sind. Die sautierten Zwiebeln zusammen mit dem zerkleinerten Brot, Gewürzsalz, Knoblauchpulver und dem Zwiebelpulver zu den Bohnen hinzufügen. Das Ganze mixen.
3. Anschließend wird das Mehl nach und nach hinzugegeben (Die Masse wird sehr dick sein, weshalb es sich lohnt, das Mehl mit den Händen einzukneten.).
4. Flache Bouletten von ca. ½ cm Dicke formen. Am besten funktioniert das, wenn man eine Handvoll zu einem Ball rollt und anschließend vorsichtig plattdrückt.
5. Nun die fertigen Pasteten mit ein wenig Öl bei mittlerer Hitze ungefähr drei Minuten braten, sodass beide Seiten fest und leicht angebräunt sind.
6. Wenn die Pfanne zu heiß ist, werden die Pasteten zu schnell braun bzw. nicht richtig durchgebraten. Die Hitze nach Bedarf einstellen.
7. Hierzu passt ein frischer Salat aus Wildkräutern.

Kokosnuss-Suppe

6 Portionen

Zutaten

- 250 g rote Linsen
- 4 mittelgroße Karotten
- 1 große Zwiebel, grob geschnitten
- 2 Knoblauchzehen, zerkleinert
- 1 TL Korianderpulver
- 1,2 l Gemüsebrühe
- 400 ml Kokosmilch
- 1-2 Limetten
- Olivenöl
- Salz und Pfeffer

Zubereitung

1. Olivenöl in einem großen Topf erhitzen. Die gehackte Zwiebel und den zerkleinerten Knoblauch fünf Minuten zusammen mit Curry und Korianderpulver bei mittlerer Hitze anbraten.
2. Karotten schälen und in dünne Scheiben schneiden, anschließend hinzufügen. Gut vermischen und fünf Minuten kochen lassen.
3. Rote Linsen sowie die Gemüsebrühe dazu geben.
4. Das Ganze zum Kochen bringen, dann die Hitze reduzieren und schließlich 20 Minuten kochen lassen, bis die Karotten gar sind.
5. Die Kokosnussmilch untermischen und für weitere fünf Minuten weiterköcheln lassen.
6. Die Suppe mit einem Mixer oder einem Mixstab pürieren.
7. Dann den Zitronensaft hinzufügen. Je nach Geschmack würzen.

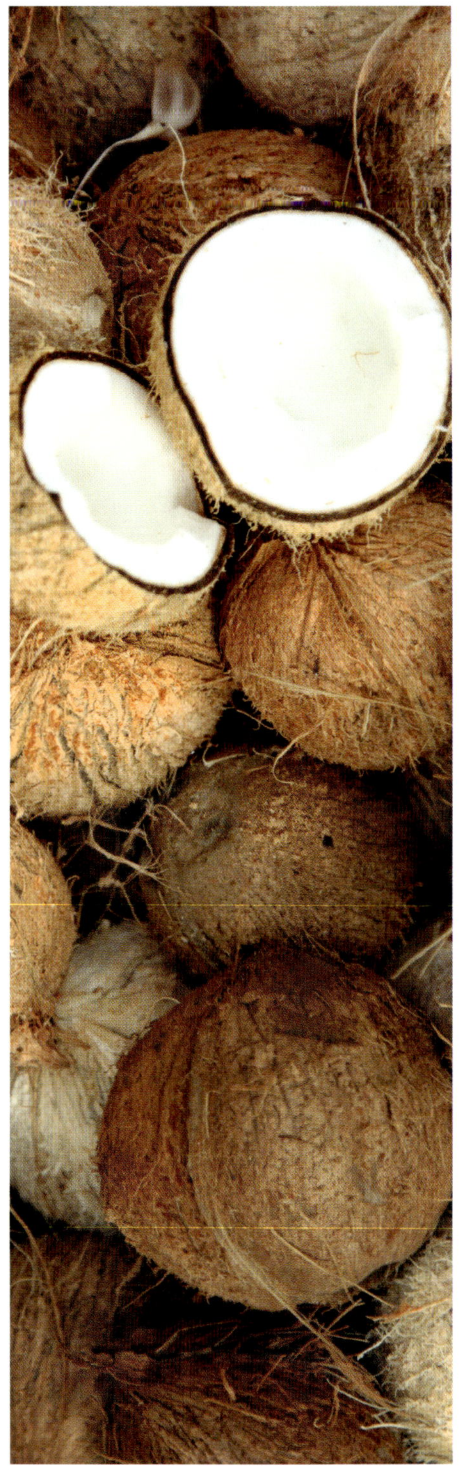

Blattsalat mit gekeimten Sprossen

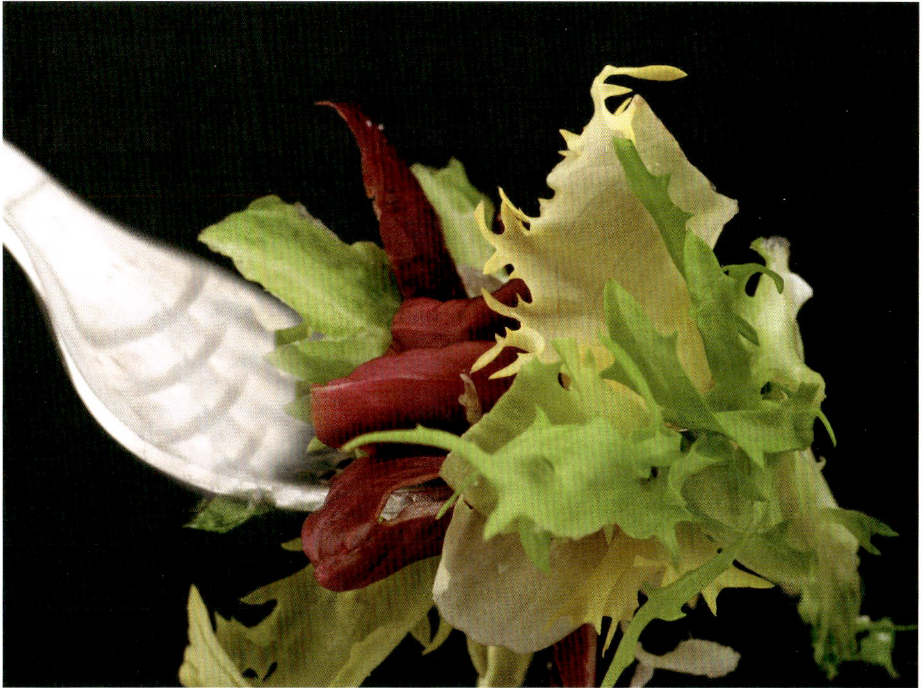

2 Portionen

Zutaten

- 1 Salatkopf
- 1 Handvoll frische, gekeimte Sprossen nach Wahl
- 4 EL Olivenöl
- 2 EL Walnussessig
- 1 TL Senf
- 1 Prise Zucker
- Getrocknete Salatkräuter
- Salz
- Pfeffer

Zubereitung

1. Sprossen mit frischem Wasser abspülen.
2. Den Salat waschen und in Stücke zupfen.
3. Öl, Essig, Senf, Zucker und Salatkräuter vermischen und mit Salz und Pfeffer würzen.
4. Salat unter das Dressing heben und auf Tellern anrichten.
5. Frische Sprossen über den Salat geben.

8.4.3 Abend

Avocado-Toast

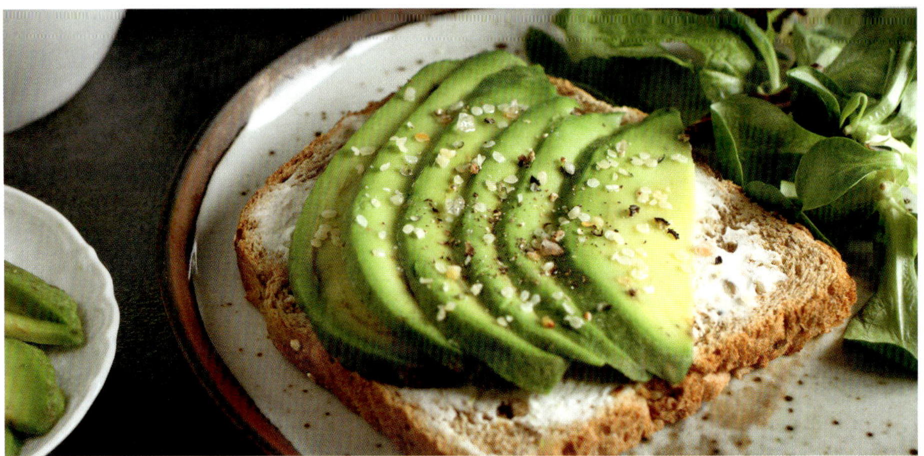

4 Portionen

Zutaten

- 4 dicke Scheiben Dinkel-Vollkornbrot
- 1 große, reife Avocado
- 70 g gefrorene, geschälte Sojabohnen
- ½ Limette
- 1 Knoblauchzehe
- 1 Frühlingszwiebel, fein geschnitten
- 60 g frische, rohe Maiskörner (1 Kornähre)
- 150 g Tomaten, gewürfelt
- ½ Tasse Koriander, zerkleinert
- ½ Tasse Hanfsamen
- Salz
- Rote Paprikaflocken, zum Würzen
- Olivenöl

Zubereitung

1. Die Bohnen in warmem Wasser in einer Schüssel aufweichen.
2. Den Mais vom Kolben trennen, 60 g abwiegen.
3. Die Bohnen sowie die Avocado in einer kleinen Schüssel zerdrücken.
4. Die geschnittene Frühlingszwiebel und den Mais der Avocado-Bohnen-Mischung beigeben. Dazu kommt der Saft von der halben Limette, ebenso wie eine Prise Salz. Das Ganze vermischen. Das Brot toasten.
5. Wenn der Toast fertig ist, die geschnittene Knoblauchzehe über die Oberfläche von jedem Toast reiben.
6. Die Avocado-Mischung gleichmäßig auf allen Scheiben verteilen.
7. Jede Scheibe mit etwas Olivenöl, Paprikaflocken, Hanfsamen, Tomaten und Koriander belegen.

Gerösteter Spargel

4 Portionen

Zutaten

- 220 g Spargel
- ½ TL Salz
- ½ TL frischer schwarzer Pfeffer
- 3 gehackte Knoblauchzehen
- etwas Olivenöl

Zubereitung

1. Den Ofen auf 210 Grad vorheizen. Ein Backblech mit Backpapier auslegen und beiseitestellen.
2. Den Spargel gründlich abspülen und die hölzernen Endstücke abschneiden. Spargel auf dem vorbereiteten Backblech verteilen.
3. Den Spargel leicht mit dem Olivenöl bepinseln und mit Salz, Pfeffer und Knoblauch würzen. Verwenden Sie ruhig Ihre Hände, damit alle Zutaten gleichmäßig verteilt werden. Anschließend erneut mit einer weiteren Schicht Olivenöl bedecken.
4. Im vorgeheizten Ofen acht Minuten lang backen. Aus dem Ofen nehmen und sofort servieren.

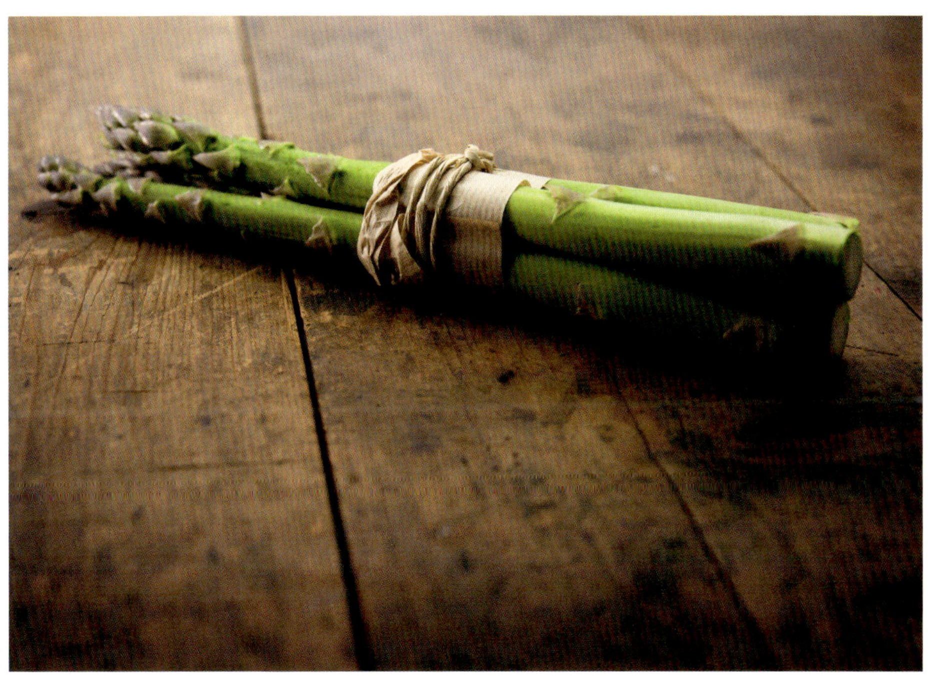

Tofu mit Austernpilzragout

2 Portionen

Zutaten

- 400 g frische Austernpilze
- 1 Zwiebel, gewürfelt
- 2 EL Sesamöl
- 1 EL geröstetes Sesamsalz
- 1 Mangold
- 300 g Tofu
- 2 TL Sojasoße
- 2 EL Sesamsamen
- Weißer Pfeffer

Zubereitung

1. Austernpilze vorsichtig abbürsten und in Streifen schneiden.
2. Öl in einer Pfanne erhitzen und die Zwiebeln und Austern andünsten.
3. Mit Sesamsalz und Pfeffer abschmecken.
4. Mangold waschen, den Ansatz entfernen, die Blätter in feine Streifen schneiden und in die Pfanne hinzugeben.
5. Tofu in Würfel schneiden.
6. Kurz bevor der Mangold und die Pilze gar sind, den Tofu und die Sojasoße unterheben. Nicht anbraten.
7. Auf zwei Teller verteilen und mit Sesamsamen bestreuen.
8. Tipp: Sesamsalz lässt sich ganz einfach selbst herstellen. Hierzu etwa 100 g Sesamsamen und 1 Esslöffel Salz in einer heißen und beschichteten Pfanne ohne Zugabe von Öl rösten. Sobald die Samen etwas bräunen, sind sie fertig. Abkühlen lassen und in ein luftdichtes Schraubglas füllen.

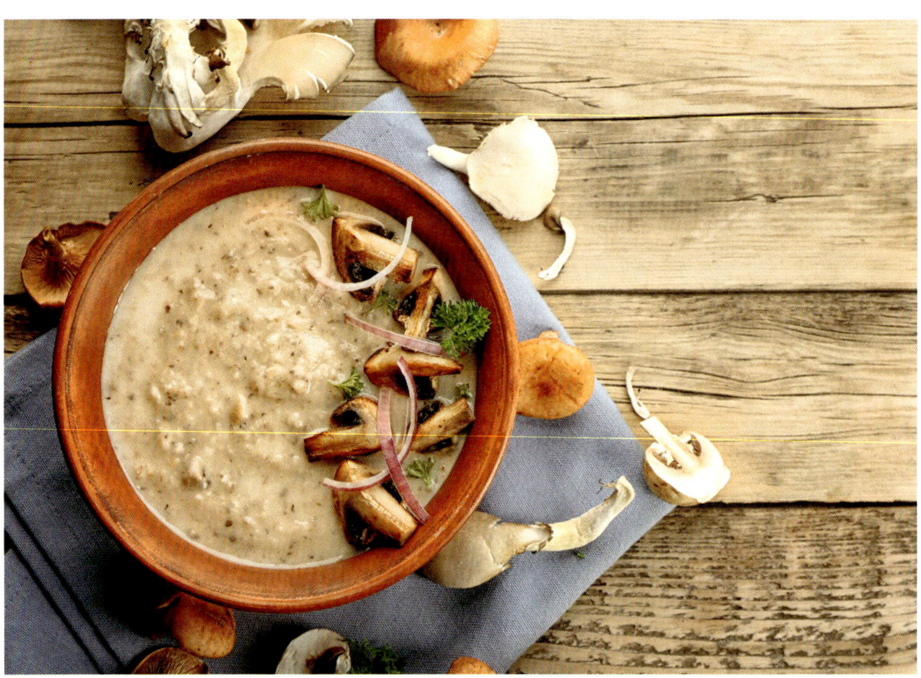

8.4.4 Zwischenmahlzeiten

Chiasamen-Pudding

2 Portionen

Zutaten

- 6 EL Chiasamen
- 500 ml ungesüßte Kokos-, Mandel- oder Cashewmilch
- ½ TL Vanilleextrakt
- 1 EL Ahornsirup
- Blaubeeren und Erdbeeren für den Belag

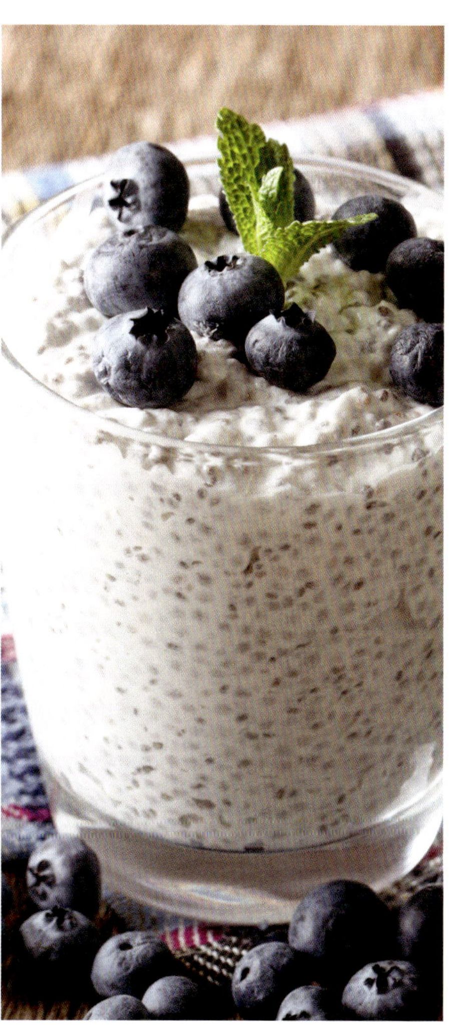

Zubereitung

1. In einer Schüssel oder einem Einmachglas Chiasamen, Milch sowie den Ahornsirup und die Vanille vermischen. Bei der Verwendung eines Einmachglases können die Zutaten einfach mit verschlossenem Deckel geschüttelt werden.
2. Sobald die Chia-Pudding-Mischung richtig vermischt ist, muss das Ganze für fünf Minuten ruhen. Danach den Schüttelvorgang wiederholen, damit sich die Klumpen besser lösen können. Anschließend abdecken und für 1-2 Stunden in den Kühlschrank stellen.
3. Die Mischung in zwei Schalen aufteilen und den Pudding mit Beeren belegen.
4. Der Pudding kann gut am Vorabend vorbereitet und über Nacht im Kühlschrank aufbewahrt werden.

Brennnessel-Spinat-Smoothie

2 Portionen

Zutaten

- 25 g Brennnessel
- 50 g junger Spinat
- 1 Apfel
- 1 Birne
- 70 g weiche Datteln
- 350 ml Wasser
- 1 Handvoll Crushed Ice oder Eiswürfel

Zubereitung

1. Brennnessel waschen und mit einem Nudelholz platt rollen, damit die feinen Härchen abbrechen. Spinat abwaschen. Apfel und Birne waschen, entkernen und in kleine Stücke schneiden.
2. Diese Zutaten gemeinsam mit den Datteln, dem Wasser und dem Crushed Ice in einen Mixer geben und cremig pürieren.

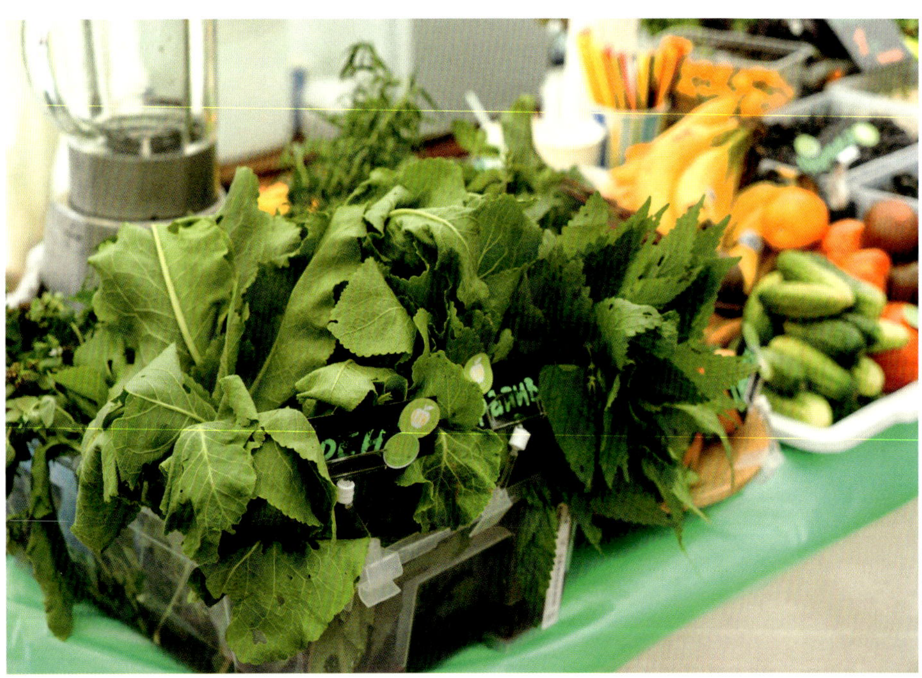

Apfelmus mit gerösteten Walnüssen

4 Portionen

Zutaten

- 4 Äpfel, geschält, entkernt und geschnitten
- 180 ml Wasser
- 30 g Zucker
- ½ TL Zimt
- 20 g Walnüsse

Zubereitung

1. In einem Topf Äpfel sowie Wasser, Zucker und Zimt zusammen vermischen.
2. Abdecken und bei mittlerer Flamme 15-20 Minuten, oder bis die Äpfel weich sind, kochen. Danach abkühlen lassen und mit einer Gabel bzw. einem Kartoffelstampfer (falls vorhanden) zerdrücken.
3. Die Walnüsse auf ein mit Backpapier ausgelegtes Blech verteilen und für etwa 10 Minuten bei 170 Grad rösten.
4. Walnüsse klein hacken und unter das Apfelmus ziehen.

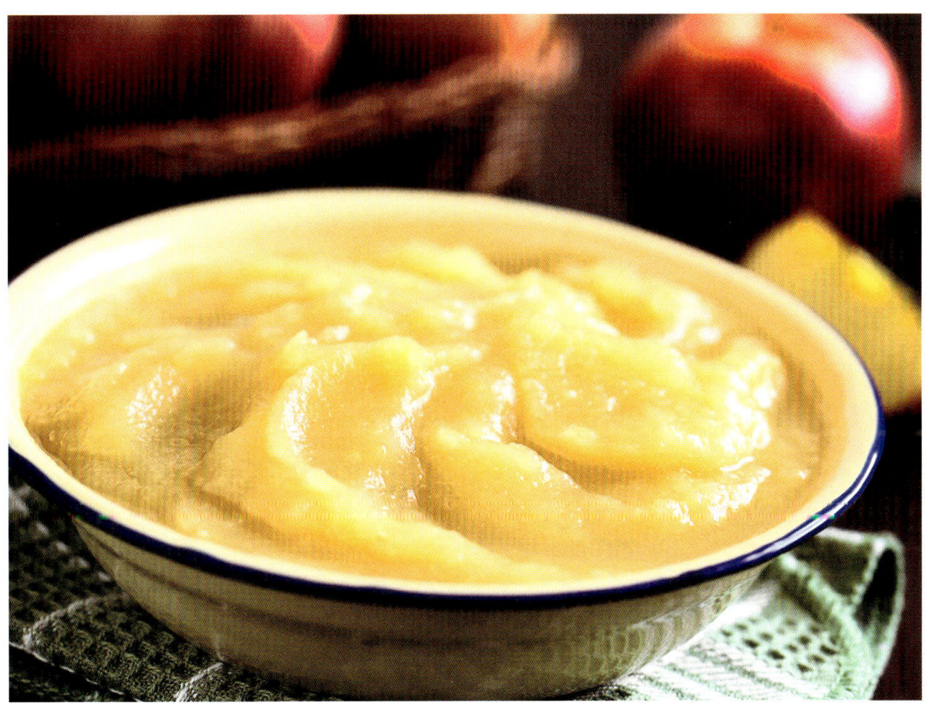

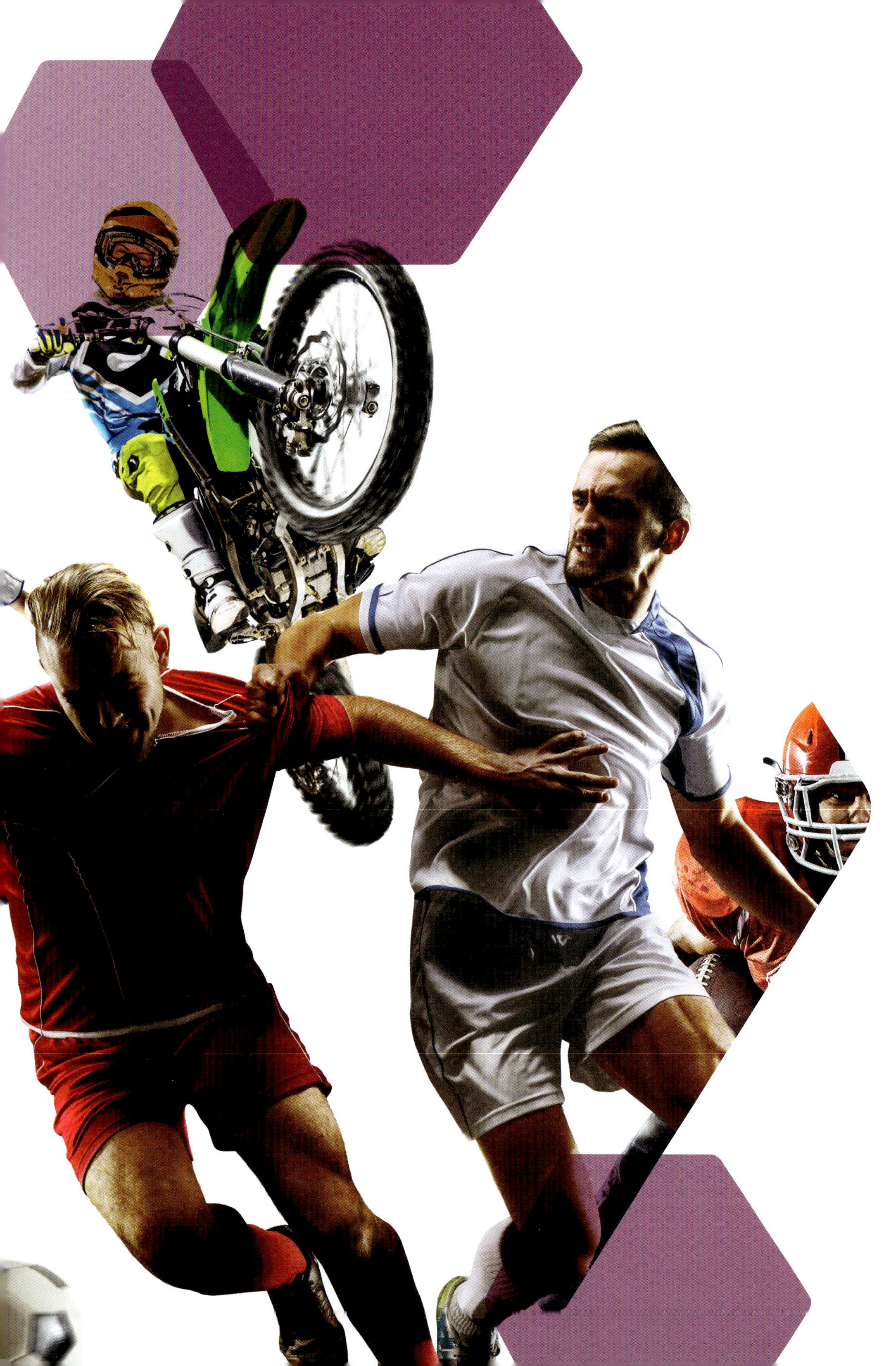

Athletenmeinung zur veganen Ernährung

9.1 ALEKSANDRA KELEMAN – DIE SUPERSTAR-FORMEL

Wer erfolgreich im Leistungssport sein möchte und sich dabei aber vegan ernährt, ist bei Aleksandra Keleman an der richtigen Stelle. Die 24-Jährige möchte Profisportler für eine vegane Ernährung begeistern und setzt ihr Vorhaben auch mit großem Erfolg um. Die Liste ihrer Klienten reicht von Fußball-Bundesligaspielern wie Luca Waldschmidt bis hin zu Adam Borzecki von den Bietigheim Steelers. Seit nun insgesamt sieben Jahren ernährt sie sich mit der Superstar-Formel vegan und sie ist bestrebt, zwecks Leistungsmaximierung und Verletzungsminimierung dem Leistungssport die basische, entzündungshemmende Ernährung näherzubringen. In einem Interview verriet sie, dass anfänglich viele Sportler noch sehr skeptisch auf eine vegane Ernährungsweise reagiert haben, sie jedoch im Laufe der Zeit auf ein großes Interesse gestoßen sei. Denn: „Die Sportler wünschen sich Speisepläne und Einkaufsberatung. Bei Restaurantbesuchen sehen sie, was vegan alles möglich ist. Das Erstaunen ist immer wieder groß, dass man bei vielen Gerichten gar keinen Unterschied schmecken kann zu den tierischen Varianten" [23]. Sie empfiehlt folgende biologischen Grundnahrungsmittel, die im Rahmen einer leistungssteigernden veganen Ernährungsweise berücksichtigt werden sollten [46]:

- Wertvolle Eiweißlieferanten einbauen, wie Quinoa, Amarant, Hirse, Buchweizen, Wildreis, Kichererbsen.
- Grüne Smoothies mit wechselndem Blattgrün (kein stärkehaltiges Gemüse wie Brokkoli oder Karotten).
- Wunderwaffe: selbst gepresste grüne Säfte aus Löwenzahn, Brennnesseln oder Gerstengras.
- Möglichst 100 Prozent bio und bunt essen.
- Weiterverarbeitete, industriell hergestellte Produkte minimieren (dazu gehören auch Brot, Tofu, Fleischersatz und Co.).
- Superfoods einbauen, wie z. B. Chiasamen, selbst geschrotete Leinsamen, Camu-Camu, Gerstengraspulver, Lucuma, Moringa, Goji-Beeren, Maca, Brombeeren, Brennesselsamen etc. (auf sichere Quellen achten!).
- Gutes stilles Wasser, entweder aus der Glasflasche oder mit Filtern von Schadstoffen befreit.
- Keimlinge, Sprossen und viele Kräuter einbauen.
- Hochwertige Fettsäuren integrieren, z. B. Chiasamen, Hanf, Leinsamen, Kokos.

Wer mehr Einblicke in die vegane Sportwelt erhalten möchte, für denjenigen lohnt sich ein Besuch auf ihrer Facebook-Seite

(https://www.facebook.com/aleksandra.kel.9).

9.2 ATHLETENINTERVIEWS

SOPHIE WEILGUNI

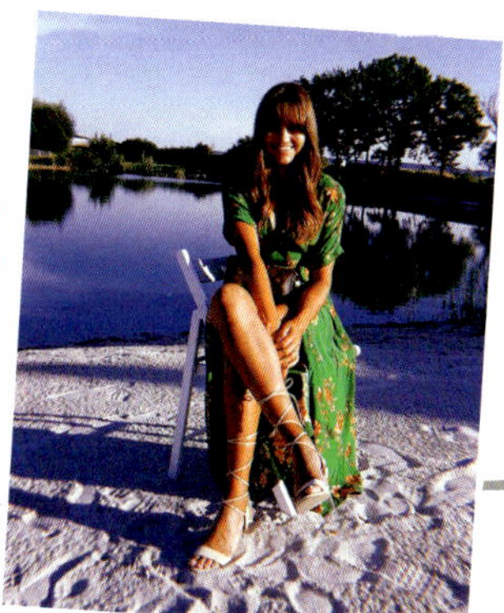

26 Jahre – seit 3,5 Jahren vegan
Sportart: Golf

Wie sind Deine Erfahrungen mit veganer Ernährung in den Bereichen Regeneration, Training und Wettkampf?

Seitdem ich mich vegan ernähre, profitiere ich in jeglicher Hinsicht davon. Ich fühle mich klarer im Kopf, habe eine viel bessere Regeneration, sei es nach einem Turnier, welches bis zu vier Tage lang dauern kann, oder einem schweren Krafttraining. Meine Kraftwerte haben sich erheblich gesteigert und ich fühle mich aufgrund der vielfältigen und vor allem auf Sprossen, Keimlingen und Kräutern basierenden Ernährung so energiegeladen und athletisch wie noch nie zuvor. Da Golf ein vor allem mental sehr anspruchsvoller Sport ist, merke ich insbesondere in Wettkampfsituationen, dass ich absolut fokussiert und einfach im Hier und Jetzt bin. Ich liebe die Vielfalt der pflanzlichen Ernährung, meine Wertschätzung und Verbindung zu den Lebensmitteln. Somit kann ich diese wundervolle und bewusste Ernährung jedem nur ans Herz legen.

Wie sind Deine Erfahrungen in der Zeit, in der Du verletzt warst und in der Rehabilitation?

Ich habe aufgrund dieser Ernährung viel weniger Verletzungen, merke, dass ich, wenn ich mal pausieren muss, sehr schnell wieder zu meiner Leistung zurückkomme und mir somit die Rehabilitation um einiges leichter fällt. Sowohl mental als auch physisch betrachtet.

Was ist Dein Lieblingsgericht?

Ein grüner Smoothie (Spinat, Banane, Dattel, Wasser, Kräuter jeglicher Art) mit gekeimten Hanfsamen, gekeimtem Buchweizen und vielen Kräutern.

Mit welchen Ergänzungsmitteln unterstützt Du Deine Ernährungsphasen?

Nachdem Aleksandra von Top Athletes Vegan mich dankenswerterweise in Bezug auf Ergänzungsmittel super beraten hat, nehme ich folgende zu mir: Selen, Kelp-Alge, Vitamin D3, Vitamin K2, Chrom, Vitamin B12 und Magnesium. Aufgrund meiner 9-jährigen Einnahme der Pille (habe sie vor zwei Jahren abgesetzt) schaue ich besonders auf meine Schilddrüse.

Beispiel für einen Essensplan (Tag oder Woche)

Frühstück: Lieblingsgrüner Smoothie mit Sprossen und Kräutern (Spinat, Banane, Dattel, Wasser, Minze werden gemixt und als Topping gibt es dann Sprossen, Kräuter, Keimlinge und manchmal auch Kakaonibs oder Beeren)

Mittagessen: Salat mit Roter Rübe, Karotten, Gurke, gekeimten Kichererbsen, fermentiertem Tofu, vielen Kräutern (Basilikum, Petersilie, Minze), gekeimtem Buchweizen, Sprossenmix

Abendessen: Süßkartoffel mit gedämpftem Gemüse wie Karfiol, Erbsen und Brokkoli, dazu gibt es Mozzarella aus fermentiertem Reis mit vielen Kräutern und Keimlingen

Was Du noch sagen möchtest

Danke für das Interview, für das Teilen dieses wertvollen Themas, und ich wünsche Dir ganz viel Erfolg mit Deinem Buch.

JANNIS HOPT

21 Jahre – seit 2016 vegan
Sportart: Volleyball (Halle)

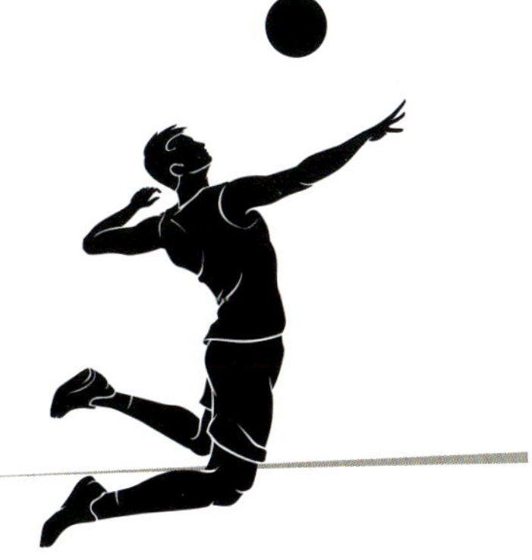

Wie sind Deine Erfahrungen mit veganer Ernährung in den Bereichen Regeneration, Training und Wettkampf?

Schnellere Regeneration, kein Mittagsloch, leichteres Bauchgefühl bei Training und Wettkampf sowie weniger Hungeräste.

Wie sind Deine Erfahrungen in der Zeit, wenn Du verletzt warst und in der Rehabilitation?

Keine größeren Verletzungen seit vegan.

Was ist Dein Lieblingsgericht?

Quinoa-Rote-Bete-Salat mit getrockneten Tomaten und Basilikum.

Mit welchen Ergänzungsmitteln unterstützt Du Deine Ernährungsphasen?

Vitamin B12 und Kombipräparat D3, K2, Magnesium in den Wintermonaten.

Ein Beispiel für einen Essensplan (Tag oder Woche)

Morgens ein Saft aus lila Karotten oder Sellerie oder roter Bete oder Gurke. Ergänzt durch Ingwer, Zitrone, manchmal Äpfel, Birnen oder Orangen. Mittags eine Smoothie-Bowl-Basis aus Bananen oder Datteln, pflanzlichem Proteinpulver, gefrorenen Beeren (Wildheidelbeeren) oder anderem Obst, Sojajoghurt oder pflanzlicher Milch, Limetten- oder Zitronen-Topping: Kokosflocken, gekeimte Samen (Buchweizen, Lein, Chia) oder Keimster-Müsli, Aroniabeeren, Paranüsse (Selen), Kombu (Jod). Abends gekochte gekeimte Hülsenfrüchte oder Pseudogetreide, viel Kichererbsen, Linsen, Quinoa, mit Gemüse und Kräutern. Beispielsweise: Linsencurry: gekeimte Linsen, Kokosmilch, Tomaten, Ingwer, Knoblauch, Zwiebel, Kurkuma, Koriander, alternativ stärkehaltiges Gemüse wie Kartoffeln, Süßkartoffeln, Brokkoli, Kürbis, Blumenkohl mit Avocado, Joghurt oder Hummus-Dip.

Was Du noch sagen möchtest

Bitte die Ernährung bei der Rehabilitation chronischer Entzündungen nicht unterschätzen!

BEN URBANKE

33 Jahre – seit 2012 vegan
Sportart: Ultra-Radsport

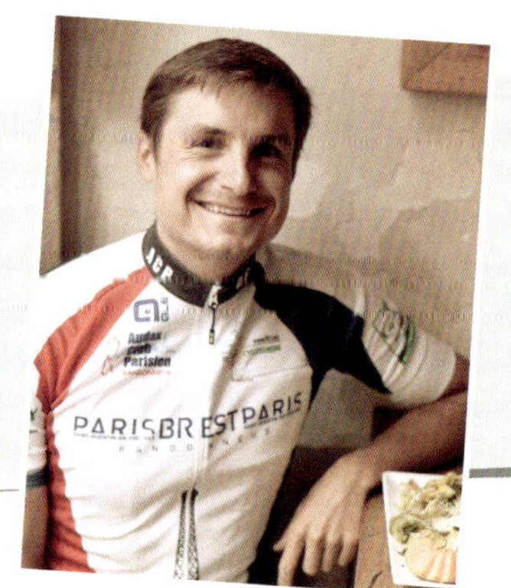

Wie sind Deine Erfahrungen mit veganer Ernährung in den Bereichen Regeneration, Training und Wettkampf?

In allen drei Bereichen konnte ich nach einigen Wochen spürbare Verbesserungen feststellen. Regenerationszeit immer mehr verkürzt. Ausdauer stark ausgebaut.

Wie sind Deine Erfahrungen in der Zeit, wenn Du verletzt warst und in der Rehabilitation?

Der Körper konnte sich nach einem Unfall schnell wieder erholen und trotz mehrerer Wochen Pause ist man schnell wieder auf das alte Niveau zurückgekehrt.

Was ist Dein Lieblingsgericht?

Avocado-Schoko-Traum aus meinem Buch „Be Faster Go Vegan".

Mit welchen Ergänzungsmitteln unterstützt Du Deine Ernährungsphasen?

Lediglich Vitamin B12 wird von mir supplementiert.

Ein Beispiel für einen Essensplan (Tag oder Woche)

5 Uhr – Frühstück: Gekeimtes Carob-Müsli mit frischen Früchten (Heidelbeeren) und Bananen

6 Uhr – Start meiner 200 km Trainingsrunde

14 Uhr – Ankunft zu Hause – Protein Smoothie mit Hanf-Müsli für die schnelle Regeneration

Was Du noch sagen möchtest

Jeder sollte ganz undogmatisch mal eine rein pflanzliche Ernährung ausprobieren. Nach zwei Wochen wird man bereits eine deutliche Veränderung spüren und dann kann jeder selbst entscheiden, ob es ihm nun besser geht und er diesen Lebensstandard beibehalten möchte oder eben nicht.

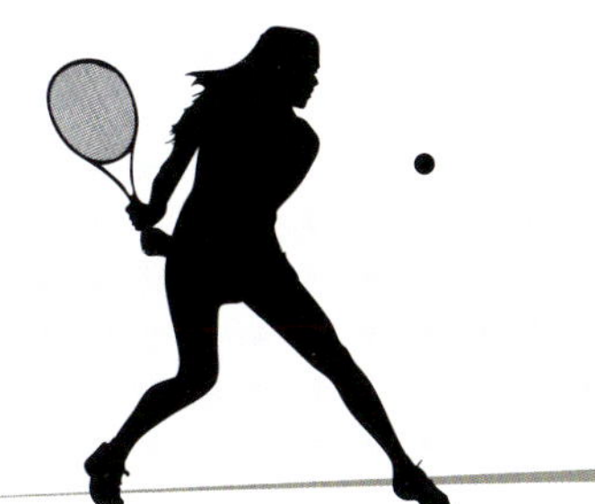

ANNA KLASEN

24 Jahre – seit knapp drei Jahren vegan
Sportart: Tennis

Wie sind eure Erfahrungen mit veganer Ernährung in den Bereichen Regeneration, Training und Wettkampf?

Regeneration: Mein Körper regeneriert schneller nach intensiven Belastungen und ist somit schneller wieder leistungsfähig. Den größten Unterschied habe ich vor allem am Anfang (nach der Umstellung) gemerkt. Heute spüre ich den Unterschied noch, wenn ich den Rohkostanteil hochfahre. Insgesamt brauche ich weniger Schlaf und ich habe weniger Muskelkater als früher. Im Training und im Wettkampf bin ich leistungsfähiger und ich habe das Gefühl, dass ich auf Belastungsreize schneller positiv reagiere.

Wie sind Deine Erfahrungen in der Zeit, wenn Du verletzt warst und in der Rehabilitation?

In der Rehabilitation konnte ich mich kontinuierlich steigern und wurde dadurch schnell wieder fit. Insgesamt reagiert mein Körper besser auf therapeutische Leistungen wie z. B. Massagen, wodurch Schwellungen und Entzündungen schneller verheilen. Ich habe letztes Jahr meinen Kreuzband- und Innenbeinriss erfolgreich rehabilitiert.

Was ist Dein Lieblingsgericht?

Mein Lieblingsgericht ist eine Süßkartoffel-Curry-Gemüse-Pfanne mit frischen Kräutern – und sowieso jegliche Form von bunten Salaten.

Mit welchen Ergänzungsmitteln unterstützt Du Deine Ernährungsphasen?

Gelegentlich Chlorella, Vitamin B12 und Vitamin K2 (wenn ich unterwegs nicht ausreichend gutes Gemüse und Blattgrün essen kann). Zudem mache ich wochenweise mal eine Kur (MSM/OPC).

Ein Beispiel für einen Essensplan (Tag oder Woche)

Meine Tage und Wochen sehen meist sehr unterschiedlich aus, weil ich viel auf Reisen bin und täglich unterschiedliche Belastungen habe. Ein Beispiel für einen Tagesplan:

Morgens: Warmes Zitronenwasser, später dann gekeimten Buchweizen mit selbstgemachter Mandelmilch, Kakaonibs und frischem Obst.

Mittags: Grüner Smoothie (junger Blattspinat, Orange, Apfel, Ingwer, Zitrone) und eine Süßkartoffel-Curry-Gemüse-Pfanne.

Abends: Salatbowl mit Samen, Tomate, Avocado, Wildkräutern und Quinoa.

Was Du noch sagen möchtest

Jeder kann von einer pflanzenbetonten Ernährung profitieren. Aus Erfahrung weiß ich, dass man schon nach ein bis zwei Wochen einen positiven Unterschied merkt und man dieses Lebensgefühl nicht mehr missen möchte.

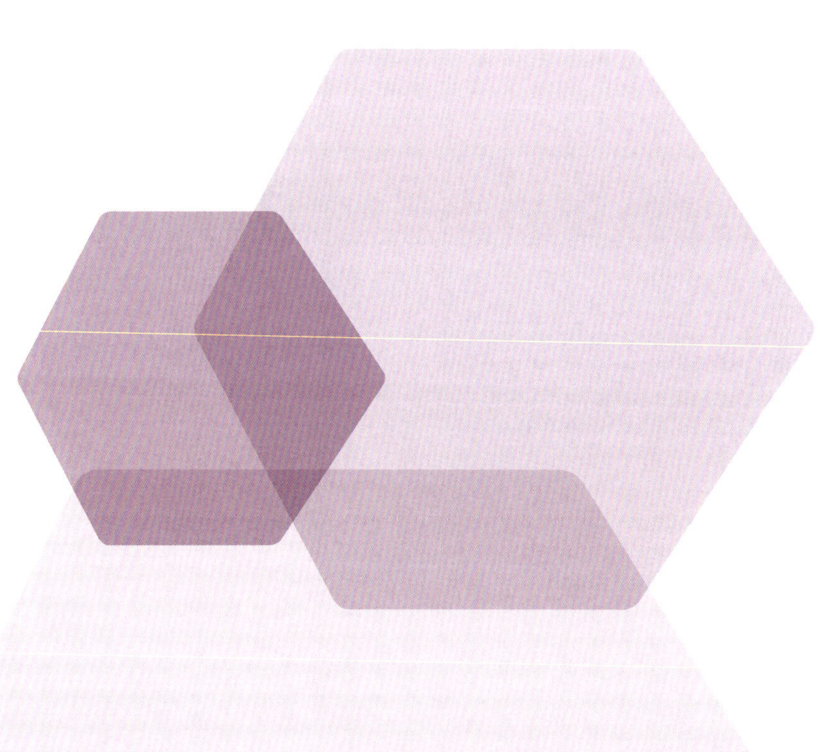

MELANIE FRAUNSCHIEL

33 Jahre – seit 2014 vegan
Sportart: Ehemals Boxen, jetzt Wakeboarden und Crossfit

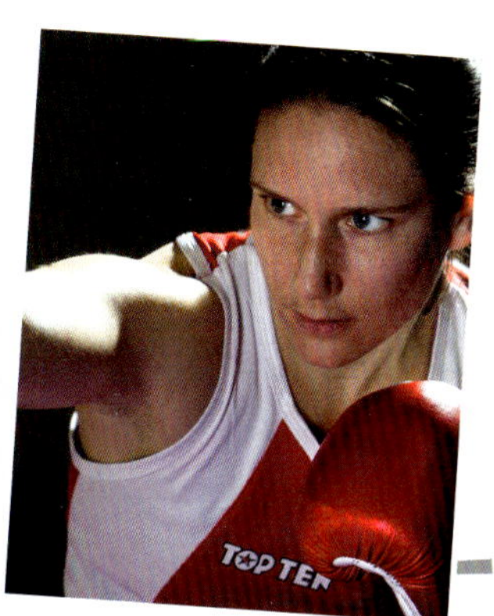

Wie sind Deine Erfahrungen mit veganer Ernährung in den Bereichen Regeneration, Training und Wettkampf?

Ich habe eine enorme Leistungssteigerung und sehr schnelle Regeneration wahrgenommen. Als ich noch geboxt habe, habe ich dadurch auch leichter abgenommen, um in die Gewichtsklasse unter 60 kg zu kommen, und hatte sogar noch die Kraft und Energie, neben meinem vollen Trainingsplan und der Arbeit 1 bis 2 Mal pro Woche meiner Leidenschaft, dem Wakeboarden, nachzugehen. Der Boxsport sollte dann vom Wassersport abgelöst werden. Und ein toller Nebeneffekt ist natürlich auch, dass ich keine Hautprobleme mehr habe und sehr selten krank bin. Im Gegensatz zu früher esse ich jetzt keine minderwertigen Süßigkeiten mehr, die Zucker und Milchpulver beinhalten, sondern hochwertige selbstgemachte, roh-vegane Energieriegel bzw. Datteln! Das ist für mich der beste Turbo vor dem Wettkampf oder dem Training!

Wie sind Deine Erfahrungen in der Zeit, wenn Du verletzt warst und in der Rehabilitation?

Die Regeneration nach einer schweren Verletzung und einer darauffolgenden Operation ist unglaublich schnell vorangegangen. Die Wunde ist sehr schnell verheilt und der verletzte Bereich war früher als gedacht wieder bereit für den Aufbau. Das schreibe ich der Fitness und der optimalen Ernährung zu.

Was ist Dein Lieblingsgericht?

Nicecream ist mein Favorit. Ganz einfach gefrorenes Obst mit Pflanzenmilch in den Revoblend und mixen.

Mit welchen Ergänzungsmitteln unterstützt Du Deine Ernährungsphasen?

In der Winterzeit und während der Rehabilitation nach der Verletzung supplementiere ich mit Vitamin D und MK7 und B12.

Ein Beispiel für einen Essensplan (Tag oder Woche)

Morgens gibt es nach der Crossfit- und Laufeinheit eine Green-Smoothie-Bowl mit Obst, Hanfsamen und gekeimten Sprossen. Mittags gibt es einen großen bunten Salat. Als Nachmittagssnack gibt es Obst. Gerne esse ich abends auch einen Wrap, Kartoffeln oder Nicecream nach dem Training.

Was Du noch sagen möchtest

www.fraunschiel.at

www.facebook.com/melaniefraunschiel

www.instagram.com/vegan.wolf

9

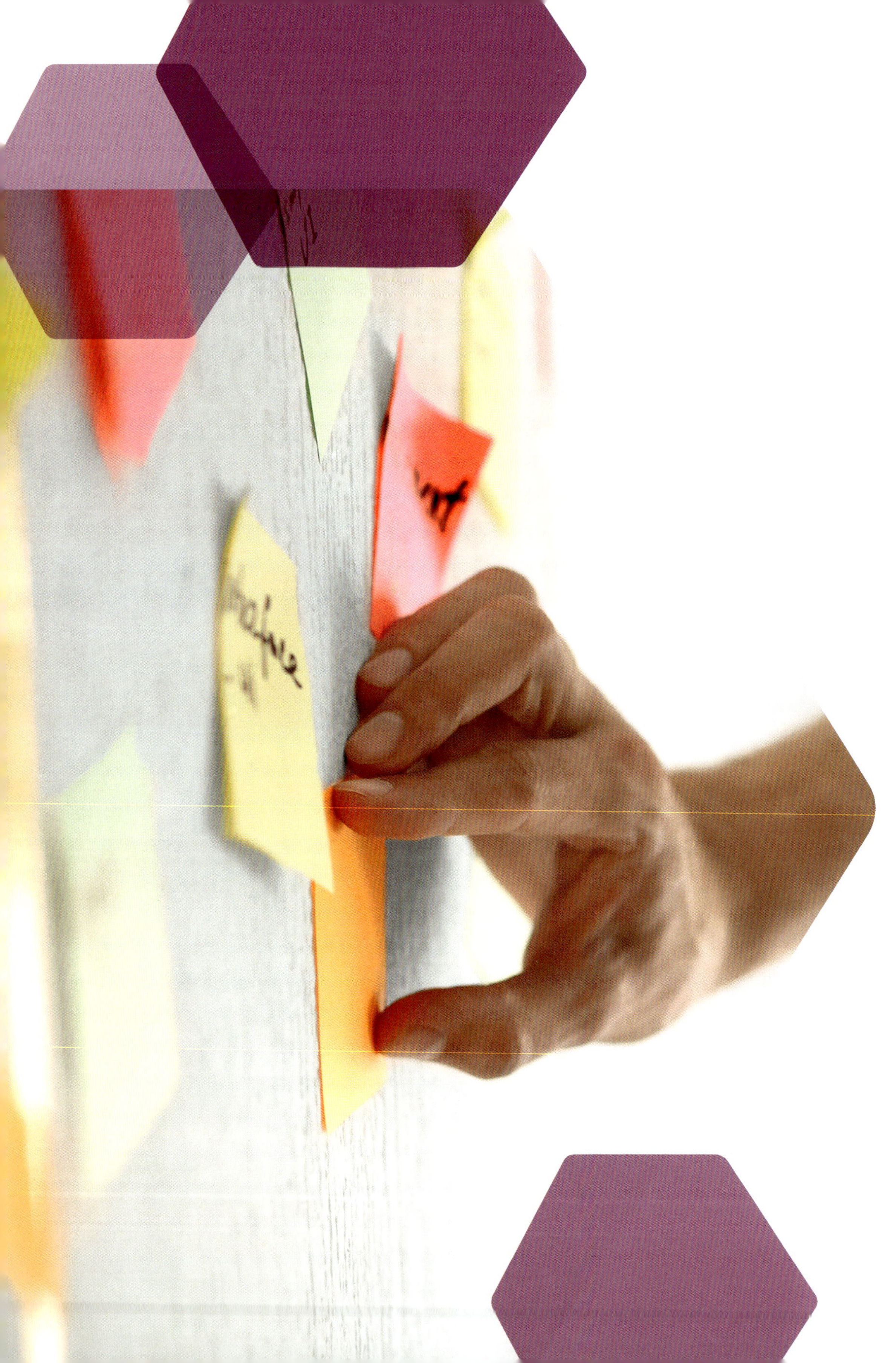

10 Anhang

LITERATURVERZEICHNIS

[1] Abel, G. (2016): Ernährung bei Sportverletzungen, Sportärztezeitung, 1, S. 62-67.

[2] Adam, O. (2008): Ernährung bei rheumatischen Erkrankungen, ERNÄHRUNGS UMSCHAU, 12, S. 734-740.

[3] American Institute for Cancer Research (2018): Soy, URL unter: http://www.aicr.org/foods-that-fight-cancer/soy.html.

[4] Appleby et al. (2007): Comparative fracture risk in vegetarians and nonvegetarians in EPIC-Oxford, European Journal of Clinical Nutrition, 61 (12), S. 1400-1406.

[5] Artein, P. et al. (2007): Nutritional value of edible seaweeds, Nutrition Reviews, 65 (12), S. 535-543.

[6] Atreya, R. & Keiner, D. (2017): Chronisch entzündliche Darmerkrankungen, Eschborn: Govi Verlag.

[7] Bässler, K. H. (2002): Vitamin-Lexikon, Für Ärzte, Apotheker und Ernährungswissenschaftler, 3. Auflage, München: Urban & Fischer Verlag.

[8] Bartsch, S. (2008): Essstile von Männern und Frauen, ERNÄHRUNGS UMSCHAU, 11, S. 672-680.

[9] Baumann, A., Hagenlocher, Y. & Lorentz, A. (2013): Ernährung und Immunologie, ERNÄHRUNGS UMSCHAU, 12, S. M706-M716.

[10] Berg van den, F. (2007): Angewandte Physiologie, Band 3, 2. Auflage, Stuttgart: Thieme Verlag.

[11] Biesalski, H. K. et al. (2004): Ernährungsmedizin, 3. Auflage, Stuttgart: Thieme Verlag.

[12] Biesalski, H. K. (2015): Mikronährstoffe als Motor der Evolution, Berlin, Heidelberg: Springer Verlag.

[13] Biolo, G. et al. (2008): Positive energy balance is associated with accelerated muscle atrophy and increased erythrocyte glutathione turnover during 5 wk of bed rest. American Journal of Clinical Nutrition, 88 (4), 950-958.

[14] Bossart, G. D. et al. (2017): Health and environmental risk assessment project for bottlenose dolphins tursiops truncatus from the southeastern USA. I. infectious diseases. Diseases of Aquatic Organisms, 125, S. 141-153.

[15] Brockhaus (2004): Der Brockhaus Ernährung, gesund essen, bewusst leben, 2. Auflage, Leipzig/Mannheim: Brockhaus.

[16] BUND (2014): Zum Einsatz von Hormonen in der intensiven Sauenhaltung – Kurzfassung. URL unter: http://www.bund-lemgo.de/download/2014_-bund_landwirtschaft_hormoneinsatz_intensiv_sauenhaltung_studie_kurzfassung.pdf.

[17] BUND (2018): Industrielle Tierhaltung braucht Antibiotika – und erhöht das Risiko resistenter Bakterien. URL unter: https://www.bund.net/massentierhaltung/antibiotika/.

[18] Burger, A. (2014): Die Kehrseite der Sojalebensmittel. URL unter: https://www.spektrum.de/news/erhoehen-tofu-oder-sojamilch-das-krebsrisiko/1314772.

[19] Caldwell, B. et al. (2014): A way to reverse CAD? The Journal of Family Practice, 63 (7), S. 356-364.

[20] Campbell, T. C. & Campell, T. M. (2017): The China Study, Texas: Ben Bella Books.

[21] Cavuto, P. & Fenech, M. F. (2012): A review of methionine dependency and the role of methionine restriction in cancer growth control and life-span extension, Cancer Treatment Reviews, 36 (6), S. 726-736.

[22] Crowe, F. et al. (2010): Plasma concentrations of 25-hydroxyvitamin D in meat eaters, fish eaters, vegetarians and vegans: Results from the EPIC-Oxford study, Public Health Nutrition, 14 (2), S. 340-346.

[23] Deutschland is(s)t vegan (2016): Interview mit Aleksandra Keleman, URL unter: https://www.deutschlandistvegan.de/interview-mit-interview-mit-aleksandra-keleman/.

[24] DGE, Deutsche Gesellschaft für Ernährung: Rheumadiät. URL unter: https://www.dge.de/wissenschaft/weitere-publikationen/fachinformationen/rheumadiaet/.

[25] DGE (2012): Sekundäre Pflanzenstoffe und ihre Wirkung auf die Gesundheit. URL unter: https://www.dge.de/wissenschaft/weitere-publikationen/fachinformationen/sekundaere-pflanzenstoffe-und-ihre-wirkung/.

[26] Doerge, D. R. & Sheehan, D. M. (2002): Goitrogenic and estrogenic activity of soy isoflavones. Environmental Health Perspectives, 110 (3), S. 349-353.

[27] Elmadfa, I. & Leitzmann, C. (2004): Ernährung des Menschen. 4. Auflage, Stuttgart: Eugen Ulmer.

[28] Englert, E. & Siebert, S. (2016): Vegane Ernährung, Bern: Haupt Verlag.

[29] Fallon, S. & Enig, M. G. (2002): Teens before their time. URL unter: https://www.westonaprice.org/health-topics/soy-alert/teens-before-their-time/.

[30] Fontana, L. et al. (2007): Long-term low-calorie low-protein vegan diet and endurance exercise are associated with low cardiometabolic risk. Rejuvenation Research, 10 (2), (Online veröffentlicht).

[31] Fuhrman, J. & Ferreri, D. M. (2010): Fueling the vegetarian (vegan) athlete. Current Sports Medicine Reports, 9 (4), S. 233-241.

[32] Gallien, G. et al. (2017): The efficacy of a pre-workout vegan supplement on high-intensity cycling performance in healthy college-aged males. Journal of Dietary Supplements, 14 (6), S. 697-705.

[33] Glick-Bauer, M. & Yeh, M. C. (2014): The health advantage of a vegan diet: exploring the gut microbiota connection. Nutrients, 6 (11), S. 4822-4838.

[34] Großhauser, M. (2016): Ernährung im Sport für Vegetarier und Veganer, 2. Auflage, Aachen: Meyer & Meyer Verlag.

[35] Güllich, A. & Krüger, M. (2013): Sport. Das Lehrbuch für das Sportstudium, Berlin, Heidelberg: Springer Verlag.

[36] Haider, L. M. (2018): The effect of vegetarian diets on iron status in adults: A systematic review and meta-analysis. Food Science and Nutrition, 58 (8), S. 1359-1374.

[37] Hauser, F. (2016): Wer will das jetzt noch essen? Alle Wahrheiten über unser Fleisch, über das Verhalten der Fleischesser und vom Verhalten der Vegetarier, Hamburg: tredition Verlag.

[38] Hamm, M. (2014): Die richtige Ernährung für Sportler. 5. Auflage, München: riva Verlag.

[39] Hofmann, L. (2014): Chlorophylle in der menschlichen Ernährung. Ernährung im Fokus, 5/6, S. 164-165.

[40] Hüter-Becker, A. & Dölken, M. (2011): Biomechanik, Bewegungslehre, Leistungsphysiologie, Trainingslehre, Stuttgart: Thieme Verlag.

[41] Ireland, C. (2006): Hormone in milk can be dangerous. Harvard University Gazette, URL unter: https://www.zentrum-der-gesundheit.de/pdf/milch-krebs-ia_02.pdf.

[42] Ischebeck, G. (2015): Die Patentierung von Tieren, Tübingen: Mohr Siebeck Verlag.

[43] Jakszyn, P. et al. (2013): Meat and heme iron intake and esophageal adenocarcinoma in the European Prospective Investigation into Cancer and Nutrition study, International Journal of Cancer, 133 (11), S. 2744-2750.

[44] Joy, J. M. et al. (2013): The effects of 8 weeks of whey or rice protein supplementation on body composition and exercise performance, Nutrition Journal. URL unter: https://nutritionj.biomedcentral.com/articles/10.1186/1475-2891-12-86.

[45] Kasper, H. (2004): Ernährungsmedizin und Diätetik, 10. Auflage, München: Elsevier Verlag.

[46] Kelemann, A. (o.J.), URL unter: https://www.runskills.de/wp-content/uploads/2016/05/Bauerfeind-Event_Superstar-Formel-von-Aleksandra-Keleman.pdf.

[47] Kleiner, S. M. (1999): Water: an essential but overlooked nutrient, Journal of the American Dietetic Association, 99, 200-206.

[48] Koerber, K., Männle, T. & Leitzmann, C. (2012): Vollwert-Ernährung. Konzeption einer zeitgemäßen und nachhaltigen Ernährung, 11. Auflage, Stuttgart: Haug Verlag.

[49] Konopka, P., (2018): Sporternährung-Grundlagen · Ernährungsstrategien · Leistungsförderung, München: BLV Buchverlag.

[50] Kniskern, M. A. & Johnston, C. S. (2011): Protein dietary reference intakes may be inadequate for vegetarians if low amounts of animal protein are consumed, Nutrition, 27 (6), S. 727-739.

[51] Koerber, K., Männle, T. & Leitzmann, C. (2012): Vollwert-Ernährung. Konzeption einer zeitgemäßen und nachhaltigen Ernährung, 11. Auflage, Stuttgart: Haug Verlag.

[52] Koeth, R. A. et al. (2013): Intestinal microbiota metabolism of L-carnitine, a nutrient in red meat, promotes atherosclerosis, Nature Medicine, 19 (5), S. 576-585.

[53] Kraaz von Rohr, I. (2014): Die Seele is(s)t vegan. Bewusste Lebensweise für jeden Tag, Berlin: Ullstein Verlag.

[54] Krieger, E. (2015): Die Milch Lüge, München: CBX-Verlag.

[55] Kristensen, N. B. et al. (2015): Intake of macro- and micronutrients in danish vegans, Nutrition Journal, 14 (115), (Online veröffentlicht).

[56] Kuchenbaur, A. (2015): Vegan. Warum vegane Ernährung uns und die Welt heilt, Stuttgart: Thieme Verlag.

[57] Larsson, S. C., Bergkvist, L. & Wolk, A. (2004): Milk and lactose intakes and ovarian cancer risk in the Swedish Mammography Cohort, American Journal of Clinical Nutrition, 80 (5), S. 1353–1357.

[58] Leischik, R. & Spelsberg, N. (2014): Vegan triple-ironman (raw vegetables/fruits), Case Reports in Cardiology, 12 (online veröffentlicht).

[59] Leitzmann, C. et al. (2009): Ernährung in Prävention und Therapie. Ein Lehrbuch, 3. Auflage, Stuttgart: Hippokrates Verlag

[60] Leitzmann, C. & Keller, M. (2010): Vegetarische Ernährung, 2. Auflage, Stuttgart: Ulmer Verlag.

[61] Leitzmann C. (2014): Vegetarian nutrition: past, present, future, American Journal of Clinical Nutrition,100 (1), S. 496S-502S.

[62] Li, D. (2011): Chemistry behind vegetarianism, Journal of Agricultural and Food Chemistry, 59(3), S. 777-784.

[63] Lightowler, H. J. et al. (1998): Iodine intake and iodine deficiency in vegans as assessed by the duplicate-portion technique and urinary iodine excretion, British Journal of Nutrition, 80 (6), S. 529-535.

[64] Luber, K. (2018): Amerikanische Ärztekammer empfiehlt Krankenhäusern, nur noch vegane Gerichte anzubieten! URL unter: https://istdasvegan.eu/2018/03/amerikanische-aerztekammer-empfiehlt-krankenhaeusern-nur-noch-vegane-gerichte-anzubieten/.

[65] Lynch, H. M., Wharton, C. M. & Johnston, C. S. (2016): Cardiorespiratory fitness and peak torque differences between vegetarian and omnivore endurance athletes: a cross-sectional study, Nutrients, 8 (11), S. 726.

[66] Mangano, K. M. et al. (2017): Dietary protein is associated with musculoskeletal health independently of dietary pattern: the Framingham Third Generation Study. American Journal of Clinical Nutrition, 105 (3), S. 714-722.

[67] Melnik, B. C., John, S. M. & Schmitz, G. (2013): Milk is not just food but most likely a genetic transfection system activating mTORC1 signaling for postnatal growth, Nutrition Journal, 12 (103), (online veröffentlicht).

[68] Merchant, R. E. et al. (2015): Nutritional supplementation with chlorella pyrenoidosa lowers serum methylmalonic acid in vegans and vegetarians with a suspected Vitamin B deficiency. Journal of Medicinal Food, 18 (12), S. 1357-1362.

[69] Michaëlsson, K. (2014): Milk intake and risk of mortality and fractures in women and men: cohort studies, British Medical Journal (online veröffentlicht).

[70] Mrowietz, U. & Schmid-Ott, G. (2012): Schuppenflechte: was Sie schon immer über Psoriasis wissen wollten, Basel: Karger Verlag.

[71] Müller, S. (2016): Richtig essen für die Faszien, München: Südwest-Verlag.

[72] Müller-Nothmann, S. D. & Weißenberger, C. (2010): Ernährungsratgeber Magen und Darm, Hannover: Schlütersche Verlag.

[73] Neumann. G. (2016): Ernährung im Sport, 8. Auflage, Aachen: Meyer & Meyer.

[74] Norat, T. (2007): Diet, serum insulin-like growth factor-I and IGF-binding protein-3 in European women, European Journal of Clinical Nutrition, 61(1), S. 91-98.

[75] Norris, J. (2013): Cardiovascular disease markers in vegans. URL unter: https://veganhealth.org/cardiovascular-disease-markers-in-vegans/.

[76] Novick, J. (2012): The myth of complementing Proteins. URL unter: http://www.jeffnovick.com/RD/Articles/Entries/2012/3/28_The_Myth_Of_Complimenting_Proteins.html.

[77] Ostojic, S. M. & Ahmetovic, Z. (2008): Weekly training volume and hematological status in female top-level athletes of different sports, Journal of Sports Medicine and Physical Fitness, 48 (3), S. 398-403.

[78] PETA: Vegan im Krankenhaus.
URL unter: https://veganes-recht.de/vegan-im-krankenhaus.

[79] PETA (2016) Sport & Vegan, Stuttgart: PETA.

[80] PETA (2016): Schockierende Ergebnisse: PETA weist in 65 Prozent der Fleischproben antibiotikaresistente Keime nach,
URL unter: https://www.peta.de/resistente-keime-im-fleisch#.WsYzFZdCQ2w.

[81] Pols van der, J. C. et al. (2007): Childhood dairy intake and adult cancer risk: 65-y follow-up of the Boyd Orr cohort, American Journal of Clinical Nutrition, 86 (6), S. 1722–1729.

[82] ProVeg Deutschland a). URL unter: https://vebu.de/veggie-fakten/entwicklung-in-zahlen/vegan-trend-fakten-zum-veggie-boom/.

[83] ProVeg Deutschland b). URL unter: https://vebu.de/veggie-fakten/geschichte-des-vegetarismus-und-veganismus/.

[84] ProVeg Deutschland c). URL unter: https://vebu.de/fitness-gesundheit/zivilisationskrankheiten-vorbeugen/adipositas-mit-veganer-ernaehrung-uebergewicht-vermeiden/.

[85] ProVegan (2018): Arteriosklerose, URL unter: https://www.provegan.info/de/studien/alle-studien/arteriosklerose/.

[86] Qin, L. Q., He, K. & Xu, J. Y. (2009): Milk consumption and circulating insulin-like growth factor-I level: a systematic literature review, International Journal of Food Sciences and Nutrition (online veröffentlicht).

[87] Rada Fernandez de Jauregui, D. et al. (2018): Common dietary patterns and risk of cancers of the colon and rectum: Analysis from the United Kingdom Women's Cohort Study (UKWCS), International Journal of Cancer (Veröffentlichung vor dem Druck).

[88] Rezaianzadeh, A. et al. (2018): Red meat consumption and breast cancer risk in premenopausal women: a systematic review and meta-analysis, Middle East Journal of Cancer, 9 (1), S. 5-12.

[89] Rizzo, N. S. et al. (2013): Nutrient profiles of vegetarian and nonvegetarian dietary patterns, Journal of the Academy of Nutrition and Dietetics, 113 (12), S. 1610-1619.

[90] Robert-Koch-Institut (2016): Verbreitung der vegetarischen Ernährungsweise in Deutschland, Berlin: Robert-Koch-Institut.

[91] Rogerson, D. (2017): Vegan diets: practical advice for athletes and exercisers, Journal of the International Society of Sports Nutrition, 13, 14, S. 36.

[92] Saunders, A. V., Davis, B. C. & Garg, M. L. (2013): Omega-3 polyunsaturated fatty acids and vegetarian diets, Medical Journal of Australia, 19 (199), S. 22-26.

[93] Schirrmacher, V. (1990): Krebs – Tumoren, Zellen, Gene, 4. Auflage, Heidelberg: Spektrum der Wissenschaft Verlagsgesellschaft.

[94] Smith, G. I. et al. (2011): Dietary omega-3 fatty acid supplementation increases the rate of muscle protein synthesis in older adults: a randomized controlled trial, American Journal of Clinical Nutrition, 93 (2), 402-412.

[95] Stange, R. & Leitzmann, C. (2018): Ernährung und Fasten als Therapie, 2. Auflage, Wiesbaden: Springer Verlag.

[96] Sterry W. et al. (2007): International Psoriasis Council. Obesity in psoriasis: the metabolic, clinical and therapeutic implications. Report of an interdisciplinary conference and review, British Journal of Dermatology, 157, S. 649-655.

[97] Suter, M. P. (2008): Checkliste Ernährung, 3. Auflage, Stuttgart: Thieme Verlag.

[98] Taunk, P., Hecht, E. & Stolzenberg-Solomon, R. (2016): Are meat and heme iron intake associated with pancreatic cancer? Results from the NIH-AARP diet and health cohort, International Journal of Cancer, 138 (9), S. 2172-2189.

[99] Tomasello, G. et al. (2016): Nutrition, oxidative stress and intestinal dysbiosis: Influence of diet on gut microbiota in inflammatory bowel diseases. Biomedical papers of the Medical Faculty of the University Palacký, 160 (4), S. 461-466.

[100] Trapp D., Knez W. & Sinclair W. (2010): Could a vegetarian diet reduce exercise-induced oxidative stress? A review of the literature, Journal of Sports Sciences, 28 (12), S. 261-1268.

[101] Tripton, K. D. (2015): Nutritional support for exercise-induced injuries, Sports Medicine, 45, S. 93–104.

[102] Vanacore, D. et al. (2018): Effect of restriction vegan diet's on muscle mass, oxidative status and myocytes differentiation: a pilot study, Journal of Cellular Physiology (Veröffentlichung vor dem Druck).

[103] Voelk, M. (2001): Vital und gesund ohne Fleisch, Niederhausen: Falken Verlag.

[104] Waldmann, A. et al. (2003): Dietary intakes and lifestyle factors of a vegan population in Germany: results from the German Vegan Study, European Journal of Clinical Nutrition, 57 (8), S. 947-955.

[105] Wall, B. T., Morton, J. P. & van Loon, L. J. (2015): Strategies to maintain skeletal muscle mass in the injured athlete: nutritional considerations and exercise mimetics, European Journal of Sport Science, 15 (1), S. 53-62.

[106] Wang, C. et al. (2016): Prospective study of seaweed consumption and thyroid cancer incidence in women: the Japan collaborative cohort study, European Journal of Cancer Prevention, 25 (3), S. 239-245.

[107] Watanabe, F.et al. (2014): Vitamin B12-containing plant food sources for vegetarians, Nutrients, 6, S. 1861-1873.

[108] Ward, M. H. et al. (2012): Heme iron from meat and risk of adenocarcinoma of the esophagus and stomach, European Journal of Cancer Prevention, 21 (2), S. 134-138.

[109] Weiler, U. (2016): Fleisch essen? Eine Aufklärung, Frankfurt a.M.: Westend Verlag.

[110] Wendy, Y. C. et al. (2006): Unopposed estrogen therapy and the risk of invasive breast cancer, Archieves of Internal Medicine, 166 (9), S. 1027-1032.

[111] Wiegand, A. (2010): Roh-Vegan & Sport. Vegane Rohkost & Ausdauersport, Norderstedt: Books on Demand.

[112] Wiegand, A. (2013): Vegan & Sport. Vegane Ernährung und Ausdauersport, Norderstedt: Books on Demand.

[113] Williamson, B. P. (2012): The role of vegetarian type diets in the management of rheumatoid arthritis: a literature review. URL unter: https://www.logan.edu/mm/files/LRC/Senior-Research/2012-aug-25.pdf .

[114] Xiao, C. W. (2008): Health effects of soy protein and isoflavones in humans, The Journal of Nutrition, 138 (6), S. 1244S-1249S.

BILDNACHWEISE

Shutterstock

Seite 20 / OVKNHR

Seite 28 u. 50 / Alter-ego

Seite 52 / marilyn barbone

Seite 78 / Nitr

Seite 81 / Guzel Studio

Seite 84 / Julia Sudnitskaya

Seite 92 / pathdoc

Seite 110 / MK photograp55

Seite 116 / nnattalli

Seite 122 u. 144 / Brent Hofacker

Seite 124 / SeDmi

Seite 125 / Elizaveta Galitckaia

Seite 126 / Vladislav Noseek

Seite 127 / Natalia Van Doninck

Seite 128 / olepeshkina

Seite 129 / Ildi Papp

Seite 130 / Pixel-Shot

Seite 131 / goir

Seite 132 / Dima Aslanian

Seite 133 / Gulsina

Seite 134 / Brent Hofacker

Seite 135 / N U S A R A

Seite 136 / vaivirga

Seite137 / LUISMARTIN

Seite 138 / Severga

Seite 139 / Kamila Sankiewicz Photo

Seite 140 / Shebeko

Seite 141 / aniok

Seite 142 / AfriramPOE

Seite 143 / Tatiana Bralnina

Seite 145 / Marian Weyo

Seite 146 / Brent Hofacker

Seite 147 / nadianb

Seite 148 / margouillat photo

Seite 149 / Charlotte Lake

Seite 150 / Fusionstudio

Seite 151 / Oksana Shufrych

Seite 152 / JoannaTkaczuk

Seite 153 / Stepanek Photography

Seite 154 / Mariana Rusanovschi

Seite 155 / nito

Seite 156 / 1Viktor1

Seite 157 / Elena Shashkina

Seite 158 / Elena Runova

Seite 159 / Stuart's Photography

Seite 160 / homydesign

Seite 161 / alicja neumiler

Seite 162 / 1 hlphoto

Seite 163 / ivan jimenez foto

Seite 164 / Rahul Dsilva

Seite 165 / DesuDekker

Seite 166 / NADKI

Seite 167 / optimarc

Seite 168 / Africa Studio

Seite 169 / 3AS Food studio

Seite 170 / Shebeko

Seite 171 / Ildi Papp

Pixelio

Seite 22 / uschi dreiucker_pixelio.de

Seite 26 / I-vista_pixelio.de

Seite 32 / Timo Klostermeier_pixelio.de

Seite 34 / M. Gro·mann_pixelio.de

Seite 41 / Petra Bork_pixelio.de

Seite 43 / Dr. Klaus-Uwe Gerhardt_pixelio.de

Seite 64 / I-vista_pixelio.de

Seite 68 / Tim Reckmann_pixelio.de

Seite 69 / hochzeitsfotograf_pixelio.de

Seite 71 / I-vista_pixelio.de

Seite 72 / JMG_pixelio.de

Seite 75 / Tim Reckmann_pixelio.de

Seite 77 / Heike Zabel_pixelio.de

Seite 82 / Alexandra H._pixelio.de

Seite 84 / Jetti Kuhlemann_pixelio.de

Seite 85 / Sven-Erik Falk_pixelio.de

Seite 88 / Timo Klostermeier_pixelio.de

Seite 90 / Timo Klostermeier_pixelio.de

Seite 95 / Olaf Schneider_pixelio.de

Seite 98 / Yamaoka_pixelio.de

Seite 99 / Verena N._pixelio.de

Seite 100 / Marko Greitschus_pixelio.de

Seite 101 / S. Hofschlaeger_pixelio.de

Seite 104 / Rainer Sturm_pixelio.de

Seite 105 / angieconscious_pixelio.de

Seite 108 / Hermann_pixelio.de

Seite 109 / Petra Bork_pixelio.de

Seite 115 / manwalk_pixelio.de

Seite 120 / Joujou_pixelio.de